台灣女性
乳癌白皮書

Breast Cancer White Paper
For Taiwan Female

By **Prof. Shih-Hsin Tu**

杜世興 教授

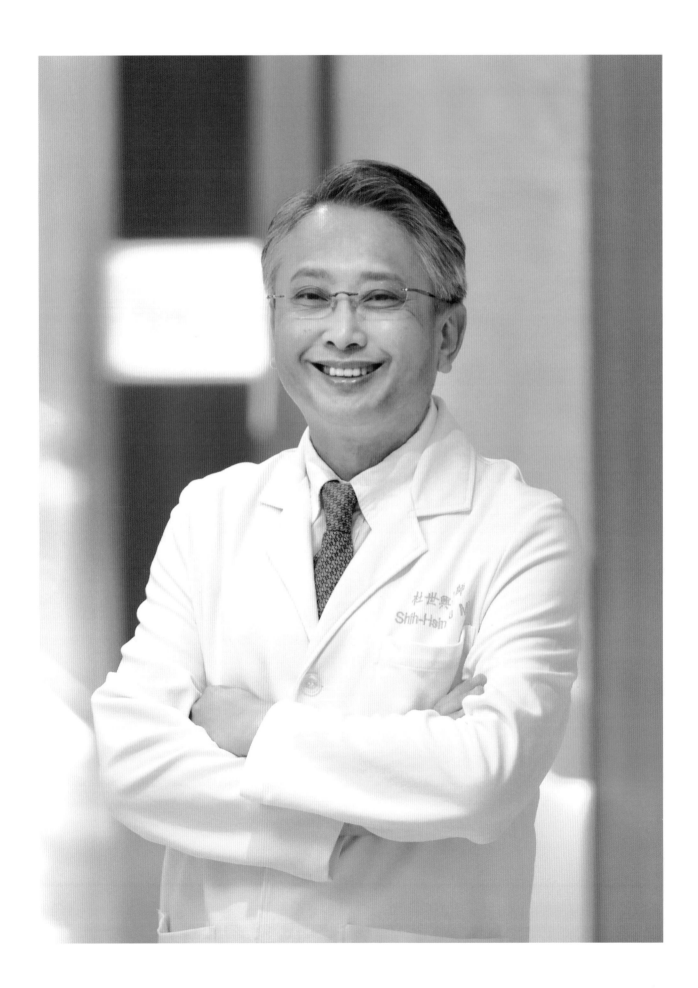

作者序

寫此書的初衷主要有兩個目的。

第一：想多救些因對乳癌疾病認知不清而失掉健康生命的女性朋友。

第二：想善盡醫師的社會責任，傳播給所有女性朋友需要的乳房健康知識。這一點也是 28 年前在美國加州大學舊金山分校當研究員時，指導教授對我的教誨與期許。

從醫 30 多年來，醫治過無數的乳癌病患，而每一個治療過程的背後，都隱藏著不同的意義：只要醫治好一位乳癌病人，不僅是解除她個人免受疾病折騰之苦，同時也救了一個家庭，免於全家遭受拖累之殃。在診間，我經常可以聽到病人的回饋話語，「杜醫師！謝謝您讓我多活了一、二十年，也讓我有機會看兒女成長，含飴弄孫………。」這些話語縱然沒有物質上的實質價值，但卻是支撐著我，讓我成為願意照顧普天下女性乳房健康的最大精神支柱；縱使看診至深夜最後一位病人時，我也能精神抖擻，不疾不徐的為病患解說病情。

醫學知識隨時在更新，乳癌治療方式、藥物也不時在精進、研發。每年、每季、每天，我都鞭策著自己必須在醫學新知上與時俱進，精益求精的改善自己手術的缺失，目的只為讓每位病人得到最佳的醫療品質，最滿意的手術結果。而我更樂意把時時刻刻吸收到的新知，及長年累積的乳房醫學知識，無私的彙集成此書嘉惠女性朋友。

書中章節點滴乃是從醫 30 幾年來的知識碩果，冀望能提供給需要的普羅大眾參考。常常在診間聽到就醫者說：「我在網路、報章、雜誌看到你寫的文章，著實幫助我對目前的問題有了更正確的知識與認知。」那個當下更深深覺得我的辛苦與努力總算沒白費，也實踐了指導教授當年諄諄的教誨。

每當我在手術台上碰到複雜、高難度的癌症手術時，我更砥礪自己：「不要氣餒，善用長年累積的手術經驗救救她人生最重要的資產──健康！」也經常提醒自己：「在手術台上對她多花半小時的耐心與付出，換來的是她 5 到 10 年甚至是一輩子的生命延長。」行醫以來，我始終秉持這樣「醫者仁之心」的信念與執著向前行，並期許自己朝「上醫治未病」的層級邁進。

書中幾個案例介紹，只佔職場生涯中小小一部分，希望能藉由這些臨床真實故事，分享更多抗癌鬥士活下來的毅力與勇氣。此書不僅為自己行醫旅程交出一張成績單，證明「凡走過必留下痕跡」的不變真理，更刻畫出人生行醫生涯最有價值的回憶！

臺北醫學大學外科教授　杜世興

推薦序　零點零零一的堅持

夜幕低垂，時間早已超過了一般門診時間，北醫附醫第二大樓地下一樓候診室，依然坐滿了等待看診的老少女性們。她們之中，不乏有來自中南部的患者、家屬，耐著路途的跋涉、帶著殷切的盼望，來到這裡。

看診室中，護理師、個管師、超音波技術師穿梭著，團團的人群包圍著一位髮色點綴著斑白的和藹醫師，他就是本書的作者，也是許多人心中重返健康的一份希望，臺北醫學大學附設醫院乳房醫學中心——杜世興教授。

以刀法專業、復發率低、問診耐心溫暖而聞名的杜醫師，卻沒有名醫的排場與架勢。每當無數從他的手上重獲健康的婆婆媽媽、姊姊妹妹們，回到病友會分享生活，就是他最開心、最充滿成就感的時刻。

杜醫師也經常在媒體上、網路上、講座上、會議上分享自己的專業，無論是乳房健康的防治，或是醫學新知的傳播，總是不遺餘力。他親筆撰寫的醫學文字，因為深入淺出、條理清楚，常常被各網轉載。

即使有些網站或社群，在未告知的狀況下隱去了姓名，直接轉載他的心血，他在一份「只要能多救到一名女性也值得」的救世熱忱中，依然在忙碌的開刀、問診、巡房工作後，持續書寫著作，多年未曾中斷。

兩年前，聽聞杜醫師正在整理自己的醫學研究，結合臨床實務經驗，長期籌備這部著作。這本書有方便查詢的最新醫療資料，也有令人鼓起勇氣的真實故事，希望讓從業中的醫護人員、到關心自身健康的一般人，都可以順暢閱讀。

有幸參與了杜醫師這部醫學經典的誕生過程，邀請了出版界的好友出任統籌，由京秋事業團隊進行編務整合，昱辰繪製插畫，並由細心的宜芳協助資料彙整與校對。在長達將近兩年的密集工作中，完成了這部難得一見的醫學著作。

希望這本書，能夠傳播更多正確的醫學觀念，讓更多女性可以健康享受人生。而即使檢查出身體有異樣需要醫療，也不需要害怕手術與藥物，尤其是現在的治療，在當下就結合了技術超群的整形外科，也許連枕邊人都察覺不出你曾經歷一場無聲的戰鬥，勝利凱旋歸來！

杜醫師說，在手術台上，在臨床用藥中，有時候即便是零點零零一的差距，也能造成巨大的生命差異。每個所謂的臨床病例，現實中都是一位真實、勇敢、無可取代的女性。因為如此，他總是兢兢業業，努力做好每個細節的點點滴滴，堅持著那零點零零一的堅持，奮鬥至今。

謹此向生命中每位偉大的女性致敬。

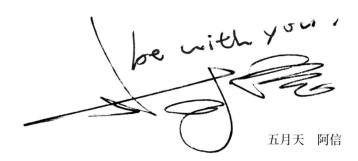

五月天　阿信

推薦序　學術與臨床兼容並蓄的懸壺記事

能為世興兄新著作序是我極大的榮幸。

杜副院長在國泰、北醫頗負盛名，於乳腺外科有相當高的造詣。世興兄的新著不僅是一本醫療專業的教科書，更是一本一般大眾皆能識讀的乳腺疾病工具書。

本書開始於乳腺的解剖學、生理學與病理學的介紹。這對病人及對這本書有興趣的朋友提供了豐富的基礎知識，讀者能藉此了解乳腺疾病為何如此多樣又複雜。

其次，本書的病理分析比一般以外科為主的書籍更深入。這顯示出世興兄多年以來除了執行臨床醫學之外，亦努力蒐集各式各樣病理結果、報告及分析等資訊，且更深入的對於良性乳腺疾病做了分析，與惡性腫瘤進行鑑別診斷。此外，對於傳統上乳腺癌的診斷方式，如：乳腺 X 光、超音波等，世興兄皆詳述其優缺點，並提供對病人應有的說明與選擇。

外科術式是世興兄的專長。他以一個外科醫生的背景，對於術式的選擇以及開刀的時機、術後的重建都有所描述，這有助於病友充分了解其所接受的外科治療的原因以及所帶來的好處。

對於輔助性的化學治療、放射治療，本書都描述得十分清楚。對於目前所需要的各方面治療，乃至於標靶治療，以及拯救性的化學藥物治療，也都有所涉略。

更重要的是，對於未來的診斷，包括現行執行的基因診斷以及未來的周邊血液中的腫瘤細胞的揀取及基因治療，本書也有更進一步的描述，這是對於未來乳腺癌的治療與追蹤重要的一項發展。

這是一本非常完整的乳腺疾病的書籍，它的內容豐富、涵蓋面甚廣，深度皆能有所涵蓋，相當難能可貴。我有機會能為本書作序，是我的光榮。

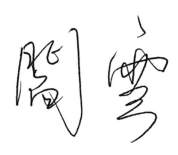

臺北醫學大學前校長　閻雲

Contents 目錄

常見的良性乳房疾病

青春年華專屬的乳房纖維腺瘤

常見的乳房纖維囊腫

惱人的乳腺炎 不是只會發生在產婦身上！

纖維上皮病變──纖維腺瘤 VS 葉狀肉瘤

癌友故事 1

乳癌的病理世界

認識乳癌

乳癌的分類與分期

原位乳癌中最常見的乳管原位癌

預後極好的零期乳癌 乳小葉原位癌

乳癌分期與預後

乳癌殺手中的神祕客 三陰性乳癌大揭密

癌友故事 2

超級乳癌患者 活著就是翻轉生命

乳癌的十二個迷思

癌友故事 3

乳癌診斷流程

乳房腫瘤檢查

乳房腫瘤檢查方法

癌友故事 4

J 乳癌的治療

乳癌的外科手術

個人化精準醫療

癌友故事 5

杜醫師的叮嚀

乳癌患者不能保留生育能力？其實是可行的

不要諱疾忌醫！局部嚴重晚期乳癌也能治療

補鈣、運動、曬太陽 乳癌病友「存骨本」

阿嬤別害羞！銀髮族乳癌治療更單純

乳癌復發

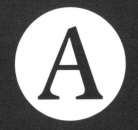

FEMALE BREAST ANATOMY

女性乳房結構

敏感內容提醒

本醫學紀錄照含有敏感內容
可能令讀者感到不適或不悅

Female Breast Anatomy
一圖搞懂
乳房結構的祕密

女性乳房
Female Breast

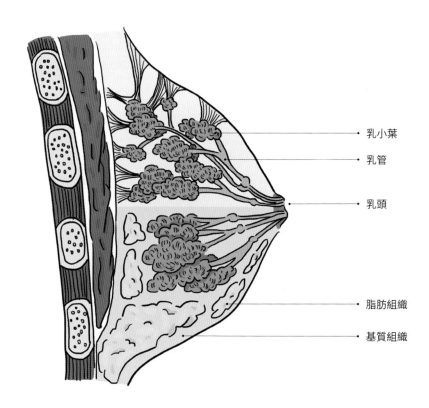

乳小葉
乳管
乳頭
脂肪組織
基質組織

圖1

乳房是由乳管、乳小葉、脂肪、結締組織所組成。乳房功能主要為餵乳及女性第二性徵的表現。乳頭上約有15~20個乳孔供嬰兒吸吮乳汁，乳孔為乳管開口，下面銜接乳葉，乳葉由多個乳小葉聚集形成。

乳房最重要結構單位為末端乳管－乳小葉 (Terminal Ductal Lobular Unit；TDLU)；乳小葉富含多數腺泡，乳汁自腺泡產生輸送至乳小管再匯入較大乳管，最後多條乳管匯集於乳頭。介於末端乳管－乳小葉單位間是脂肪、結締組織；其中結締組織、脂肪組織富含淋巴管、血管。乳暈上分佈有多顆微小的小突起，稱為蒙哥馬利腺體 (Montgomery's glands)，此腺體會分泌油脂保護乳暈及皮膚，避免餵乳時乳頭受傷[圖1]。

乳腺分佈從第二、三根肋骨一直到下方的乳房下皺褶，約在第六、七根肋骨左右，內側從胸骨外側到腋中線。乳房的血液供應主要來自內乳動脈的穿透支、胸肩峯動脈及其分支、側胸動脈、肩胛下動脈和胸背動脈等。

乳癌手術時常需檢測或清除腋淋巴腺，一般清除範圍含第I區(Level I)即是介於胸小肌與闊背肌間淋巴腺，第II區(Level II)即是胸小肌下方處淋巴腺，及第III區(Level III)即是胸小肌內側處淋巴腺清除，當然在施行淋巴腺清除也含纖維結締組織、脂肪組織的清除[圖2]。介於胸大肌與胸小肌間的羅德氏淋巴腺(Rotter's lymph nodes)如無轉移懷疑也不建議例行清除。乳癌手術時需注意長胸神經、胸背神經、前胸神經的保留，同時也需盡量保留肋間臂神經[圖3]。

淋巴腺
Lymph Node

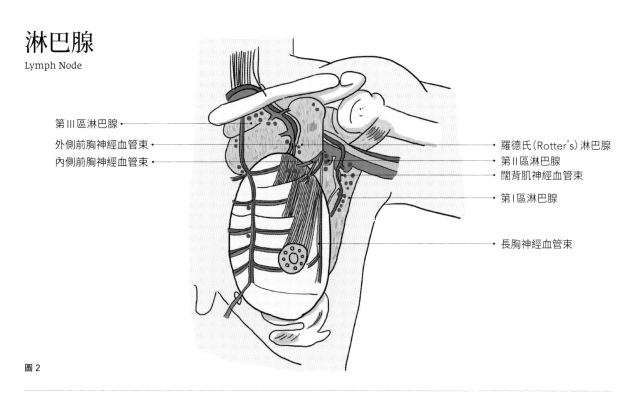

第III區淋巴腺
外側前胸神經血管束
內側前胸神經血管束

羅德氏(Rotter's)淋巴腺
第II區淋巴腺
闊背肌神經血管束
第I區淋巴腺
長胸神經血管束

圖 2

神經
Nerve

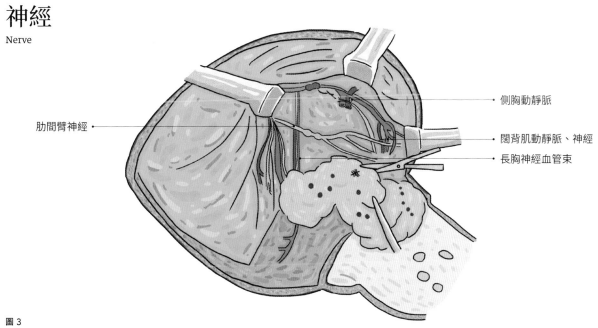

肋間臂神經

側胸動靜脈
闊背肌動靜脈、神經
長胸神經血管束

圖 3

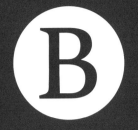

THE BREAST CANCER STATUS IN TAIWAN

台灣乳癌現況

國民健康署最新癌症年報中顯示，女性惡性腫瘤發生率排名第一位的是乳癌，而且已經多年連續蟬聯女性惡性腫瘤發生率首位。一般女性 25 歲以上，即有可能步入乳癌發生的年齡，25 歲以前屬於少發個案。台灣乳癌發生的高峰期為 45 至 69 歲，平均比歐美早了大約 10 歲。

敏感內容提醒

本醫學紀錄照含有敏感內容
可能令讀者感到不適或不悅

1 In 12 People
May Get Breast Cancer
每12人
就有1人可能罹患乳癌

衛生署在民國90年公布的資料，當時台灣地區每年乳癌新生個案約5000例，而且發生率逐年在上升，民國111年最新公布資料顯示民國108年新發生乳癌個案已高達17766例（其中原位乳癌2857例，佔16%），雖然台灣的發生率不如歐美，乳癌在台灣卻仍然是女性癌症發生的首位，而且有逐年成長的趨勢，每年大約5%的新增數量。國人由於生活型態、飲食習慣西化，近年來台灣乳癌發生率急遽上升，發生率高峰落在45~69歲婦女。最新年報中早期乳癌（0、I、II期）佔80%、III期佔8.6%、IV期佔3.4%。

近期台灣新生乳癌中約16%是原位乳癌（零期乳癌），84%則是會威脅生命健康的侵襲性乳癌。美國零期原位癌大約佔乳癌新生個案20%。所以台灣0~I期早期乳癌發現率遠低於美國，原因主要為國內乳癌篩檢率太低導致較少早期發現乳癌，顯示台灣婦女應重視乳癌的篩檢，才能有效早期發現、早期治療。妥善應用政府免費提供45~69歲乳房X光攝影檢查，使乳癌無所遁形，不僅是醫師的職責也是身為女性的妳應該認識的課題。根據統計美國女性終其一生每8人就有1人罹患乳癌，國內女性則每12人中有1人可能罹患乳癌，讓女性朋友不得不正視此健康問題！

B1 Q 乳癌通常會在什麼年齡層的女性身上發生？
A 25歲以上女性乳房惡性腫瘤的可能性就慢慢增加。

在許多女性的觀念中，常覺得自己生活作息正常、家族中無乳癌病史、也有在做運動，應該不會得乳癌，所以沒有做乳房檢查的必要。但是事實上，女性在乳房完全發育之後，就常見乳房問題；年輕女性比較常見的是良性纖維腺瘤、纖維囊腫變化，但惡性腫瘤較少，25歲以上的女性產生乳房惡性腫瘤的可能性就慢慢增加。

一般來說，20歲以上的女性，如果沒有特殊的症狀，每1至2年找專科醫師做一次乳房檢查即可，

40~69歲是乳癌的常見年齡，所以這個年紀的女性最好每年做一次乳房篩檢。平時也要多注意，在每月的月經結束後1至2天，此時乳房較軟，檢查時比較不會痛，這個時候檢查會比較準確；停經後的女性，則是每個月固定一天做自我檢查，如果有發現任何不對勁，或是察覺到以前所沒有的乳房變化，就需要找專科醫師做檢查，看是否有任何異樣。

雖然乳癌常常以乳房硬塊為表現，但有時也不一定摸得到，所以平時也需注意是否有乳房皮膚問題、留意乳頭是否有異樣顏色或出血分泌物、乳頭皮膚是否有濕疹、落屑，因為乳頭有異常分泌或是皮膚變化也是乳癌的症狀之一。其實乳癌的產生絕不是短期形成的，當乳癌長到1公分以上，可以經由觸診或是其他症狀發現時，通常已經存在體內好幾年了，只是之前不知道而已。因而乳癌的治療，除了手術治療外也常在術後輔以化學治療，來殺死全身中可能的微小轉移病灶。雖然乳癌常見於40~69歲的年紀，但也不是說69歲以上就不會罹患，最近我門診中就有一位100歲的高齡乳癌阿嬤回診拿乳癌藥物，只要是女性朋友，就應該有危機意識，注意自己的身體，定期做檢查。

Q 乳癌有何臨床症狀表徵？

A 乳癌的臨床症狀表徵有六大要項如下：

1　乳房發現任何無痛硬塊或腫瘤
　　少數乳癌會以疼痛為表現

2　乳房變形
　　● 突然性兩邊乳房大小不一樣
　　● 兩邊乳頭高低不一樣
　　● 突發性的乳頭下陷
　　● 乳房上有凹陷現象

3　乳頭有血或其他不正常的分泌物

4　乳房上有不收口的傷口

5　腋下有無痛硬塊或腫瘤

6　乳房皮膚有潰瘍或橘皮狀變化

另外，零期乳癌（即原位癌）可能無任何臨床上症狀，但卻以異樣微小鈣化點 [圖1] 為表現，在施行乳癌篩檢接受乳房X光攝影時，可以早期發現。女性朋友到醫院進行乳房檢查時，醫師除了進行觸診外，也會幫妳留意乳頭是否有異樣表現，同時也會檢查腋下淋巴腺是否有腫大；但有部分的乳癌是理學檢查無法觸診察覺出來的，所以需要安排乳房超音波，或是乳房攝影檢查。

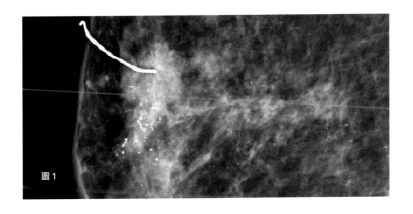

圖1

乳癌臨床症狀表徵
Breast Cancer Clinical Symptoms

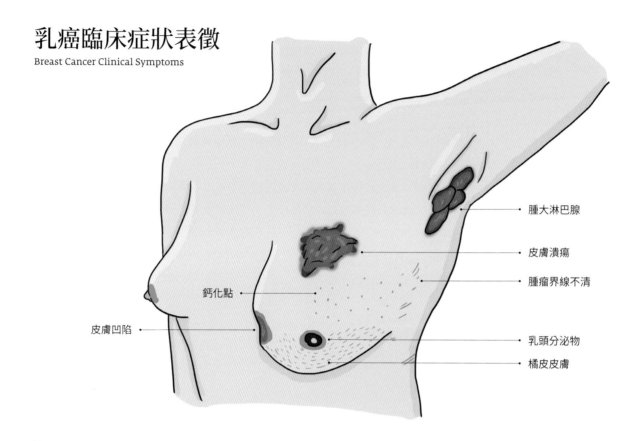

腫大淋巴腺

皮膚潰瘍

腫瘤界線不清

鈣化點

皮膚凹陷

乳頭分泌物

橘皮皮膚

乳頭有血
Nipple Bleeding

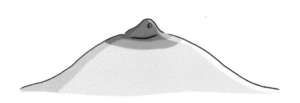

不正常的分泌物
Abnormal Nipple Discharge

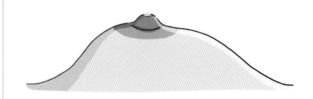

乳頭有濕疹
Nipple Eczema

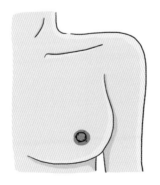

界線不清腫瘤
Ill Defined Tumor

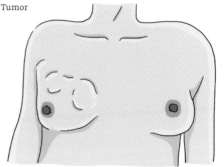

皮膚增厚
Skin Thickening

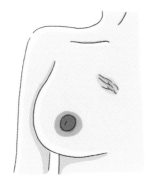

乳頭凹陷
Nipple Retraction

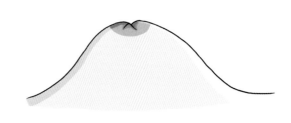

柏杰氏乳癌
Paget's Disease

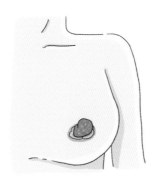

橘皮狀皮膚
Orange Skin

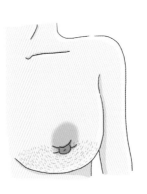

皮膚潰瘍
Skin Ulceration

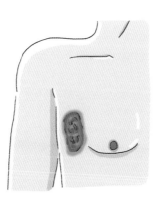

腫瘤潰瘍、壞死
Tumor Ulceration, Necrosis

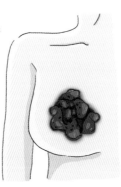

橘皮狀皮膚併乳頭變形
Orange Skin and Nipple Deformity

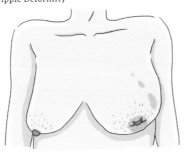

胸壁侵犯
Chest Wall Invasion

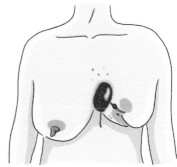

B3

Ⓠ 哪些人是乳癌的危險族群？

Ⓐ 乳癌的危險族群共有十大類，分別如下：

1　初經早於12歲，停經晚於55歲的婦女。

2　有乳癌患者之家庭，尤其母親或姊妹患有此病者或帶有BRCA1、BRCA2乳癌基因變異者。

3　從未生育者或30歲以後才生第一胎者，也有較高的罹患乳癌可能。

4　一側乳房罹患乳癌者。

5　乳房有增生病灶者，尤其手術切片報告顯示乳管異樣增生（Atypical ductal hyperplasia；ADH）或乳小葉異樣增生（Atypical lobular hyperplasia；ALH）其罹患乳癌機會約為常人五倍，應特別謹慎追蹤。

6　卵巢癌及子宮內膜癌患者。

7　停經後肥胖者或胸部曾大量接受過放射線照射者。

8　重度喝酒者。

9　攝取高脂肪、高熱量食物的婦女。

10　停經後補充女性荷爾蒙者。

以上罹患乳癌之危險性相較於一般人稍高，不過由於仍有約75%的乳癌患者是沒有相關的危險因子，因此呼籲女性朋友要養成正確觀念，並不是「沒有上述罹癌危險因子就不會得到乳癌」。醫學報導甚至指出肥胖者或每天攝取>6公克酒精也會增加乳癌復發及死亡率。飲食與作息方面建議多攝取含纖維綠色蔬菜、水果、穀糧，避免偏食高脂肪食物，而且鼓勵餵母奶、多運動、少酗酒、減少體重肥胖；太年輕的乳腺宜避免不必要的放射線照射，切記除非必要，否則勿長期使用女性荷爾蒙！臨床上使用泰莫西芬（Tamoxifen）、雷洛西芬（Raloxifene）藥物能有效的預防乳癌，可用於高危險發生乳癌族群身上。

Ⓠ 醫界是利用什麼方法評估女性罹患乳癌的風險？

Ⓐ 目前最被廣泛使用的乳癌風險評估（Gail Model）是由美國國家癌症研究所（NCI）的科學家設計的一種工具，輸入病患個人的乳癌危險因子資料，經過電腦程式計算出五年內及終生得乳癌的機率。

Gail Model所使用的危險因子項目包括：

1　是否有任何乳癌或乳管原位癌（Ductal Carcinoma in Situ；DCIS）或乳小葉原位癌（Lobular Carcinoma in Situ；LCIS）的病史，或她是否曾接受過胸部放療以治療霍奇金淋巴瘤？

2　是否有BRCA1或BRCA2基因突變，或診斷為可能與乳癌風險升高相關的遺傳綜合症候群？

3　目前的年齡？（該工具僅計算35歲或以上女性的風險）

4　第一次月經（初經）年齡？

5　生第一胎的年齡？

6　一等親屬：母親，姐妹，女兒患有乳癌的人數？

7 曾經做過乳房切片嗎？

- 有幾次乳房切片？
- 是否至少有一次乳腺切片為非典型增生 ？

8 是何種族？

若計算出五年內的機率小於1.7%，歸類為罹癌的低危險群，建議繼續篩檢檢查；若計算出五年內的機率大於1.7%，則是罹癌的高危險群，建議更密集的篩檢、藥物預防性治療等。

另一美國常用乳癌風險評估(The Breast Cancer Surveillance Consortium；BCSC)，除了年齡、種族、一等親家族史、乳房切片史，另有將乳腺緻密程度列入風險計算，估算出 5 年及 10 年罹癌的機率。

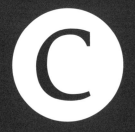

COMMON DISEASE OF THE BREAST

乳房常見的困擾

許多女性朋友都曾有些乳房的困擾,除了乳癌之外,女性乳房的小毛病也十分常見,像是「鈣化點」、「疼痛」、「乳頭分泌物」、「乳頭濕疹」等問題,經常會造成許多疑慮,以下就針對女性常見的四大困擾問題,一一為大家解析。

敏感內容提醒

本醫學紀錄照含有敏感內容
可能令讀者感到不適或不悅

Breast Calcifications
千萬不要怕！
乳房鈣化點迷思大解惑

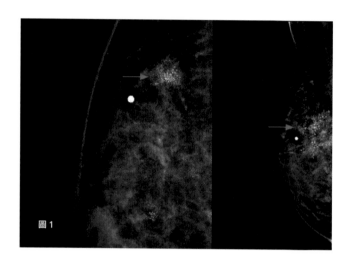

圖1

「醫師！最近我做了乳癌篩檢，發現好端端的乳房有小白點般的 鈣化點 圖1 ？它是怎麼產生？會不會怎麼樣？需不需要開刀？」相信很多女性朋友曾有過這樣的疑惑。

隨著女性朋友對乳癌篩檢的重視，經由乳房攝影發現乳房有鈣化點的情形逐日漸增。在接受乳房攝影檢查後至少有一半以上的人會發現有鈣化點，一般鈣化點極微小（像味素、鹽巴大小），無法經由手觸診而察覺到，不過有時較粗大的鈣化點也可能經由乳房超音波而發現。呈現乳房鈣化點的年齡分佈，以停經年齡層最多，年輕年齡層相對少見。

C1

Ⓠ **乳房為何會形成鈣化點？「良性」或「惡性」該如何分辨？**

Ⓐ **乳房鈣化點是乳房組織內形成了鈣化物，至於鈣化點的「良性」或「惡性」，可從乳房攝影片中鈣化點的形狀、分佈情形及鈣化點周圍乳腺組織密度變化等多項因素加以分析。**

乳房會產生鈣化點，主要是因為乳房組織內的鈣化物，以鈣鹽（如草酸鈣、磷酸鈣）的形式存在，而在接受乳房 X 光攝影時呈像而被發現。此種鈣化點可存在於乳房皮膚、乳管、乳小葉、脂肪、血管等組織內；不乏良性情形會有鈣化產生，如乳管、乳小葉內生理性分泌物成分、纖維腺瘤產生鈣化、年紀大血管鈣化、受傷後乳房脂肪細胞壞死而產生鈣化影像。

然而需格外注意的是鈣化影像也可能是乳癌的表現之一；因此雖然乳房鈣化點大多屬於良性乳房疾病，但也可能導因於乳癌細胞壞死或其分泌物後所造成，臨床上應審慎分辨。

一般而言經醫師建議進行取樣的鈣化點中約 20% 是癌症，80% 是良性診斷，因此，不用看到鈣化點就好像是得了癌症般聯想，良性鈣化點臨床定期追蹤即可，有惡性懷疑的鈣化點才需進行切片取樣。

分辨良性或惡性乳房鈣化點，可從乳房攝影中鈣化點的大小、形狀、分佈情形及是否合併鈣化點周圍乳腺組織密度變化等多項因素加以分析。一般良性鈣化點比較粗大（比如爆米花狀），形狀多為圓形、蛋形、爆米花狀、茶杯形，分佈上也比較均勻、雙側對稱且邊緣規則；惡性鈣化點通常比較細小，外形不規則，如分岔形狀、棒狀、線狀、碎石狀等多樣外形，在分佈上常呈現簇集於小範圍或沿著乳管走向形成線形分佈，有時可能合併出現鈣化點附近的乳腺產生組織密度變化。

鈣化點如果存在於乳房皮膚或乳腺血管內則不用擔心也無須手術取樣，唯一要小心若看到乳腺血管內鈣化時要注意合併心臟血管動脈硬化的可能！

良性鈣化點臨床上定期追蹤即可，一般在特定時間內乳房 X 光攝影[圖2]沒有任何變化則惡性的機率極低。對於某些在辨別上介於良性與惡性間的灰色地帶鈣化影像，可進一步施行放大影像或局部攝影而從鈣化點外形、分佈情形、數目加以分析，然後醫師會給予您該臨床追蹤或手術取樣的建議；至於有惡性懷疑的鈣化點，一定得接受組織切片取樣，千萬別心存僥倖或鴕鳥心態而延誤治療契機。

乳房攝影
Mammography

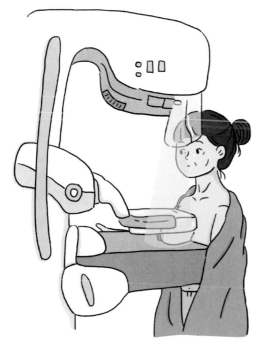

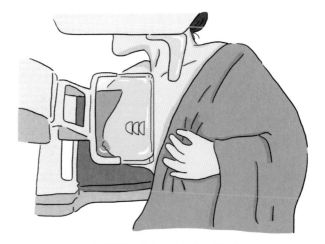

圖2　　　上下照 (Craniocaudal View)　　　　　　　　　　內斜側照 (Mediolateral Oblique View)

Q 乳房鈣化點的取樣與診斷該注意哪些細節？

A 臨床上觸摸不出且乳房超音波未能呈像，而且僅在乳房X光攝影能偵測到的鈣化點，假如惡性的可能性高，應該進行切片手術取樣。

原則上對於臨床上觸摸不出且乳房超音波未能呈像而僅被乳房X光攝影偵測到的懷疑惡性鈣化點，應接受立體定位切片手術取樣[圖1,2]即是在立體定位切片儀器的引導下取出懷疑處組織。另外也可接受針刺定位切片手術[圖3]，此法在乳房X光影像下，先利用帶鉤細針定位[圖4]住懷疑的鈣化點，然後在局部或全身麻醉下，醫師沿著細針引導而將懷疑處的鈣化點及附近組織取出[圖5]，再經病理檢驗而得以確立診斷。若需進行取樣的鈣化點能在超音波下發現腫瘤影像，則可直接從懷疑病灶處施行粗針穿刺切片取樣、傳統切片手術或真空微創切片。對於臨床上觸摸不著而僅被乳房X光攝影偵測到的懷疑惡性鈣化點，首先建議施行「立體定位切片手術」取樣，也就是在乳房X光攝影下經由立體定位切片儀器的引導來取出懷疑處組織，並置放一金屬標記夾於切片處，以利爾後追蹤、後續評估用，此取樣方式是在局部麻醉下進行，以後也幾乎看不到傷口。然而某些情形，譬如鈣化點太接近乳腺表面、乳頭下或太接近胸壁處，甚至乳房太小都不適用此法。

至於無法接受立體定位切片手術者則可使用「針刺定位切片手術」，此法能取得更多檢體量、準確性高，但是會遺留一小手術傷痕。不管立體定位切片或是針刺定位切片，手術所取下的檢體都須即時將檢體送影像單位，在乳房攝影機下把檢體照相，以確定取下乳腺檢體中含有鈣化點。上述手術都可以在局部麻醉下執行，除非個案有特殊因素考量時，針刺定位切片手術才在全身麻醉下執行。總之，臨床上不乏因微小鈣化點而讓您提早發現有高度痊癒機會的早期乳癌，尤其是零期乳癌。雖然乳房鈣化點大多為良性，但也可能是乳癌的一種表現，乳房鈣化點不可怕，真正令人擔心的是您不去正視這個問題，漠視醫師的建議，而一味逃避以致延誤病情，危及生命。更有門診患者從無法觸摸的微小鈣化點存放成可觸摸得到的腫瘤，而使癌症期數升級；從原位乳癌拖延成有致命性的侵襲性乳癌，期間當然仍飽受乳癌的陰影威脅；從可以施行保有美麗乳房外形的「乳房保留手術」而延宕至須「全乳房切除」的結局。

立體定位切片手術取樣
Stereotactic Biopsy

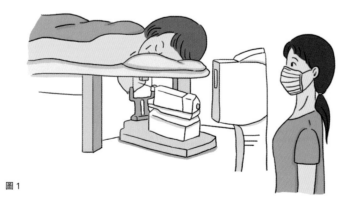

圖1

立體定位切片手術取樣

Stereotactic Biopsy

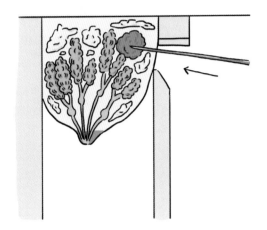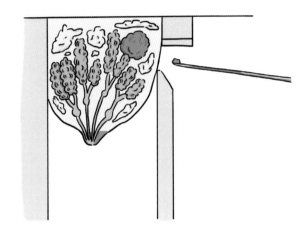

圖 2

針刺定位步驟

Needle Localized Biopsy

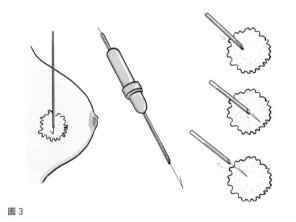

圖 3

帶勾細針定位

Needle Localization

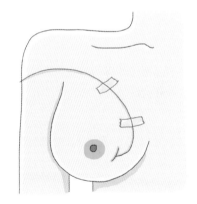

圖 4

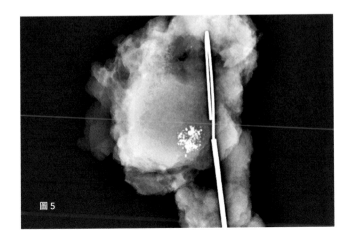

圖 5

Nipple Discharge
惱人的乳頭分泌物

乳房門診中常碰到因乳頭發現分泌液而到診間就醫的女性，通常乳頭分泌物可分為乳汁性分泌物及異常分泌物；某些藥物的使用如精神安定劑類（安眠藥）會造成乳汁分泌，另外甲狀腺機能異常或腦下垂體長了內分泌瘤，都可能會造成乳頭溢乳症（分泌乳汁）。乳汁性分泌物與乳癌無關，但是若非分泌乳汁而是異常乳頭分泌物則不能掉以輕心。

約半數生殖年齡女性若大力對乳房加以擠壓時，或多或少會有少些液體被擠出來，此種情形並非病態。因此當妳接受乳房攝影檢查時，常常會發覺乳頭有透明液體般分泌，此乃正常生理現象，不用擔心。大部分乳頭異常分泌物是導因於良性乳房疾病，但也有少部分是乳癌關係導致，因此，當發現乳頭有分泌物時，須就醫以確認病因，但不用過度緊張。

C3 Q 哪些情形是異常乳頭分泌？可能合併有乳癌的異常分泌物有哪些？
A 單邊乳房有分泌物從單一乳孔自發性持續流出即屬異常。
臨床上，則有以下三種類分泌物可能合併乳癌。

不正常的乳頭分泌往往是單邊乳房發現有分泌物從單一乳孔自發性（非大力擠壓）流出，而且現象常會持續存在或斷斷續續發生。異樣分泌物的發現，通常是在發現內衣上殘留有色液體或者輕壓乳頭時有液體流出而注意到。綠色分泌物則是良性乳腺疾病，大多導因於乳管擴張症。

可能合併有乳癌的異常分泌物，在臨床上有下列三種呈現方式：
❶ 黃色的漿液性分泌物（serous discharge）圖1
❷ 血清血樣漿液血色分泌物（serosanguineous discharge）即黃色液體帶有血色
❸ 血色分泌物（bloody discharge）圖2

以上三種顏色的異樣分泌物，都有可能合併乳癌；若有血色分泌物合併乳房腫瘤時，須高度懷疑乳癌的可能，尤其發生在年紀大者更要格外小心。診間70歲陳阿嬤左乳乳頭下摸到一腫塊已有一段時間，過去她也不在意，但是最近乳頭發現有血色分泌物流出，內衣上也殘留血跡斑點才來就醫，經粗針切片後診斷是乳管原位癌，再經手術切除左乳房後，目前已無憂無慮，也沒再進一步接受化學或荷爾蒙治療。

黃色的漿液性分泌物
Serous Discharge

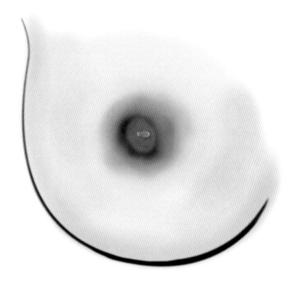

圖 1

血色分泌物
Bloody Discharge

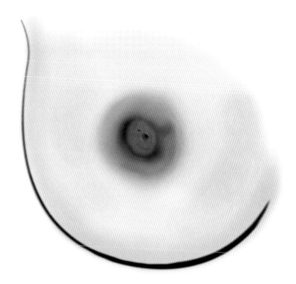

圖 2

Q 引起乳頭異常分泌的常見原因為何？如何檢查？外科手術如何治療？

A 引起異樣分泌物最常見原因為良性乳管內乳突瘤。利用潛血反應測驗，可測試分泌液內含紅血球量，來推斷是否罹癌。

引起異樣分泌物最常見原因為良性乳管內乳突瘤 [圖1,2]；它是乳管內襯上皮細胞形成小疣狀微小腫瘤，腫瘤可能為單一或多發，臨床上不容易觸診發覺。其他如乳房纖維囊腫變化或乳管擴張症等良性疾病，也會引致乳頭有異常分泌。至於乳癌方面如侵襲性乳癌或零期的原位乳癌，也都有可能造成乳頭有異樣分泌。若乳頭發生上述異常分泌現象、乳頭出血或同時摸到乳房腫塊時務必就醫，以免延誤治療契機。

對異常分泌物的進一步檢查，可採取分泌物施行細胞化驗，以斷定是否為乳癌導致，可惜此方法往往受限於採樣樣本中不一定含有癌細胞而致正確診斷率不高。另外也有施行潛血反應測驗（Guaiac Test）測試分泌液內含紅血球量來推斷是否有罹患乳癌的可能。對於微小的良性乳管內乳突瘤或原位乳癌，乳房超音波往往很難發現，而且無法利用乳房超音波區別為良性乳管內乳突瘤（intraductal papilloma）或乳管內原位乳突癌（intraductal papillary carcinoma）。

不過對於異常分泌合併明顯乳房腫塊時，乳房超音波是一種頗為必要的檢查法。至於乳房Ｘ光攝影對於異樣乳頭分泌，臨床上也是一項重要的檢查法，此法有助於發現臨床上觸摸不出的乳癌，尤其是以異樣鈣化點為表現的乳癌；不過要提醒女性朋友，乳房Ｘ光攝影在診斷乳癌上並非萬無一失，約15~20%的乳癌在Ｘ光攝影是呈現正常影像。此外也可自乳頭處打入顯影劑，使乳管顯像來偵測乳管內異常處，即所謂乳管攝影檢查（ductography）[圖3]，此法對於腫瘤分佈位置、多寡的判別有助益，但要利用乳管攝影檢查以區分良性或惡性腫瘤卻有診斷上的難處。治療異樣乳頭分泌首重手術治療，手術的目的是要確認引起異樣分泌的原因，同時能使惱人的乳頭分泌停止。手術可在局部或全身麻醉下施行而將乳管內含異樣顏色病灶切除加以化驗[圖4]；有時醫生為了幫助定位乳管病變處，會在乳頭上分泌出液體的乳管開口處注射染料。一般手術的傷口位於乳暈周圍，因而術後傷口並不會太明顯。若良性乳突瘤導致分泌問題時，只要將腫瘤切除分泌即停止，若為原位乳癌或侵襲性乳癌亦可經由施行小手術而得到確定的診斷，達到早期治療的時機。

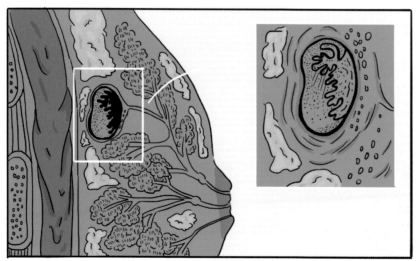

圖1｜良性乳管內乳突瘤

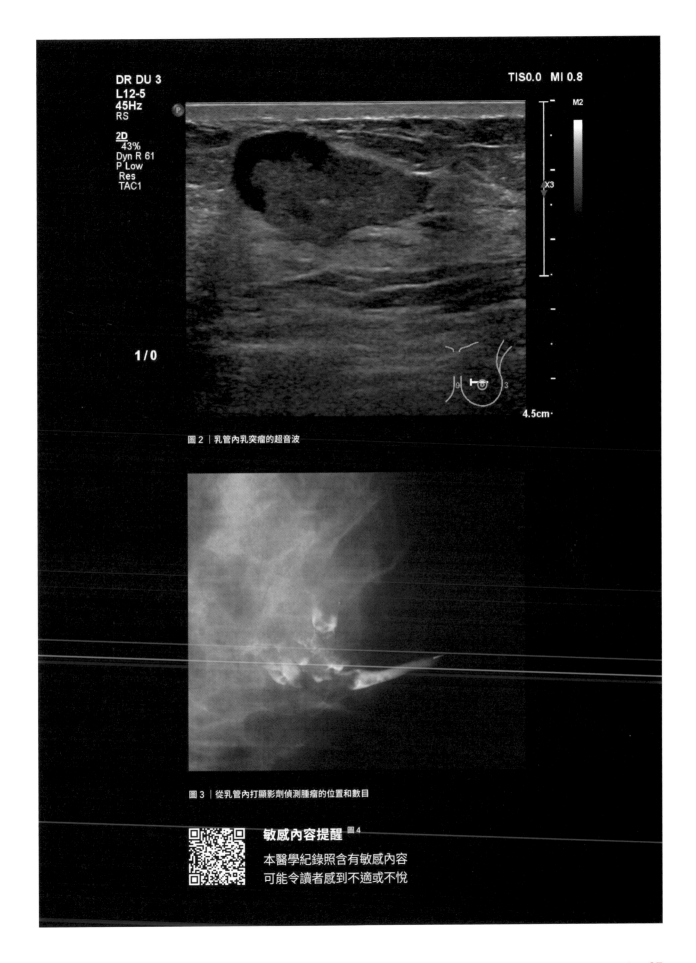

圖 2 │ 乳管內乳突瘤的超音波

圖 3 │ 從乳管內打顯影劑偵測腫瘤的位置和數目

敏感內容提醒 圖 4

本醫學紀錄照含有敏感內容
可能令讀者感到不適或不悅

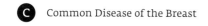

Breast Pain
乳癌大多不會痛
但還是有可能會以疼痛為表現

乳癌診斷可從病史、觸診、乳房超音波、乳房Ｘ光攝影、甚至乳房核磁共振影像學檢查等輔助診斷，但上述檢查僅供參考，確立診斷必須仰賴手術切片檢查病理結果方為依據。如果乳房發生疼痛，乳癌的機率有多高呢？

Ⓠ 乳房疼痛就一定不是乳癌嗎？是否有實例可分享？

Ⓐ 乳房疼痛絕大部分不是乳癌，但乳房有疼痛感時，也是有可能是癌狀的表現。以下就是兩個實際的病例。

印象清晰的記得十幾年前曾診斷一位中年女性左側乳癌。當時先生帶著太太到我診間就診，婦女自述最近左胸部摸到一腫塊，但沒有疼痛感，不知有沒關係？當時幫她觸診，左乳呈現稍微堅硬、界線不清腫瘤，經驗上直覺並告訴她夫妻倆，此腫瘤不大對，「可能有問題」！隨後為她施行粗針穿刺切片檢查，一週後病理報告為「侵襲性乳癌」。夫婦再次回診看結果時，我宣布「腫瘤是乳癌」的診斷當下，先生不太能接受太太得乳癌的診斷，更對我說：「我與她相處了近四十年，都不知道她得乳癌，你為她觸診一次就能診斷出是乳癌？」（可能當時的我看起來太年輕，認為我沒經驗吧！）

世上沒有醫生那麼厲害，「只要手一摸就知道是否乳癌」。經驗豐富的醫生診斷正確率較高，但還是必須仰賴影像學的協助，確診的宣布更是非有病理報告不可。

一般民眾常犯有「疼痛不會是乳癌，不會痛才是乳癌」的錯誤觀念；切記疼痛與否絕對不是診斷乳癌的根據，乳癌還是有可能以疼痛為表現。乳房疼痛的處置首重病史裡疼痛的特性及理學檢查，排除乳癌的可能性後，有八成以上的患者不需治療。乳癌引致的疼痛往往是單側乳房產生持續存在的定點式疼痛，原因大多是腫瘤快速成長或局部組織壞死導致。建議當妳發覺乳房疼痛不適時，應至乳房門診加以檢查。

乳房疼痛感可從月經來前幾天輕微不適，或到整個月都覺乳房有刺痛、燒灼感。有些女性朋友平常無恙，然而乳房卻在一夕之間突然發生疼痛、腫塊，經乳房超音波檢查發現，乳房內水瘤產生發炎感染，經利用細針穿吸後，不僅腫塊不見且疼痛症狀隨即緩解。

過去門診中有好幾位就醫者，不明原因呈現單側乳房疼痛，持續幾天後，受不了而來就醫。經觸診檢查時，看到胸壁皮膚出現微紅小水疱疹，才發現原來是帶狀疱疹侵犯肋間神經致使乳房疼痛，也就真相大白。此外如情緒緊張或壓力因素造成體內分泌異常也會誘發乳房疼痛，當壓力消失後，乳房也就不痛了！

50歲馬小姐兩年半前，右乳因為有一摸起來很痛、極明顯腫塊而到診間就醫，當時超音波發現是水瘤（巨大纖維囊腫），於是就拿起空針穿吸腫瘤，抽出約30cc淡黃色液體。神奇的是，霎那間乳房已不痛了！當時告知她不用擔心，這是「良性乳房水瘤[圖1]」。因為是淡黃色液體不會有問題（透明水般也不會是乳癌，但如果抽吸液體帶有血色則要進行細胞抹片檢查，有惡性可能），之後她也就沒再定期回診。

最近她又因為相同問題回來就診（乳房腫塊又出現，而且又有疼痛感），有了上次經驗，她心想：「一定又是老問題」。直覺反應我就拿起針筒穿吸腫塊，但這次不一樣囉！無法吸出預期中的黃色液體（乳房水瘤）；經驗上告知自己這次怪怪的，顯然與上次情形不同。馬上用超音波一照，竟然是實心腫瘤！隨後進行粗針切片後，答案揭曉──是乳癌，此時總算真相大白。接著的動作當然安排手術治療，視病理分期結果再給予後續治療。再次說明「疼痛與否絕對不是診斷乳癌的根據」！

一般乳房水瘤不大會有症狀，通常摸起來軟軟的，但如果太大有時摸起來也會有堅硬感，甚至壓迫而疼痛。當然合併發生感染就會有如乳腺炎表現（紅、腫、熱、痛）。此時怎麼辦？「找乳房專科醫師診治」囉！

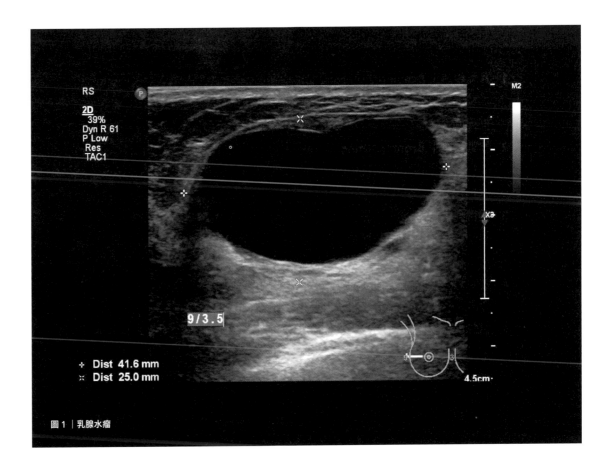

圖1｜乳腺水瘤

C6

Ⓠ **乳房疼痛有哪些症狀？**

Ⓐ **一般乳房疼痛可分為三類，分別如下：**

1 **週期性疼痛**｜Cyclic Mastalgia 常於月經來前一週左右，覺得雙側乳房脹痛，有時只是單側發生，有時疼痛會傳到腋窩或上臂。此類型疼痛可伴有乳房結節、腫脹樣，好發年齡為30~40歲，大多數在停經後乳房疼痛都會消失，而且此類週期性疼痛對荷爾蒙治療效果頗佳。

2 **非週期性疼痛**｜Noncyclic Mastalgia 一般好發年齡層比上述週期性疼痛者來得晚些，平均好發年齡約43歲左右。症狀大多為單側乳房在某些特定區域疼痛感；臨床上約有10%非週期性乳房疼痛是乳癌導致，對於此類患者可利用乳房超音波、乳房X光攝影檢查，有部分患者可經它得到診斷上的幫助。很可惜，非週期性乳房疼痛使用荷爾蒙治療效果則不如週期性乳房疼痛來得有效。

3 **非乳房引起的疼痛如：**

❶ Tietze Syndrome：一種肋軟骨炎，以單邊乳房，尤其內側肋軟骨處疼痛為表現；可發生於任何年齡層。

❷ 乳房切片後的疼痛，與乳房受傷害有關。

❸ 肌肉神經痛、頸胸神經受擠壓病變等。

C7

Ⓠ **乳房疼痛該如何治療？**

Ⓐ **女性朋友若發覺乳房疼痛不適時，可至乳房門診就醫，讓乳房得到最適當的治療。經消除乳癌疑慮後，只約15%的女性乳房疼痛需要治療，而治療對象往往是因疼痛程度影響到日常作息，常用的治療藥物有以下幾種：**

1 **月見草油**｜Evening Primrose Oil 一種富含必需脂肪酸的天然產物，不論週期性乳房疼痛或非週期性乳房疼痛均適用，整體上療效類似bromocriptine，但不如danazol來得有效。其最大特點為使用後極少產生副作用，不像荷爾蒙療法有相當比例的副作用產生。

2 **抑乳素錠**｜Bromocriptine 可抑制腦下垂體泌乳激素之分泌，而降低泌乳激素值，可有效治療週期性乳房疼痛，但對非週期性乳房疼痛則無效。使用此藥後可能會有噁心、嘔吐、頭暈、頭痛等不適副作用。

3 **療得高**｜Danazol 一種合成的類雄激素藥物，對乳房疼痛療效頗佳，尤其是週期性乳房疼痛者更有效；一般建議使用時間為二個月至半年。副作用包括月經不規則、噁心、體重上升、長青春痘及臉毛生成等。

4 **泰莫西芬**｜Tamoxifen 一種女性荷爾蒙拮抗劑可治療及預防乳癌，有文獻報告嚴重乳房疼痛，經使用Tamoxifen後，其中三分之二患者得到疼痛的完全緩解。

5 **口服止痛藥或副腎皮質荷爾蒙的局部注射** 適應用肌肉神經痛或定點性的胸壁疼痛。

Nipple Itching
Eczema vs Paget's Disease

乳頭搔癢要注意！
濕疹、柏杰氏乳癌都有可能

乳頭濕疹是一種會導致皮膚出現瘙癢性皮疹的疾病，開始時患者的乳頭、乳暈處皮膚會搔癢、發紅、脫屑，嚴重者甚至會流漏組織液、結痂。乳頭濕疹不會傳染，抓搔後會破壞皮膚結構，使細菌進入導致感染，隨著長久病情，可能導致皮膚變厚和變硬甚至乳暈黑色素沉澱（即苔癬化）。

除了濕疹外，良性的乳管內乳突瘤及惡性的柏杰氏乳癌等疾病，也都會出現乳頭搔癢症狀。若乳頭濕疹藥物治療未見改善時，一定要諮詢乳房專科醫師，以排除柏杰氏乳癌的可能。

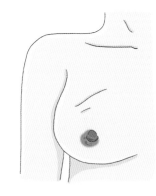

柏杰氏乳癌

Q 乳頭乳暈搔癢的常見原因為何？一定是濕疹嗎？

A 遺傳及環境因素，或者是免疫系統過度反應，壓力、焦慮等不好的情緒，都有可能會造成乳頭濕疹導致搔癢。但除了濕疹外，乳管內乳突瘤及柏杰氏乳癌也都會導致乳頭搔癢。

媽媽帶著 20 幾歲女兒來求診，女兒乳頭搔癢已一段時間，擔心會不會是乳癌？她的乳頭和乳暈，呈現瘙癢性皮疹、帶微量滲出物，乳房內並無觸摸到任何腫塊。給予口服抗組織胺，外敷類固醇乳膏等藥物治療後，幾乎已無不適症狀了，這正是典型的乳頭濕疹。另一位同樣呈現乳頭濕疹且長久不癒的陳小姐，到診間就醫時，乳頭外觀雖與上述雷同，但經同樣藥物治療療效並不顯著；於是為她作乳頭皮膚切片手術，病理報告呈現乳管內乳突瘤（一種乳管內襯上皮細胞形成小疣狀微小腫瘤的良性乳房疾病）。

會導致乳頭濕疹的原因包括四大因素：

1 **遺傳因素**｜濕疹通常是有遺傳性。

2 **環境因素**｜洗衣粉、肥皂、乳液和香水會刺激乳頭周圍的皮膚並導致濕疹發作。汗水滯留在胸罩或襯衫內，這可能會引起乳房刺激。

3 **免疫系統過度反應**｜當免疫系統對一種實際上對身體無害的物質作出反應時，就可能會出現濕疹。

4 **壓力、焦慮和抑鬱會引發皮疹並使情況變得嚴重**｜在日常生活中，乳頭應避免汗水滯留，也應盡量避免使用可能導致乳頭搔癢症狀的物質。例如有人會對香水、保養品、衣物洗滌劑或柔軟精過敏，

因而發生乳頭接觸性皮膚炎。胸罩內襯的材質也建議採用吸汗能力佳且質地柔軟的的棉質製品，避免與粗糙衣物摩擦而衍生乳頭摩擦性皮膚炎。

Q 出現乳頭搔癢症狀時，有什麼細節該特別注意？
A 乳頭濕疹經過 2~3 週的藥物治療卻未見改善時，一定要諮詢乳房專科醫師，以排除柏杰氏乳癌(Paget's Disease) 的可能。

乳頭濕疹有機會自然好轉，甚至對藥物效果療效極佳，然而可能經數週、數月或數年後再復發。當乳頭接觸刺激物(如洗衣粉、肥皂和乳液) 時，乳頭濕疹可能惡化。

要特別提醒女性朋友，乳頭濕疹經過 2~3 週的藥物治療卻未見改善時，千萬別以為沒關係，此時有必要諮詢乳房專科醫師，以排除「柏杰氏乳癌」的可能。

Q 什麼是柏杰氏乳癌(Paget's Disease)？是否有實例可分享？
A 柏杰氏乳癌是一種以乳頭皮膚慢性濕疹為表現的乳癌。因乳腺中的癌細胞移行至乳頭皮膚上皮層，導致乳頭呈現濕疹、結痂、落屑。是大家最擔心的「以濕疹為表現的乳癌」。

年屆停經的沈女士，右乳乳頭皮膚濕疹已經有很長一段時間，過去她也曾因這問題就醫，醫師曾給予抗組織胺、副腎皮質荷爾蒙治療為期約三週，但效果非常有限。最近右乳頭皮膚問題變得更嚴重，呈現皮膚增厚、落屑、皮膚表皮出現潰瘍，甚至有點像牛皮癬般白色皮膚落屑。後來她前來診間就醫，從她的病史初步判斷此情形並非一般良性乳頭濕疹。

為她在局部麻醉下進行乳頭皮膚切片，病理報告顯示為乳癌細胞侵犯乳頭的疾病，也就是所謂柏杰氏乳癌(Paget's Disease)。但是乳房超音波並沒發現可疑腫塊，然而乳房攝影呈現可疑鈣化點於右乳房近乳頭處(BIRADS4A，亦即罹癌風險，介於3~10%)，隨後為該處鈣化點進行立體定位切片，術後揪出元凶是乳管原位癌，並建議她施行右乳房切除手術治療(因為乳頭受癌細胞侵犯，無法保住乳頭)。可是她捨不得犧牲乳房，想保有乳房外形，所以當下我僅為她執行中央部分乳房切除(central lumpectomy)，後續再由整形外科醫師進行乳頭重建手術，當然除手術外也給予荷爾蒙及放射線治療。

柏杰氏乳癌臨床上容易與良性乳頭濕疹混淆，它源自於乳腺中癌細胞移行至乳頭皮膚上皮層，導致乳頭呈現濕疹、結痂、落屑。臨床上需與乳頭皮膚濕疹區分，常見的乳頭濕疹是良性，一般經過兩週左右治療會有明顯療效。如果藥物治療不見療效，一定要諮詢乳房專科醫師進一步診察。

手術治療是處理柏杰氏乳癌標準法則，可採全乳房切除或中央部分乳房切除，並在術後施予放射線治療，大約有九成機會能在切除手術乳腺檢體中發現原位癌或侵襲性乳癌。

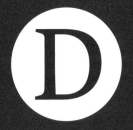

COMMON BENIGN DISEASE OF THE BREAST

常見的良性乳房疾病

現代女性常見的良性乳房疾病，包括「乳腺炎」、「纖維囊腫」、「乳腺增生」、「纖維腺瘤」、「乳突瘤」及「乳管擴張」等。這些疾病的產生原因及病症都不相同，治療的方式也不一樣。

敏感內容提醒

本醫學紀錄照含有敏感內容
可能令讀者感到不適或不悅

Breast Fibroadenoma
青春年華專屬的乳房纖維腺瘤

纖維腺瘤

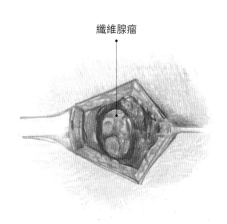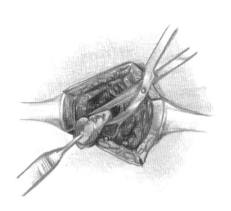

圖1

23歲正值青春年華的陳小姐無意間摸到自己乳房內有一凸凸、會滑動的腫塊，憂心忡忡的她一大早就來掛乳房門診，心想這會不會是好發於年輕女性的「乳房纖維腺瘤 ^{圖1}」？經常有母親帶著女兒來門診時會問：「醫生！我女兒乳房內腫瘤該不該拿掉？將來會不會演變成癌症？術後會不會留疤？」讓35歲以下的女性，不得不重視。

 Q 纖維腺瘤臨床表徵為何？
Ⓐ 乳房纖維瘤好發於35歲以下年輕女性，多數是單一腫瘤，少部分（約10%至15%）為多發性。

乳房纖維瘤好發於35歲以下年輕女性（不過仍可生長於各種年齡層），為女性最常見的良性乳房疾病，發生率為18~20%。它是從乳房小葉組織中生長出來，混合上皮與間質組織增生的腫瘤。通常形成數公分（常見1~3公分）大小的圓形，或橢圓形腫瘤，界限清楚，摸起來平滑、柔軟，有時會有輕微壓痛。形成原因不明，可能與生殖年齡體內荷爾蒙有關，沒有特別有效預防方法，經常在停經後消退。也有文獻顯示大量攝取蔬菜水果、高生育數量、少使用口服避孕藥以及適當運動者腫瘤發生率較低。

大多數纖維腺瘤是單一腫瘤，少部分（約10%至15%）為多發性，臨床追蹤顯示，大部分腫瘤會持續存在或增加其大小，少部分有機會消失。使用女性荷爾蒙或懷孕有機會增加腫瘤成長，通常沒有其他徵候，與乳癌症狀不同處為乳房纖維腺瘤通常有界線明確、容易移動的特色而且與遺傳無關。

D2

Q 纖維腺瘤何時須手術治療？

A 若化驗屬良性，定期門診追蹤即可。
假如腫瘤持續增大，或形成巨大纖維腺瘤，影響美觀時可考慮切除。

如果理學上、臨床影像學上惡性跡象不高，經細針細胞穿吸檢查或粗針切片術化驗屬於良性，則定期門診追蹤即可，不需要手術切除。至於多發性纖維腺瘤檢查，可應用細針細胞穿吸檢驗腫瘤，此法不必麻醉，在門診即可施行，若無異樣，則免手術；也可針對臨床上明顯、最堅硬或超音波 圖2 下最懷疑的那顆腫瘤加以粗針切片驗證即可，其餘腫瘤保持觀察，才不致使美麗乳房傷痕累累。

對於腫瘤進行手術切除，除了傳統手術外，使用真空微創手術能避免手術疤痕也是標準建議。美國藥物食品管理局(FDA)也早已通過真空微創手術來切除乳房良性腫瘤的適應症，真空微創手術不僅可以移除腫瘤，也不會使完美的乳房皮膚留下傷疤。

縱使良性纖維腺瘤，假如門診追蹤顯示腫瘤持續增大，或形成巨大纖維腺瘤，或影響美觀時可以考慮切除腫瘤。

此外如果細胞穿吸檢查或粗針切片化驗後懷疑是癌症，則需進一步接受手術加以確認。至於細針穿吸呈現非典型細胞增生(atypical hyperplasia)可考慮進行組織生檢；粗針切片術化驗呈現非典型乳管細胞增生(Atypical Ductal Hyperplasia；ADH)或非典型乳小葉細胞增生(Atypical Lobular Hyperplasia；ALH)、乳小葉原位癌(Lobular Carcinoma in Situ；LCIS)則須進行進一步切片手術檢查。其他如複雜性纖維腺瘤需考慮手術切除，因為未來罹患乳癌機會是常人3.1倍。複雜性纖維腺瘤是纖維腺瘤中含有硬化性腺體增生(sclerosing adenosis)、乳突狀頂漿腺轉變(papillary apocrine metaplasia)或上皮細胞鈣化、水囊>3mm等其中項目。

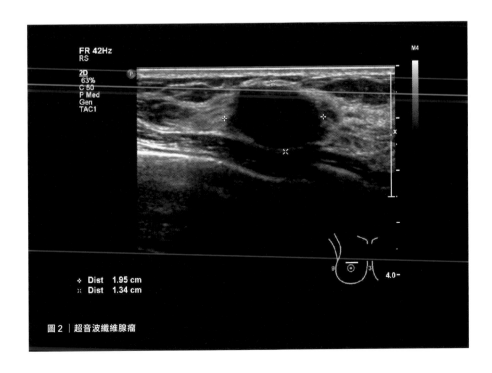

圖2｜超音波纖維腺瘤

Fibrocystic Breast Condition
常見的乳房纖維囊腫

纖維囊腫
Fibrocystic Change

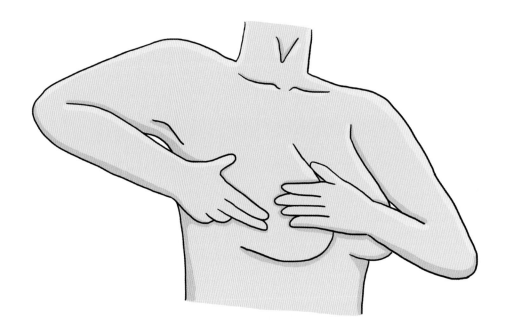

圖1

「醫生我雙側乳房有腫脹感也會痛，有時甚至一碰到就痛，會不會怎麼樣？[圖1]」相信有不少女性朋友經乳房門診檢查後被告知：「妳沒什麼問題，只是纖維囊腫而已，定期追蹤即可！」也有多數女性朋友經期來前乳房又腫又痛，經期過後就恢復如平常。

乳房疾病中縱使90%為良性，但每一位女性幾乎都會擔心「我的乳房會不會有問題」，因為有一半以上的女性在其一生中會有乳房疾病之臨床表現；這種擔憂自乳房有輕微局部壓痛或乳房隨月經週期變化而腫痛，甚至摸到腫塊。從自覺乳房有異樣後，絕大多數患者會陷入極度焦慮狀態，而這種不安一直會持續到被醫師診斷為非乳癌時，心理的恐懼才會解除。而這些女性朋友最常見的疑慮，大多正是出自於良性乳房變化「乳房纖維囊腫」。

Q 什麼是乳房纖維囊腫疾病？哪些人易得？臨床症狀表現為何？

A 它並非特定乳房疾病，而是代表包含多種乳房病理組織學形態或臨床上症狀。
好發於 35 歲至停經期左右年齡群。通常多以乳房疼痛、腫塊為表現。

乳房纖維囊腫疾病又稱慢性囊腫性乳腺炎，顧名思義為乳房產生纖維化及囊腫變化。與其稱為纖維囊腫疾病倒不如稱為「乳房纖維囊腫變化」來得恰當，因為事實上它並非代表某種特定乳房疾病，而是代表包含多種乳房病理組織學形態或臨床上症狀、理學觸診的變化。病理組織呈現末端乳管或乳小管產生不等程度水囊及乳小葉內間質組織發生纖維硬化情形，故以往所沿用的醫學名詞「纖維囊腫疾病」，是有所不太恰當而容易造成字義上的誤解，進而讓人聯想與乳房腫瘤（乳癌）有關。

乳房纖維囊腫好發於35歲至停經期左右年齡群，當然也可能發生於更年輕女性身上，文獻上有高達80%成年女性有此變化，因為絕大多數停經前婦女，在月經週期時乳房多少會有此症狀產生。發生原因部分文獻推論與女性荷爾蒙量有關連，可能與卵巢分泌過多動情激素及黃體素的不足有相關。

通常多以乳房疼痛、腫塊為表現；疼痛可能局部或廣泛的範圍，常見兩側性發生，尤其以乳房外上方更明顯，亦可只發生單側。一般在月經來前三、四天或一週時症狀最顯著，而隨月經後症狀緩解。極少合併腋下淋巴腺病變，故若發現乳房腫塊合併有腋下淋巴腺腫大時，須格外注意乳癌的可能性。

利用乳房超音波可容易確定乳房小水囊或水瘤的形成（小水囊能融合成稍大的水瘤[圖2]），約99%的水瘤均屬良性，唯一要注意為當超音波發現水瘤內合併有實心腫瘤時，要小心乳管乳突病灶（intraductal papillary lesion）的可能，臨床上處理原則為將水瘤利用空針筒穿吸，若抽取出液體為帶血色（含紅血球）則需送細胞化驗以排除癌症可能，若穿吸液體為透明水樣或黃色液體則無癌症之慮。

乳管中因荷爾蒙刺激裡面有水狀液體
Fibrocystic Change

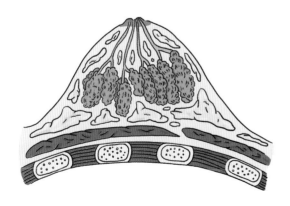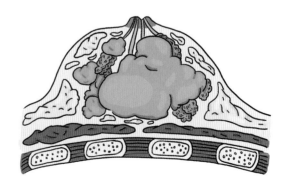

圖2

D4 Q 乳房纖維囊腫需不需要藥物治療？會不會演變成乳癌？
A 乳房纖維囊腫並不會增加得乳癌機會，但若乳房切片病理組織報告為非典型增生，則罹患乳癌的危險大為增加。

乳房纖維囊腫並不會增加得乳癌機會；但若乳房切片病理組織報告為非典型增生型（atypical hyperplasia），則罹患乳癌的危險大為增加。因此，若家族中有乳癌病史加上乳房切片報告屬於非典型增生型的患者，值得提高警覺，因為該類病例屬於易得乳癌的高危險族群。

藥物治療旨在減輕疼痛及使腫塊變小，若乳房疼痛嚴重至影響每天工作、生活作息則可考慮藥物治療。週期性乳房疼痛（cyclic mastalgia）通常與荷爾蒙分泌有關，臨床上常使用療得高（Danazol）、泰莫西芬（Tamoxifen）或伯汀（Bromocriptine）等，唯各種治療藥物都須了解有其副作用。非週期性乳房疼痛（noncyclic mastalgia）約一半患者於使用療得高（Danazol）後有療效，其他可考慮使用月見草油、止痛劑甚而局部藥物注射。

醫師會綜合臨床病情表現、乳房觸診並參考 乳房超音波 圖1、乳房攝影等影像資料，而對任何有懷疑的病灶藉由細針細胞穿吸檢查，粗針穿刺術或手術切片檢查而確立診斷。所以不必過度緊張，檢查只是要排除癌症的可能，並非代表癌症。

有纖維囊腫情況的乳房，步入停經期後，症狀大多就會減輕或消失。飲食上宜避免咖啡因的大量攝取（如咖啡、濃茶），咖啡因會增加乳房纖維囊腫程度，統計上每天咖啡因攝取量高於500毫克者易患有乳房纖維囊腫變化。

纖維囊腫變化是屬於良性乳房疾病，病理組織呈現乳管積存水狀液體 圖2 但也不能疏忽乳癌的可能性；當妳發現乳房有往常未曾存在的任何變化時，應該就醫讓醫生為妳做正確診斷，以免延誤治療時機。

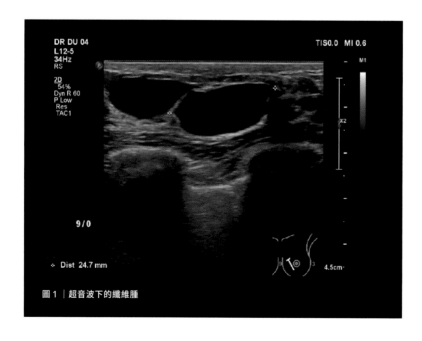

圖1｜超音波下的纖維腫

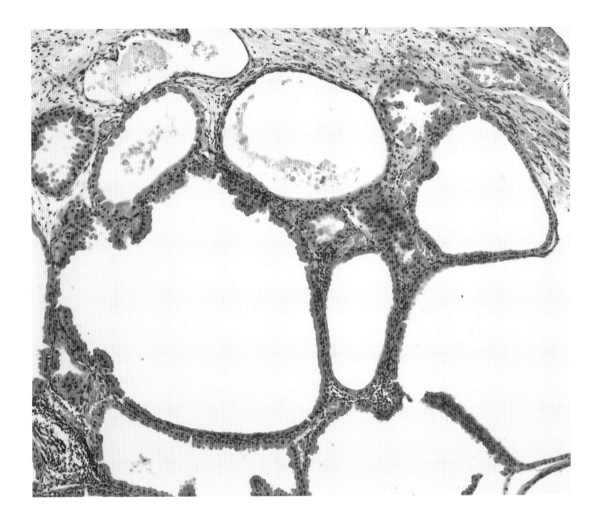

圖 2 ｜乳房纖維囊腫病理圖

Mastitis
惱人的乳腺炎
不是只會發生在產婦身上！

乳房中乳汁過多，堆積在輸乳管內造成乳腺阻塞，或是細菌感染傷口造成發炎，都會導致乳腺炎。乳腺炎雖然常見於產後、哺乳期間的媽媽們身上，但在非哺乳期間的女性，也是有得到乳腺炎的可能！

Q 產婦因哺乳會產生乳腺炎，其他人都不會得嗎？它有何表徵？該如何治療？

A 乳腺炎雖然不是可怕的疾病，但若不好好治療，也可能會造成乳房的永久傷害，乳腺炎發生的情況，常見大致分四種，分述如下：

1 產後哺乳或泌乳期

乳腺炎症狀為乳房發生紅、腫、熱、痛。常見於產後哺乳或泌乳期。主要因素為乳汁滯留及餵乳時乳頭皮膚龜裂受傷，細菌自乳頭侵入而產生感染，最常見細菌為金黃色葡萄球菌或鏈球菌。治療包括給予抗生素、止痛藥或嚴重時給予膿瘍引流。發炎初期時應該多餵奶或利用吸奶器，定時排出乳汁避免乳汁滯留。縱使細菌感染，如果沒有乳汁供應養分，發炎的情形也較不容易惡化。但是如果演變為乳房膿瘍時則停止餵母乳，接受手術引流膿瘍。有時在非產褥期因乳房組織內水囊破裂或乳管內皮問題也會導致發炎反應，此種現象常常讓沒懷孕經驗女性產生納悶，心想又沒懷孕生子怎麼會有乳腺炎？可見乳腺炎並非孕婦才會發生。少部分乳癌因組織壞死繼發細菌性感染，會在乳房產生局部發炎反應，臨床上表現頗似良性乳腺炎。

2 慢性乳暈下膿瘍

另外一種乳腺炎為發生在非產褥期女性，所謂的「慢性乳暈下膿瘍」，它大都因抽菸導致維他命A缺乏，此時身體無法維持乳暈皮膚麟狀上皮與近乳頭處乳管管腔上皮的正常分佈，容易導致主乳管開口處附近皮膚角質物填塞於輸乳管開口處，繼而發生細菌性感染。有時因為先天乳頭凹陷，也會致使皮膚角質物阻塞於乳管開口處而導致乳頭附近組織發炎。治療上包括清瘡，甚至切開異樣上皮處乳腺管也是常使用方法。

3 乳管擴張

乳管擴張(duct ectasia)好發於停經前年齡,可能為年齡增加因素致乳暈下腺體結構改變而使乳管擴張,管腔內容物滯塞導致續發性發炎、感染。常合併乳頭凹陷,乳暈疼痛而且有時會有乳頭分泌物(常是混濁白色、綠色或咖啡色)。因常會發生乳腺炎,乳暈處可能會摸得到硬塊,而需與乳癌作鑑別診斷。一般乳管擴張無需特別處理,然而若發生發炎、膿瘍,則考慮給予抗生素或切開引流。有些人在年輕發育時就乳頭凹陷,通常可以將乳頭拉出,此非病態。但是如果單側,最近才發生的乳頭凹陷,要注意是否有乳癌的可能。

4 肉芽腫性乳腺炎

這是一種少見的良性慢性乳腺發炎疾病,有時病程持續數月之久或反覆復發。確切病因尚未清楚,好發於有餵乳的育齡婦女,可能與自身免疫反應、口服避孕藥、抗精神藥物致高泌乳素狀態或結核菌感染等相關。臨床表現乳腺炎(紅、腫、熱、痛),有時乳房皮膚會產生膿瘍瘻管,也可能與發炎性乳癌表現雷同而誤以為罹患乳癌。可使用口服抗生素或加副腎皮質荷爾蒙治療,症狀惡化甚至需空針抽吸膿瘍或手術清瘡引流。

哺乳的婦女常因乳腺發炎感到疼痛
Lactating Mastitis

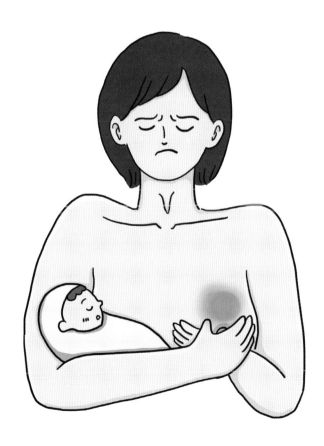

Fibroepithelial Lesion Fibroadenoma VS Phyllodes Tumor

纖維上皮病變—
纖維腺瘤 VS 葉狀肉瘤

很多女性因乳房腫瘤接受粗針切片檢查後，報告為「纖維上皮病變」，一定滿頭霧水。遇到這個問題該如何處理呢？文中將為大家解開「纖維上皮腫瘤」的各種疑惑。

D6

Ⓠ 什麼是纖維上皮病變（Fibroepithelial Lesion）？

Ⓐ 「纖維上皮病變」也稱為「纖維上皮腫瘤」。「纖維上皮病變」包含了「纖維腺瘤」和「葉狀肉瘤」兩種病變，這兩者均含有腺體上皮和基質成分的增生問題，是年輕人和成年人乳房中常見的病變。

對於乳房實心腫瘤的診斷，粗針穿刺切片是臨床上常採用的檢查方法。病理報告為纖維上皮病變（Fibroepithelial Lesion），亦稱為纖維上皮腫瘤（Fibroepithelial Tumor）是常見的診斷之一。纖維上皮病變包含纖維腺瘤和葉狀肉瘤兩種。兩者都是雙相性腫瘤，均含有腺體上皮和基質成分的增生，在年輕人和成年人乳房中十分常見。

因為纖維腺瘤和葉狀肉瘤在病理組織學特徵上，具有相當高的重疊性，病理醫師要在有限粗針切片檢體下做出區分有時相當困難，所以才會有「纖維上皮病變」的報告產生；雖然「纖維上皮病變」大都是良性的纖維腺瘤」但是也可能是葉狀肉瘤。纖維腺瘤一定是良性，但葉狀肉瘤卻有區分成 ① 良性 ② 邊緣型惡性 ③ 惡性三種可能，對於臨床行性、預後及治療方式也截然不同。

理學檢查，乳房X光攝影，乳房超音波和核磁共振（MRI）可能進一步有助於乳房腫塊的診斷，但是這些方法都不能對「纖維上皮病變」明確的區分良性或惡性病變，甚至先進分子病理標記也無法有效區分出。

葉狀肉瘤
Phyllodes Tumor

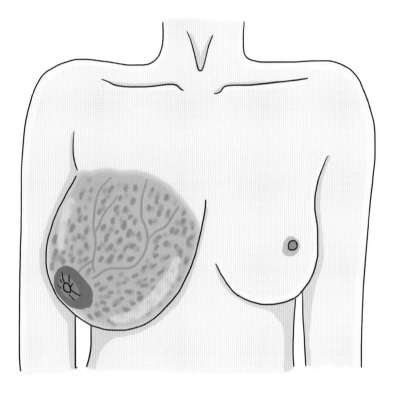

圖 1

Q 檢驗出纖維上皮腫瘤，該如何處置？

A 手術切除是標準建議。萬一踫到葉狀肉瘤，而任由腫瘤持續增大，最終可能會影響正常組織，甚至必須切除整個乳房。

纖維上皮腫瘤包含纖維腺瘤及葉狀肉瘤兩種，病理醫師若面臨不是典型的纖維腺瘤病理表現，但具乳管上皮增生及纖維質（基質）增生時，就會下「纖維上皮腫瘤」的診斷。

纖維腺瘤是為良性腫瘤，若經細針細胞穿吸或粗針穿刺切片化驗確認是良性，且大小並無明顯增大，則定期門診追蹤即可。如果粗針切片呈現複雜性纖維腺瘤時，建議切除，因其可能會合併更嚴重的病理變化。若腫瘤持續增大，形成巨大纖維腺瘤，進而影響美觀時也建議切除。

至於葉狀肉瘤，因為其有快速成長傾向，甚至有惡性可能，一旦確認為葉狀肉瘤，就必須進行手術切除，手術方式依瘤大小及病理組織變化而選擇。

診間最近有兩例年輕女性，在外院乳房粗針切片報告為纖維上皮腫瘤，當時因為只聽到醫師告知此腫瘤並非乳癌，所以並未進一步採取腫瘤切除手術。經過兩年，腫瘤卻漸漸長大，最後形成巨大腫瘤，就醫時已無法保住乳房，只得接受乳房切除手術。這兩例病理報告，一者為邊緣型惡性葉狀肉瘤，另外一位則是惡性葉狀肉瘤。

纖維上皮腫瘤有需要進一步採取更多檢體，來加以區分纖維腺瘤或葉狀肉瘤，而手術切除是標準建議。除了傳統的切除手術，能避免手術疤痕的真空輔助微創手術也是很好的選擇。

D8
Ⓠ 葉狀肉瘤有何臨床表徵？診斷方法為何？
Ⓐ 呈現有點堅硬、平滑、界線清楚、可活動性，少有疼痛的乳房腫瘤。診斷方法如下：

相對於常見的乳房纖維腺瘤，乳房葉狀肉瘤其發生率相當少，約佔女性乳房腫瘤 0.3~0.5%。葉狀肉瘤起源於乳腺間質組織，但也含有乳管上皮細胞成分，過去對葉狀肉瘤有多種稱呼，如 cystosarcoma phyllodes，在 1981 年世界衛生組織，醫界才統一稱之為葉狀肉瘤（Phyllodes tumor）。葉狀肉瘤顧名思義，其生長形狀在顯微鏡下呈現葉狀般。

葉狀肉瘤形成原因不明，無誘病因素，好發於 40~50 歲年齡層。臨床表現類似纖維腺瘤，常呈現有點堅硬、平滑、界線清楚、可活動性，少有疼痛的乳房腫瘤，也常會被診斷為纖維腺瘤。與纖維腺瘤不同處在於容易呈現快速成長，甚至腫瘤巨大導致乳房皮膚可清楚的見到皮下靜脈，有時甚至會被誤判為乳癌。

葉狀肉瘤的診斷方法如下：

1 **細針細胞穿吸**｜可以協助診斷，但宜多做幾處之細胞穿吸以增加其準確率，無法利用此法區別良性或惡性。

2 **粗針穿刺切片術**｜不失為可依賴的檢查方法，但有時檢體在判讀時不易與良性纖維腺瘤區別。

3 **切片手術**｜因為取出檢體足夠，能最有效確診為葉狀肉瘤，也是最有效區分出良性或是惡性葉狀肉瘤的方法。真空輔助微創手術也是可行建議，不僅能取出足夠檢體，更可免掉切片傷痕顧慮。

4 **乳房X光攝影**｜葉狀肉瘤在乳房X光攝影常呈現與纖維腺瘤類似影像，有明顯的邊緣但無法有效幫助區分出良性或惡性葉狀肉瘤，葉狀肉瘤通常沒有微小鈣化點。

5 **乳房超音波**｜常呈現界線清楚的低回音腫瘤或者實心腫瘤中有液體影像，臨床上無法利用乳房超音波區分出良性或惡性。因此不管是乳房攝影或是乳房超音波都無法清楚地區別纖維腺瘤或葉狀肉瘤，也無法判斷究竟是否為良性或惡性。

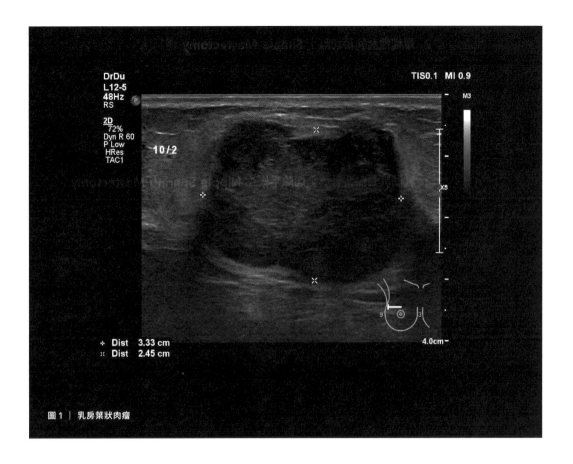

圖 1 │ 乳房葉狀肉瘤

Q 葉狀肉瘤的病理分類及治療方式為何？

A 病理分類分為良性、邊緣型惡性、惡性三種，以手術治療為主。

葉狀肉瘤的病理分類，依組織形態分為 ① 良性 ② 邊緣型惡性(borderline)亦即低惡性度 ③ 惡性三種。分佈比例上以良性居多，惡性次之，邊緣型惡性較少。良性、惡性之區分主要依間質細胞之變化為依據，良性葉狀肉瘤其間質細胞中度成長，細胞外形變異輕微，核分裂數目較少。惡性葉狀肉瘤其間質細胞過度成長、細胞變異、多樣化、邊緣浸潤、核分裂顯著；約 1/3 高惡性度葉狀肉瘤會發生遠端轉移，常見轉移處為肺、骨骼或肝、腦。屢次再復發的邊緣型葉狀肉瘤有可能轉變為惡性而發生遠端轉移，發生遠端轉移時治療則以化學藥物為首選。

葉狀肉瘤以手術治療為主，化學藥物及荷爾蒙治療並沒有明確治療角色存在。手術方式依腫瘤大小及病理組織變化而選擇。

常見手術方法有三：

1 **廣泛局部切除**│ Wide Local Excision 不管良性或惡性，首次手術常以此法為標準治療方式；手術除了切除腫瘤外，腫瘤外緣周邊組織也須至少有 1 公分切緣距離；術後追蹤發生局部復發也是常見，尤其邊緣型惡性或惡性者復發率更高，故手術後仍須定期追蹤。

2 **單純性全乳房切除**│Simple Mastectomy 通常應用於腫瘤太大無法得到腫瘤周邊組織應有的切緣距離，或腫瘤太大切除後嚴重影響外形美觀者。此術式也用於曾經施行廣泛局部切除但仍發生局部復發之良性或惡性腫瘤。因惡性葉狀肉瘤少見產生腋淋巴腺轉移，因此術中不必例行清除腋淋巴腺，除非臨床上腋淋巴腺有懷疑轉移時才施行。邊緣型惡性或惡性葉狀肉瘤，只接受廣泛局部切除者，術後可考慮施行放射線治療以降低局部復發率；但良性葉狀肉瘤在接受廣泛局部切除後不需輔予放射線治療。

3 **乳頭乳暈保留乳房全切除手術**│Nipple Sparing Mastectomy 若腫瘤太大無法施行乳房保留術式時，可將腫瘤組織完全切除，但保留乳頭乳暈和乳房原來的皮膚而得以配合整形重建。術中須保留乳暈下少許乳腺組織以避免乳頭缺血壞死，與傳統的乳房全切除（切除乳頭、整個乳房及大部分胸前皮膚）比起來，有更美好的乳房外觀效果。

CASE STORY
FOR BREAST CANCER

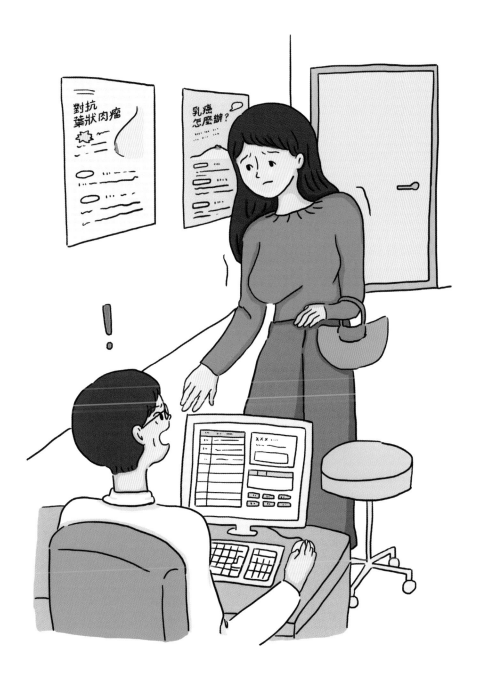

癌友故事 1 ── 上班族怡君

對抗不停長大的葉狀肉瘤
透過治療找回自己

我看過無數乳癌患，談起乳癌或是相關腫瘤議題，總能侃侃而談，也能用舉例的方式，深入淺出解釋疾病原理。

在談「怡君」個案前，有個概念想讓大家先了解一下。統計上，一般乳癌會在 25 歲以後逐漸產生，25 歲以前的乳癌個案很少見，40 歲才是罹患乳癌的高峰，面對眼前這位 20 歲的女孩，一進來就說，「我要來開刀，幫我切除乳房！」這樣的狀況是很罕見的。

在女孩開口前，我已經仔細觀察過當天來診間的怡君，她是歪著身體傾斜走進來的，臉蛋是個正值花樣的女孩，身體卻像是個老奶奶。因為身上有個超過 25 公分以上的腫瘤，已經讓她沒有辦法挺直走進診間，不但走起來路來歪歪斜斜，也對生活造成問題，甚至到很嚴重的程度，她才願意來求診。

聽完怡君訴說狀態後，詢問她，「怎麼拖著這麼久？看來外觀都已經影響生活很久了。」怡君說，因為真的很害怕，完全不知道該如何處理，才會一直放著不管……不過才短短的兩年時間，沒想到就長到這麼大。

我問她，「希望醫生怎麼幫妳？」怡君說，「別人都說杜世興醫師很會開刀，我想要你幫我，不要變醜。」

生活嚴重受影響，怡君不得不面對這個巨大的腫瘤。診間觸診時，在醫護團隊環繞下，她打開衣服，25 公分以上的腫瘤，像吹汽球一樣，皮膚表層都撐出血管痕跡了，到底是什麼樣的害怕，讓這個女孩撐了這麼久，不想要來就醫？原來怡君一開始到某醫學中心看診，醫生告訴她，這是惡性腫瘤，要進行乳房全切手術，拿掉乳房後再進行重建。

聽完來龍去脈，我對怡君說，「且慢，刀下留人。」根據過往經驗的判讀，這個案例看起來不像惡性腫瘤，我先幫她做一個小傷口取出腫瘤化驗，只要不是乳癌，將來手術時如果乳頭跟腫瘤間有安全距離，乳房就可以保住。而怡君的狀態也讓我希望她盡快接受治療，甚至還跟她說，「請相信我的能力！」術後總算成功把腫瘤拿掉，留下一道約 12 公分的疤痕。而事後證明，我術前判讀保住乳房，之後再驗果然是良性，並沒有性命威脅。

面對病患，我常有一些感嘆，許多人因為害怕而延誤治療！其實現在技術先進，雖然手術難度高，但靠著經驗跟技術，後續乳房外觀可以維持得漂亮，若是一直放著，葉狀肉瘤不論良性或是惡行，生長速度都很快，真的會影響到生活。

在臨床上，葉狀肉瘤是蠻奇特快速成長的腫瘤，病理診斷有分惡性、良性，甚至是邊緣型惡性（居於良性與惡性間的病理），通常都要長到很大時，病人才會來就醫。怡君就是擁有跟身材完全不成比例的巨大腫瘤，而葉狀肉瘤在臨床上通常長得又快又大，常常被誤以為乳癌。但兩者有一個簡單的分辨方式，乳癌就是乳管或乳小葉上皮細胞增生的上皮癌症，乳管、小葉旁結締組織長出來的腫瘤就叫做肉瘤。上皮癌症跟肉瘤，一個很像是在水管裡面長出來，一個是水管旁邊水泥

地長出來，良性或惡狀肉瘤有時很難區分，到底是纖維腺瘤還是葉狀肉瘤，也容易混淆。

葉狀肉瘤有七成到八成是良性，有一成是惡性，有一成是邊緣型惡性，起先粗針切片的檢體報告往往為「纖維上皮瘤」，無法據此診斷是否為葉狀肉瘤，容易與纖維腺瘤混淆，因此必須要再次手術取樣，有足夠檢體才能分辨到底是哪個類別。而纖維腺瘤不一定要開刀，葉狀肉瘤一定要開刀，所以第一時間診斷非常重要。

以怡君案例就醫學診斷來看，這樣目測、觸診的檢查後，我認為就只有兩個答案：如果不是纖維腺瘤，就是葉狀肉瘤。一般纖維腺瘤差不多長到 3 公分，最多 5 公分就停止生長；葉狀肉瘤特點是快速成長，快速成長太大時會讓肌膚繃緊，看到靜脈曲張的血管，這就是葉狀肉瘤，因此我才會推測很大的機會是「葉狀肉瘤」，當

時先以粗針切片做初步診斷判定，果然報告出來後，不是大家熟知的乳癌，而是叫做「纖維上皮腫瘤」。

只要不是惡性的葉狀肉瘤，就有機會完整取出，不需要乳房全部切除，因為惡性腫瘤不規則，要切掉的部分比較多，有時候得看病患的腫瘤位置來判斷保留乳房的可行性。良性葉狀肉瘤，在形狀上會是很規則的，因此得搭配醫生的開刀技術，用漂亮的刀法，取出完整的腫瘤。所以我給怡君的治療建議，就是透過開刀先保有乳頭及皮膚，巨大內部空腔再交由整形醫生直接植入矽膠袋重建，重建回來，穿上內衣也看不出來，刀疤隱藏在內衣內，就像女生隆乳一樣，（但是隆乳時只開一個小小的洞）不會在外觀上造成很大的影響。

葉狀肉瘤的診斷得靠經驗，這部分的判讀一定要找資

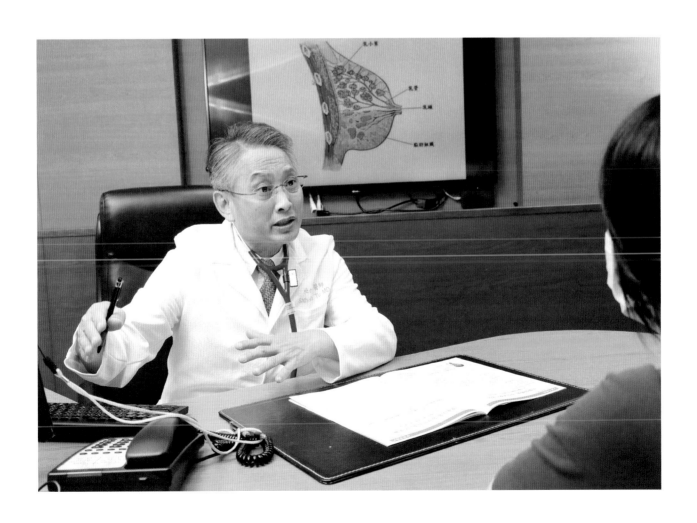

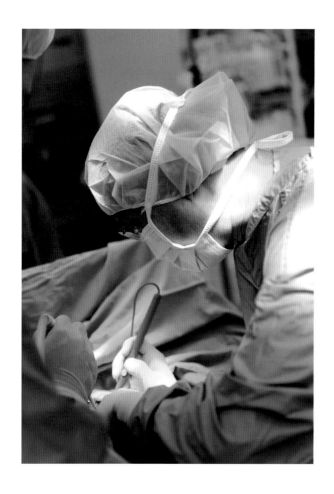

深醫生，當然經驗不是用年資多久在算計，而是看過的葉狀肉瘤數量多寡才是經驗的累積，累積充分經驗，才更容易精準判定。若腫瘤一直長大，醫師又無法提供合理診斷與治療方向，我建議不妨找第二位醫生尋求第二意見。因為葉狀肉瘤與纖維腺瘤同樣是以上皮細胞增生，合併纖維組織增生，在粗針檢體無法明顯區分是纖維腺瘤或是葉狀肉瘤時，常常會初步作出「纖維上皮腫瘤」的診斷，一般纖維腺瘤大小約 3 到 5 公分，若是腫瘤一直長大也會有壓迫疼痛感或影響美觀外型。

良性葉狀肉瘤術後有25%的比例會局部再復發，需要定期回診，如果是惡性腫瘤會隨著血液轉移，很容易轉移到肝臟，巨大惡性葉狀肉瘤，有三分之一會產生遠端轉移，甚至威脅到生命健康，倘若不幸遠端轉移，化學治療效果也不顯著，所以要把握唯一機會就是在第一手術時間時徹底清除。

跟一般乳癌不同，面對葉狀肉瘤，手術就是最好的方法，把握機會跟時機，要拿到邊緣乾淨的程度，假如惡性葉狀肉瘤的話周邊會有浸潤，腫瘤跟皮膚也許有緊密侵犯，界線較難清除乾淨，若是腫瘤巨大又侵犯乳頭，想完整切除難度比較高。因此葉狀肉瘤患者，真的最好找對該病況熟悉經驗的醫生，因為整體從判別到手術，在在都考驗著經驗。

怡君開刀後，很感謝我的幫忙，她說，我不只幫助她解決身體上的問題，也讓她擔心的外貌問題有了解決。她坦言，一開始就診時，以為是良性就不要理會它，沒想到腫瘤一直長大，她很害怕，想到自己年輕、未婚，常常躲在家裡哭，問到的醫生要她全切，她不知道怎麼辦？直到我告訴她，應該還有機會保住乳房，腫瘤並未侵犯到乳頭，把皮膚留下來，乳房皮膚內組織拿掉就好，就像是車子外殼保留，裡面零件更新重建，她說，聽見我把這麼難的疾病講得這麼清楚簡單，她也有信心了。

怡君完成治療後，很滿意的出院，經過了幾次門診追蹤也沒看到復發，後來改成一年一次追蹤，3 年後有一天回門診，帶了一個 2 歲多的女孩，對著我喊，「叔叔！」我對著她女兒笑說，「該改叫伯伯了。」

當醫生的成就，也不過如此，聽著怡君說，不只是身體外觀找回自信，她也有信心接受新感情，後續結婚生子，享受幸福。

5 年後，怡君帶了同事來找我，同樣的問題，一看就是葉狀肉瘤！可能有了怡君的成功案例，加上自身分享，怡君的同事馬上就同意接受手術治療。怡君的案例，讓更多人認識腫瘤真的很多種，面對疾病勇於治療永遠都是最好的答案。

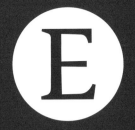

PATHOLOGY OF BREAST CANCER

乳癌的病理世界

乳癌病理複雜度極高，常讓病友們在初期溝通治療時飽受挫折。
透過認識乳癌病理，可以讓病友更認識自己的疾病，強化醫病溝通基礎。

敏感內容提醒

本醫學紀錄照含有敏感內容
可能令讀者感到不適或不悅

Knowledge of Breast Cancer
認識乳癌

乳小葉
Mammary Lobule

乳管
Lactiferous Ducts

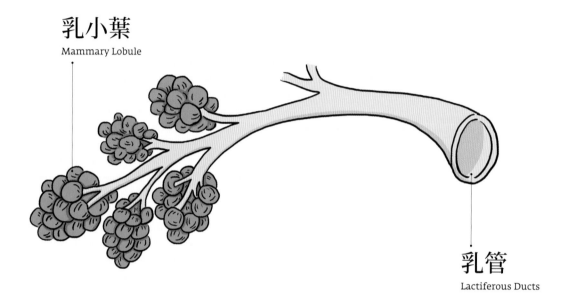

圖 1

乳房主要由乳小葉 [圖1]（負責乳汁分泌）、乳管 [圖1]（乳汁輸送管道，連接於乳小葉及乳頭間）及脂肪組織、結締（間質）組織所構成；其中脂肪組織、結締組織富含淋巴管、血管。乳小葉腺泡內管腔細胞（luminal epithelium）分泌乳汁，肌上皮細胞（myoepithelial cell）具縮收能力可幫助擠壓乳小葉內乳汁進入乳小管，再匯注入乳管而輸送至乳頭。

肌上皮細胞能阻止血管增生，使異常增生細胞凋零，扮演著抑制癌腫瘤成長角色；因此乳管或是乳小葉周邊失去肌上皮細胞往往代表是侵襲性乳癌。不管乳管或乳小葉均含有內層管腔細胞及外層肌上皮細胞結構，在肌上皮細胞外層則存在有基底膜 [圖2,3]，原位乳癌癌細胞只侷限生長於乳管或乳小葉內，並未破壞乳管或乳小葉基底膜而無遠端轉移能力。反之侵襲性乳癌癌細胞已破壞基底膜，有能力合併淋巴管或血管侵犯而行遠端轉移。

乳管細胞變化

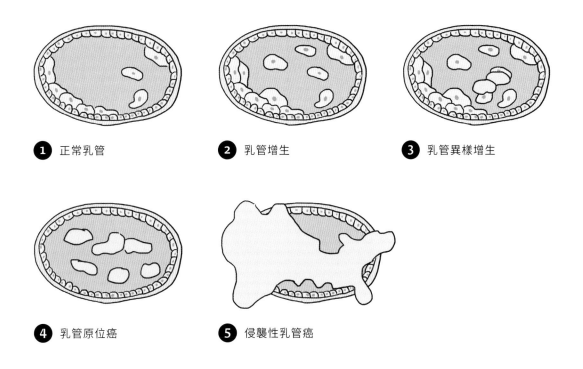

1 正常乳管　　　　2 乳管增生　　　　3 乳管異樣增生

4 乳管原位癌　　　5 侵襲性乳管癌

圖 2

乳管結構

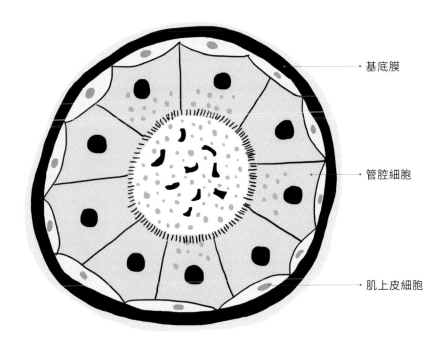

· 基底膜

· 管腔細胞

· 肌上皮細胞

圖 3

E1

Q 乳癌分為哪幾種？

A 乳癌是乳管細胞或乳小葉細胞不受生長調控而異常增生，
病理組織學上可區分為原位乳癌及侵襲性乳癌。

乳癌是乳管細胞或乳小葉細胞不受生長調控而異常增生、繁殖而形成之惡性腫瘤。大部分乳癌源自乳管（約佔 80%），小部分來自乳小葉（約佔 10~15%），極少數乳房惡性腫瘤源自淋巴組織、血管、脂肪、纖維組織，如血管肉瘤、脂肪肉瘤、纖維肉瘤。

乳癌病理組織學上可區分為原位乳癌及侵襲性乳癌。原位乳癌大多來自乳管，稱為原位乳管癌，少部分來自乳小葉稱為原位乳小葉癌；侵襲性乳癌也大都來自乳管，稱為侵襲性乳管癌，少部分來自乳小葉而稱為 侵襲性乳小葉癌 [圖1]。侵襲性乳癌癌細胞能經由淋巴管、血管行遠端轉移，最常轉移處為骨骼、肺臟、肝臟及腦部。

侵襲性乳癌大多為非特異殊外型（約佔 90%），少數具特殊外型（約佔 10%），譬如乳突癌（papillary carcinoma）、管狀癌（tubular carcinoma）、黏液癌（mucinous carcinoma）、篩狀癌（cribriform）、微小乳突狀癌（micropapillary）、腺樣水狀癌（adenoid cystic carcinoma）等。管狀癌、篩狀癌、乳突狀癌、黏液腺癌預後佳，髓樣癌雖具高惡性度外型但預後也不差，微小乳突狀癌常見淋巴腺轉移，預後較差。乳小葉癌容易有多發性病灶，也可能發生腹膜、卵巢轉移。

侵襲性乳小葉癌
Invasive Lobular Carcinoma

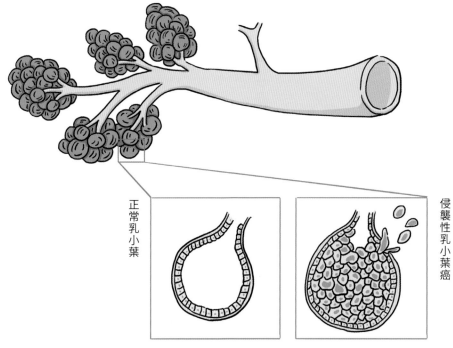

正常乳小葉

侵襲性乳小葉癌

圖 1

Q 乳癌病理中所指的不典型增生是指什麼？

A 不典型（異樣）增生（atypical hyperplasia）是指不正常細胞聚集增生於乳管或乳小葉中，但是其增生程度尚未達到原位癌的條件。

雖然不典型（異樣）增生（atypical hyperplasia）並非癌症，但它未來約會增加四倍罹癌風險，是屬於高風險情形，常是在粗針切片報告中發現，尤其乳管異樣增生（Atypical Ductal Hyperplasia；ADH）必須要進一步接受手術，以取得更多組織。乳管異樣增生是乳管內腫瘤細胞特性及結構型狀相似低惡性度乳管原位癌，通常小於2~3mm，罹患乳癌相對風險是為常人4~5倍，當再進一步手術後約有20~30%的乳管異樣增生會合併有癌症的診斷，此時周遭合併的癌症大部分為原位癌（80%），少部分為侵襲性癌（20%）。乳小葉異樣增生（Atypical Lobular Hyperplasia；ALH）是否需進一步接受手術取樣，則視臨床影像與參考臨床資訊懷疑度而決定。

Q 乳管內乳突狀原位癌、乳管內乳突瘤在病理上有何特點？

A 兩者很難明顯區別，常需要進一步利用免疫組織化學染色法檢測。

在H&E染色下極難下診斷的「乳管內乳突狀原位癌（intraductal papillary carcinoma）」在病理組織常呈現乳突狀結構，乳突狀腫瘤中間帶有纖維血管核心（fibrovascular cores），臨床上需與良性乳管內乳突瘤（intraductal papilloma）或侵襲性乳突癌（invasive papillary carcinoma）做區分；此種型態原位癌病理診斷上在冰凍化驗（frozen section）或H&E的染色都很難與乳管內乳突瘤得到明顯區別，因此常需要進一步利用免疫組織化學染色法（immunohistochemical stain）如P63、CK5/6等檢查肌上皮細胞（myoepithelial cell）標記及雌激素受體（ER）存在狀態作為診斷參考。乳管內乳突瘤呈現p63（+）、CK5/6（+）、ER（variable），但乳管內乳突狀原位癌則呈現p63（−）、CK5/6（−）、ER（+）強陽性。

Q 乳小葉侵襲癌、乳管原位癌、乳小葉原位癌在病理上有何特點？

A 三者在病理上的特點完全不同，分述如下：

1 **乳小葉侵襲癌**｜乳小葉侵襲癌細胞間因缺乏E−鈣黏蛋白（E-cadherin）使細胞呈現不緊密排列，而有一路縱隊（single file）外型，常表現雌激素受體陽性ER（+），黃體素受體陽性PR（+），HER2陰性。轉移位所除常見至骨骼、肺、肝臟外，也可能會有腹膜、腸胃道、女性生殖器等處轉移。乳小葉侵襲癌中約有90%是傳統型乳小葉侵襲癌（classic type），其餘10%是多樣型乳小葉侵襲癌（pleomorphic type），在生物標記上多樣型乳小葉侵襲癌比傳統型乳小葉侵襲癌更有機會呈現雌激素受體陰性ER（−），黃體素受體陰性PR（−），HER2陽性；預後比傳統型乳小葉癌差，也比較會發生HER2突變（HER2 mutation）。

2 **乳管原位癌**｜乳管原位癌主要分有乳突狀（papillary）、微小乳突狀（micropapillary）、篩狀（cribriform）、實心型（solid）及面皰型（comedo）等種類，也有少見如透明（clear cell）、黏液

（mucinous）、頂漿腺（apocrine）等型態，若呈現乳管內細胞壞死是謂面皰型壞死（comedo necrosis），屬於高惡性度現象。乳管原位癌在病理學上區分為低惡性度、中惡性度，及高惡性度核級數。愈高惡性度核級數愈容易產生鈣化點，尤其是形狀不一致的多樣型外形鈣化點，譬如線形狀、分叉狀、棒狀等。

3　**乳小葉原位癌** | 就是乳小葉單位充滿外型一致，不緊密接合的增生小細胞，最常見是為典型乳小葉原位癌（Lobular Carcinoma in Situ；LCIS），另一種相對少見型態為多樣型乳小葉原位癌（Pleomorphic Lobular Carcinoma in Situ；PLCIS）是外型不一致，細胞核較大，常合併細胞壞死的異樣細胞，充滿於乳小葉和腺泡。乳小葉原位癌很少出現鈣化點，LCIS是一種未來雙側乳房會發展成乳癌（含乳管原位癌、侵襲性乳管癌、侵襲性乳小葉癌）的高危險警訊，發生時多呈現多發病灶（約70%），而且雙側乳房發生（30~70%），所以在治療策略上會考慮雙側乳房的同時治療。

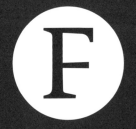

CLASSIFICATION & STAGING OF BREAST CANCER

乳癌的分類與分期

乳癌的分期各國有不同的標準，台灣一般均採用 TNM 分法，依據 AJCC (American Joint Committee of Cancer)系統；T 即腫瘤大小、N 即淋巴腺受侵犯轉移 (nodal invasion)、M 即指發生遠端轉移。簡略言之，臨床上病理將乳癌分為零期、I期、II期、III期及IV期。

而台灣女性最常見的乳癌類型，主要有乳管原位癌、乳管侵襲性乳癌、乳小葉原位癌、乳小葉侵襲性乳癌。而令人聞之色變的三陰性乳癌，大約佔乳癌的10% 至 15%。

敏感內容提醒

本醫學紀錄照含有敏感內容
可能令讀者感到不適或不悅

DCIS
Ductal Carcinoma in Situ

原位乳癌中
最常見的乳管原位癌

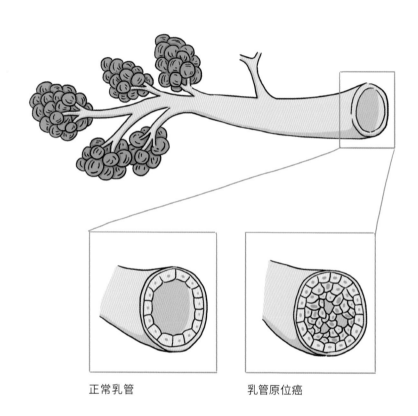

圖 1　　　　　　　正常乳管　　　　　乳管原位癌

乳房最主要結構為乳管、乳小葉及脂肪、結締組織、血管、淋巴管所構成；大部分乳癌源自乳管（約佔 80%），小部分來自乳小葉（約佔 10~15%），極少數乳房惡性腫瘤源自淋巴、血管、脂肪、結締組織。因而乳癌依組織學分類主要分為乳管癌或乳小葉癌；若乳癌細胞局限於乳管內而沒侵犯到乳管旁間質就稱為乳管原位癌（Ductal Carcinoma in Situ；DCIS）[圖1]，反之若已破壞乳管基底膜（basement membrane）侵犯到乳管旁間質組織，則稱侵襲性乳管癌（Invasive Ductal Carcinoma；IDC）。乳小葉癌亦分為乳小葉原位癌（Lobular Carcinoma in Situ；LCIS）及侵襲性乳小葉癌（Invasive Lobular Carcinoma；ILC）。由上我們便知道，所謂原位乳癌，包含了乳管原位癌及乳小葉原位癌，其中尤以乳管原位癌為常見。

Q 什麼是乳管原位癌（Ductal Carcinoma in Situ；DCIS）？

A 惡性乳管細胞在乳管管腔內繁殖增生，是衍生成侵襲性乳癌的前趨病灶。

乳管原位癌是惡性乳管細胞在乳管管腔內繁殖增生[圖2]，它是衍生成侵襲性乳癌[圖3]的前趨病灶，大多數乳管原位癌患者的預後極佳，理論上不會產生生命威脅；但是臨床上極少數會發生遠端轉移導致死亡，原因有因為復發時產生侵襲性乳癌，或因病理未能在首次檢體檢驗時診斷出含有侵襲性乳癌的病灶。在1990年以前乳管原位癌新生案例不多，但之後由於乳房攝影的檢查普遍性及乳癌篩檢活動的推廣，而大為增加乳管原位癌的新診斷個案，至今美國新生乳癌個案中約佔20%是為乳管原位癌。九成以上的乳管原位癌，在臨床上無法觸診察覺，而經由乳房X光攝影發現。在乳管原位癌的外科治療也隨著時間而有所差異，30年前治療上以乳房全切除為主，此術式其局部復發率為1%，而死亡率接近於零，然而對女性外型上卻有極大的衝擊，因此至今有不少個案施行局部腫瘤切除或腫瘤切除後輔以放射線治療。施行乳房全切除術後乳房整形重建，近年來也漸漸蔚為風氣。

乳管原位癌
Ductal Carcinoma in Situ; DCIS

癌細胞仍侷限在乳管內，並未穿出基底膜，
沒有遠端侵襲的能力

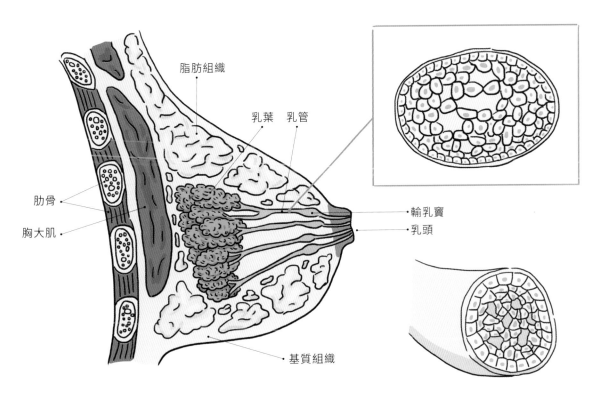

圖2

侵襲性乳管癌
Invasive Ductal Carcinoma; IDC

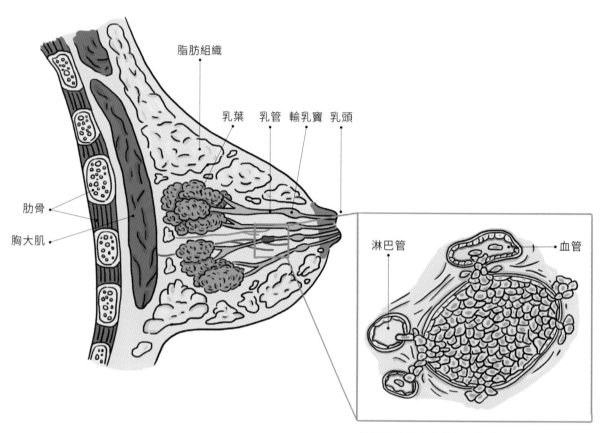

脂肪組織

乳葉　乳管　輸乳竇　乳頭

肋骨

胸大肌

淋巴管　　　　　　　血管

侵襲性乳管癌合併淋巴管或血管侵犯。

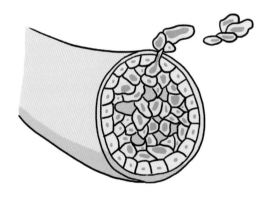

圖 3

F2

Q 乳管原位癌發生率及臨床表徵為何？

A X光攝影乳房有鈣化點、乳頭有不正常分泌物或乳頭濕疹、落屑等。

2004年美國新生乳癌個案中有20%是乳管原位癌。隨著早期就醫及乳房X光攝影的廣泛使用，目前在國內外新生乳癌病例中，原位乳癌發生率有漸漸增加趨勢。臨床上乳管原位癌大多經乳房X光攝影在乳癌篩檢時發現乳房內有惡性鈣化點，或懷疑惡性鈣化點而偵測得知；也有因乳頭不正常分泌物就醫才得知是原位癌導致；當然有時也會因乳房腫瘤接受切片手術，或乳頭皮膚因濕疹、落屑檢查而發現。大部分乳管原位癌患者會演變成侵襲性乳癌[圖1,2]，故宜發現時及早治療，以免延誤病情而發生遠端轉移而危害生命。民國111年國民健康署最新癌症年報顯示，108年台灣新生乳癌個案中，原位癌佔16%，其餘為侵襲性癌。

乳管原位癌
Ductal Carcinoma in Situ; DCIS

侵襲性乳管癌
Invasive Ductal Carcinoma; IDC

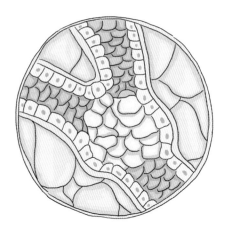

圖1

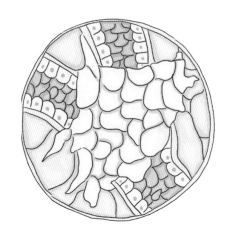

圖2

F3

Ⓠ 乳管原位癌觸摸不出來，該如何早期發現？

Ⓐ 透過乳房X光攝影可以早期發現。

乳管原位癌一般是經由乳房X光攝影發現惡性鈣化點，此鈣化點可能呈現單一小簇狀、不規則形，或多發廣泛分佈；醫師會在乳房X光攝影下，利用針刺定位住懷疑的鈣化點[圖1]，在帶有倒勾細針引導下，再經手術切片取出針刺定位處附近組織[圖2]，繼而送病理化驗而得知原位乳癌，此即所謂「針刺定位切片術」。有時亦可使用立體定位切片 (stereotactic breast biopsy)[圖3]，在立體定位切片儀器的引導下[圖4]，將鈣化點及附近組織取出以化驗良性或惡性。

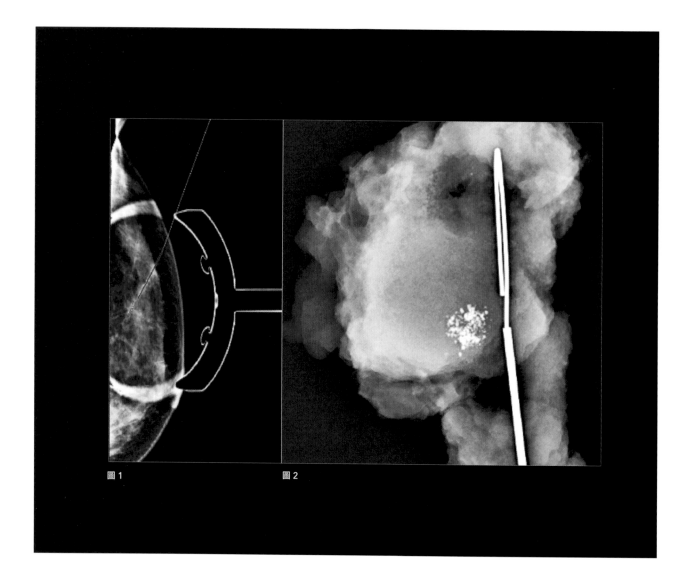

圖1　　圖2

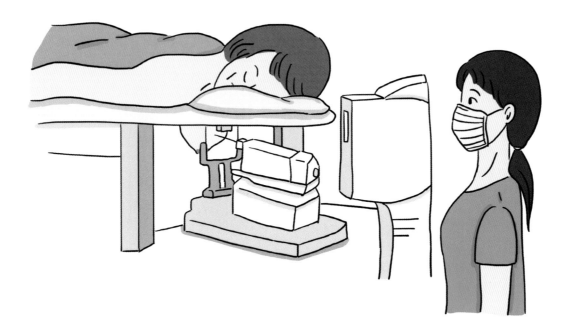

圖 3 │ 在立體定位切片儀器的引導下，將鈣化點及附近組織取出以化驗

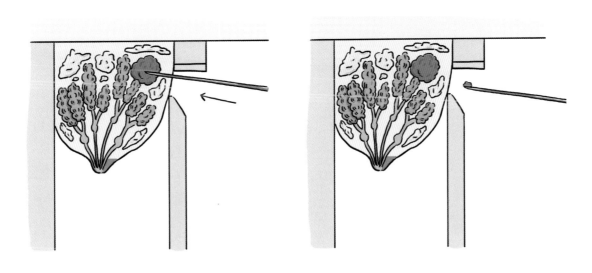

圖 4 │ 立體定位切片（Stereotactic Breast Biopsy）

F4

Q 乳管原位癌預後如何？

A 適當治療，10年存活率約 98~99%。

由 Page 及 Rosen 等研究發表，有關乳管原位癌若不加以治療，則在臨床上發現約 25~35% 的 DCIS 病人在 10~15 年內會發展成侵襲性乳癌，尤其高核惡性度的面皰型乳管原位癌（comedo carcinoma）其發展成侵襲癌比率高於 35%，而且時間上比上述 10~15 年來得更早。患有乳房乳管原位癌，若經由適當治療，其 10 年存活率約 98~99%，幾近痊癒，可見此種零期乳癌預後極佳。

F5

Q 乳管原位癌病理學如何分類？

A 乳突狀、微小乳突狀、篩狀、實心型及面皰型等。

乳管原位癌主要分有乳突狀（papillary）、微小乳突狀（micropapillary）、篩狀（cribriform）、實心型（solid）及面皰型（comedo）等種類；當然常會發現癌腫瘤同時包含多種不同型態的乳管原位癌，比如同時含有篩狀、實心型及面皰型的組成。其中以面皰型原位癌較會有發展成侵襲性乳癌傾向，臨床上行性進展較快，多屬高惡性度核分化，也較會呈現 ER（－）、PR（－）、HER2 陽性及產生腋下淋巴腺轉移；而且較常在乳房攝影下以鈣化點為表現。乳管內乳突狀原位癌（intraductal papillary carcinoma）在病理組織常呈現乳突狀結構，乳突狀腫瘤中間帶有纖維血管核心（fibrovascular cores），臨床上常需與良性乳管內乳突瘤做區分；此種型態原位癌病理診斷上在冰凍化驗或 H&E 染色時都很難與乳管內乳突瘤得到明顯區別，因此常需要進一步利用免疫組織化學染色加以區分。

乳管原位癌在病理學上也有區分為低惡性度、中惡性度，及高惡性度核級數。不同等級核級數會影響手術術式選擇、術後輔助治療（如放射線照射）選項。

F6

Q 乳管原位癌該如何治療？

A 近年傾向僅施行局部腫瘤切除。

目前乳管原位癌治療上並無一致的共識，但根據南加州大學 Dr. Melvin J.Silverstein 等文獻發表及綜合多數學者文獻得知，乳管原位癌治療不外乎 ① 只切除腫瘤 ② 腫瘤切除加上術後放射線治療及荷爾蒙治療 ③ 乳房全切除加施行腋下前哨淋巴腺切片。治療方式的選擇是依 ① 手術切除時腫瘤與切割邊緣安全距離遠近 ② 腫瘤大小、範圍廣泛 ③ 病理組織惡性度 ④ 病患年齡等因素作考量。例如腫瘤小於 1.5 公分，癌病灶處手術切割邊緣距離大於 1 公分以上，加上病理組織為低惡性度核級數、非面皰型組織壞死者（non comedo necrosis），而且年齡大於 60 歲則治療上只要施行腫瘤切除即可，術後不需輔加放射線治療。但對於較大腫瘤（譬如腫瘤大於 4 公分），加上手術切緣太接近癌病灶，年齡小於 40 歲而且病理化驗屬於高惡性度核級數者，則建議施行乳房全切除。至於介於上述兩者條件間者，則可考慮施行腫瘤切除加上放射線治療或考慮加上荷爾蒙療法。放射線治療常用於僅施行腫瘤切除後有局部復發之慮時，可有效降低 50% 局部復發比例，但無法增加長期存活率。因而近年來對於選擇性合適個案常傾向僅施行局部腫瘤切除。

Q 乳管原位癌，接受局部切除手術的安全距離為何？
A 2 mm 手術安全切緣。

至於 DCIS 局部切除手術安全切緣應多少距離才合適？最近美國臨床腫瘤學會（ASCO）、外科腫瘤學會（SSO）和美國放射腫瘤學會（ASTRO）聯合發布了一項新的手術指南，用於診斷為乳管原位癌的婦女。依據已發表的文獻數據進行審查後，目前建議對接受保留手術加上全乳房照射治療的乳管原位癌患者推薦 2 mm 手術切緣，以降低腫瘤復發率。

 Q 腋下淋巴腺轉移率如何？手術是否須施行腋下淋巴腺清除？
A 約 2% 會轉移，多數不需施行腋淋巴腺清除術。

理論上原位癌不會發生腋下淋巴腺轉移，但是如果病理切片未能在首次檢體檢驗時驗出含有侵襲性成分（譬如含有顯微侵襲癌，microinvasion），就有可能在術中或術後發現腋下淋巴腺轉移。文獻上報告約 2% 會有腋下淋巴腺轉移，因而手術時絕大多數不需施行腋淋巴腺切片或傳統腋淋巴腺清除術，但是對臨床上有觸摸到腫大腋下淋巴腺或有懷疑之腋淋巴腺，則仍需施行腋淋巴腺檢查術。由於乳管原位癌極少產生腋下淋巴腺轉移，因此在某些情形下，如高惡性度 DCIS、廣泛惡性鈣化點、腫瘤較大，或病理組織學報告有顯微侵襲的原位乳癌或當進行全乳房切除時，則適宜先利用前哨淋巴腺切片術（sentinel node biopsy）來偵測前哨淋巴腺是否有癌細胞轉移，再決定需不需要進行傳統腋下全區淋巴腺清除手術。

 Q 乳管原位癌手術後是否須輔加荷爾蒙或化學治療？
A 若是乳房全切除術則不須要荷爾蒙治療，但若部分切除且雌激素受體陽性者可考慮進行。

乳管原位癌在施行乳房切除術後，一般不須輔加荷爾蒙治療，也不用化學治療或標靶治療；但若是施行部分乳房切除手術且雌激素受體陽性者，可給予 5 年 Tamoxifen 荷爾蒙治療以降低局部復發率，減低對側乳房發生乳癌機會。至於接受乳房全切除者，術後也可考慮予 5 年 Tamoxifen 或 Arimidex 以降低對側乳房罹癌風險。

Q 乳管原位癌手術後的放射線治療方式？

A 傳統全乳房照射方式已漸漸被取代。

相當多的前瞻型隨機研究結果證實，乳管原位癌在局部手術切除後加上放射線治療能有效的降低50~60%局部復發率。

近來對乳房採用短期低分次照射或加速局部照射，也應用於可否取代傳統全乳房照射方式；因為約60~75%的復發多在原發腫瘤位置附近，於術中將放射線直接釋放於手術局部切除處，不僅能減少對正常組織的照射及對心臟、肺部副作用的傷害，同時也能降低乳管原位癌及早期侵襲性乳癌的復發。在兼顧較少副作用及局部復發率前提下，短期低分次照射或加速局部照射是未來應用選項之一。

文獻回顧了解到並非每一位乳管原位癌患者都值得進行局部切除後加上放射線治療。在2008年NCCN治療準則上，即指出低復發族群的乳管原位癌不需術後的放射線治療，至今2022年NCCN治療準則仍維持此論點。雖然放射線治療能有效的降低50~60%局部復發率，但卻無法達到增加長期存活率，因此臨床上還是須慎選乳管原位癌在局部手術切除後加上放射線治療的合適對象。

由上可知乳管原位癌是零期乳癌，預後極佳，術後不用輔以化學治療。早期發現主要靠乳房X光攝影而偵測出，在新生乳癌案例中其所佔比率快速成長。治療方式隨腫瘤大小、手術切緣距離、病理惡性度及年齡層考量而異。不同治療方法會影響局部復發比率但對長期存活率並無顯著差異，因此術前須與病患討論溝通依個案條件選擇治療策略。乳房切除治療幾可痊癒，但還有高比率患者只施行腫瘤切除即可。

LCIS
Lobular Carcinoma in Situ
預後極好的零期乳癌
乳小葉原位癌

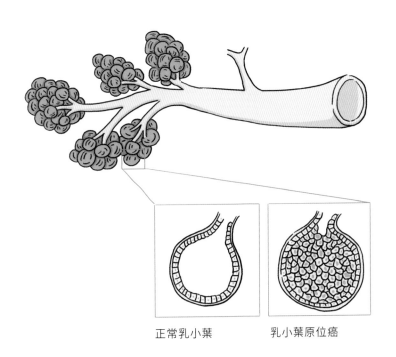

正常乳小葉　　　乳小葉原位癌

圖 1

你知道有不會轉移也不會威脅生命的乳癌嗎？你知道有經適當治療幾乎就痊癒的乳癌嗎？乳管原位癌，就是一種早期發現且預後極好的零期乳癌。而同屬零期乳癌的乳小葉原位癌，也是預後極好的零期乳癌。最近美國癌症聯合委員會 (AJCC) 第八版更新版中更將乳小葉原位癌 (Lobular Carcinoma in Situ；LCIS) 不再歸類於原位乳癌 (pTis)，把乳小葉原位癌視為良性疾病本質而不再歸分於 TNM 癌症分期。

乳癌病理組織學上可區分為原位乳癌及侵襲性乳癌。原位乳癌大多來自乳管，稱為乳管原位癌 (DCIS)，少部分來自乳小葉稱為 乳小葉原位癌 (LCIS) [圖1]；同樣的侵襲性乳癌也大都來自乳管稱為侵襲性乳管癌，少部分來自乳小葉而稱為 侵襲性乳小葉癌 [圖2]。乳小葉原位癌就是乳小葉單位充滿外型一致，不緊密接合的增生小細胞，最常見是為典型乳小葉原位癌；另一種相對少見型態為多樣型乳小葉原位癌 (Pleomorphic Lobular Carcinoma in Situ；PLCIS) 是外型不一致，細胞核較大常合併細胞壞死，鈣化混有乳管、小葉的異樣細胞充滿於乳小葉和腺泡。

侵襲性乳小葉癌
Invasive Lobular Carcinoma

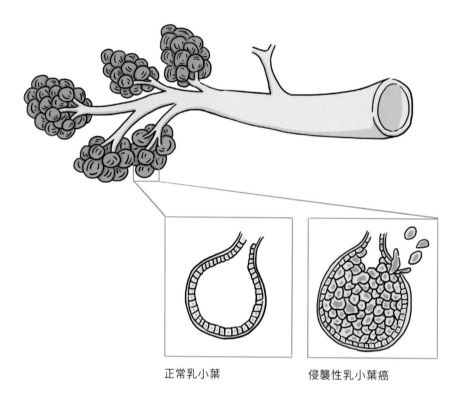

正常乳小葉　　　　　侵襲性乳小葉癌

圖 2

　Q 乳小葉原位癌(Lobular Carcinoma in Situ；LCIS)臨床表徵為何？
A 常是在乳房切片時病理報告意外發現。

1　乳管原位癌九成以上是經由乳房Ｘ光攝影而發現，常以鈣化點為表現(因癌細胞快速成長，乳管中央癌細胞缺乏養分而壞死)，但是乳小葉原位癌(LCIS)很少出現鈣化點，觸診上也較少形成明顯腫塊；通常在乳房超音波、乳房攝影顯像不明顯，所以發現時機往往是在乳房切片時病理報告意外發現（如因纖維腺瘤、不正常乳房攝影切片後得知）。

2　乳小葉原位癌是一種未來雙側乳房會發展成乳癌(含乳管原位癌、侵襲性乳管癌、侵襲性乳小葉癌)的高危險警訊，發生時多呈現多發病灶(約70%)，而且雙側乳房發生(30~70%)，所以在手術治療策略上會考慮雙側乳房同時治療。

3　好發年齡多於停經期前，停經後只約佔10%；長期追蹤後得到乳癌時間往往在獲知LCIS後10~15年甚至20年後，且高於常人罹患乳癌風險(約7~11倍相對風險)。

F12

Q 病理報告遇到乳小葉原位癌該如何應對？

A 乳小葉原位癌可透過粗針切片或是腫瘤切除術而取得癌病變組織，兩者的處理方式如下：

1　粗針穿刺切片發現乳小葉原位癌若是與臨床影像判讀結果一致則乳癌風險低，不需再進一步手術；若粗針切片發現多樣型乳小葉原位癌(PLCIS)或與影像判讀結果不一致，建議進一步接受病灶切除，再次切除時常常會發現有乳管原位癌或侵襲性乳癌，尤其PLCIS更趨向此種結果。但是美國NCCN治療準則建議例行對粗針穿刺切片發現LCIS需再進一步手術，以排除附近組織有癌症可能，顯示粗針穿刺切片發現LCIS處置方式國際間並無一致共識。

2　若為腫瘤切除術(Excisional biopsy)縱使檢體在手術邊界發現有典型LCIS（意味有殘留LCIS細胞）也沒必要再次接受手術；因為它僅是代表一種未來會演變成乳癌的警訊，往往不會在短期內發展成侵襲性乳癌；進一步再次手術其復發比率與無再次接受手術者並無統計學差異。甚至患者接受乳房保留手術，縱使所切除的乳房檢體邊緣病理報告發現有classical LCIS或者非典型乳小葉增生(ALH)，也不需要再次重新施行手術。可是如果在手術邊緣發現有多樣型乳小葉原位癌(PLCIS)，則建議進一步接受局部廣範圍切除（部分乳房切除）以得到檢體乾淨切緣，甚至進行雙側預防性乳房切除；簡易而言，PLCIS手術處理方式視同乳管原位癌(DCIS)就對了（唯一不同處在於DCIS不需雙側預防性乳房切除），但是局部切除且獲得安全距離時是否需進一步放射線治療，則無文獻根據。

F13

Q 乳小葉原位癌治療方式？

A 乳小葉原位癌治療方法的選擇，隨病理型態、家族乳癌遺傳相關史，以及是否帶罹癌基因併考量個人身體狀況、用藥安全性等多方面因素而決定。臨床定期追蹤、荷爾蒙治療或手術治療都可以列為治療選項。

1　**臨床定期追蹤**｜NCCN建議每半年至一年一次由醫師為您執行乳房檢查，每年一次乳房攝影檢查，甚至考慮每年一次乳房核磁共振檢查(MRI[圖1])（但並非例行必要建議），以期早期發現。乳房核磁共振檢查臨床常應用於高危險族群的乳癌篩檢如：家族遺傳型乳癌，帶BRCA1、BRCA2，或TP53基因變異，而對於LCIS利用MRI檢查，文獻並無大量證據支持可得到早期偵測乳癌的目的，反而由於其高敏感度及低特異性會增加不必要切片機會，使病人憂心及增加醫療花費。

2　**荷爾蒙治療**｜ **Ⓐ** 泰莫西芬(Tamoxifen)：約能降低50%未來得乳癌機會，建議使用期為5年，不管是否停經婦女均可使用。副作用為停經症候群如熱潮紅、下體乾澀，亦會增加子宮內膜癌、白內障、下肢或肺部血栓及中風等。**Ⓑ** 雷洛西芬(Raloxifene)：是一種在停經後預防及治療骨質疏鬆的藥物，同時也能降低高危險族群罹患乳癌，應用於雌激素受體ER (+)的乳癌患者。此藥導致子宮內膜癌、血栓、中風風險低於Tamoxifen，預防成效與Tamoxifen雷同（部分文獻認為稍遜）。使用對象僅適用於停經後年齡層，無研究證據顯示使用於停經前年齡層的乳癌預防成效。注意Tamoxifen或Raloxifene不要使用於下列對象：① 下肢靜脈血栓或肺栓塞病史 ② 服用抗凝血劑 ③ 孕婦或餵母乳 ④ 使用口服避孕藥者。

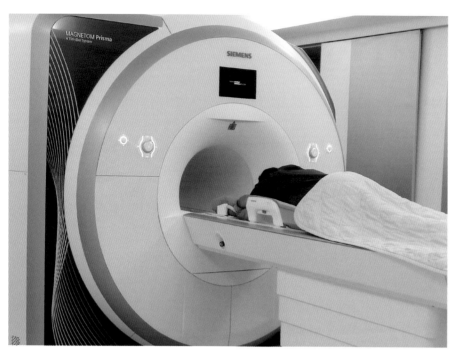

圖 1 ｜ 乳房核磁共振檢查（MRI）

上述兩種藥物，若在服藥期間出現月經不規則、下體出血、小腿腫脹疼痛、呼吸短促、心跳過快等都需要告知您的主治醫師。❸芳香環轉化酶抑制劑：如安美達（Arimidex）、諾曼癌素（Aromasin），使用對象為停經後年齡，副作用主要有骨質疏鬆、骨關節肌肉疼痛、高血脂症及心臟血管病變，由於副作用的關係導致並沒很普遍應用於乳癌的預防。

3　**手術治療**｜包括部分乳房切除或預防性雙側乳房切除（不建議施行單側預防性切除，因為乳小葉原位癌（LCIS）致癌風險雙側雷同）。預防性乳房切除適用對象如 BRCA1/BRCA2 基因變異、具有強烈的家族乳癌遺傳史，至於多樣型乳小葉原位癌（PLCIS）合併侵襲性癌機會較高，更值得考量此建議。

預防性乳房切除方法有三種：
1　**單純性全乳房切除術**｜Simple Mastectomy
　　切除範圍包括乳頭、整個乳房及胸前皮膚但不包含腋下淋巴腺清除術。
2　**乳頭保留全乳房切除術**｜Nipple Sparing Mastectomy
　　切除所有乳腺組織但保留乳頭、胸前皮膚併即時整形重建。
3　**皮膚保留乳房切除手術**｜Skin Sparing Mastectomy
　　手術僅犧牲乳頭、乳暈及乳頭乳暈附近皮膚，不僅將乳腺組織完全切除，同時保留了絕大部分乳房原來皮膚，而得以配合整形重建手術。適用於治療：① 原位乳癌 ② 早期侵襲性乳癌 ③ 高危險族群預防性乳房切除。

Breast Cancer Staging and Prognosis
乳癌分期與預後

乳癌在女性癌症中排名第一，但醫學的進步，大大提升了乳癌的長期存活率。目前乳癌 5 年整體存活率，無論在歐美或台灣都有相當不錯成果，此項令女性鼓舞的成果，除歸功於乳癌早期篩檢的政策外，另外手術的進步、荷爾蒙治療藥物、化學治療藥物及標靶治療藥物的進步也是主因之一。

Ⓠ 乳癌的病理分期方法為何？

Ⓐ 乳癌病理分期一般均採用 TNM 分法，依據 AJCC（American Joint Committee of Cancer）系統；T 即腫瘤大小、N 即淋巴腺受侵犯（nodal invasion）轉移、M 即指發生遠端轉移。簡略言之，臨床上病理將乳癌分為零期、I 期、II 期、III 期及 IV 期。

零期 即原位乳癌，含乳管原位癌（DCIS）及乳小葉原位癌（LCIS）。

I 期 腫瘤小於或等於 2 公分，無淋巴腺轉移或淋巴腺顯微轉移（N1mi）。又細分為 T1a（<0.5公分）、T1b（0.5~1.0公分）、T1c（1.0~2公分）。T1mi 顯微侵犯（microinvasion）意指侵襲癌腫瘤範圍 < 0.1公分，屬於 I 期乳癌。（N1mi）淋巴腺顯微轉移，意指淋巴腺轉移細胞 >200顆或 0.2~2mm 轉移大小。N0(i+) 為淋巴腺轉移細胞 <200顆或 <0.2mm 轉移大小，此情形不視為淋巴腺轉移。

I 期乳癌又分成 IA、IB

IA 腫瘤小於或等於 2 公分，無淋巴腺轉移。

IB 無法偵測到腫瘤（T0），淋巴腺顯微轉移（microinvasion）即 N1mi，及腫瘤小於、等於 2 公分，淋巴腺顯微轉移（N1mi）。

II 期又分成 IIA、IIB

IIA 腫瘤小於 2 公分，淋巴腺有轉移（1~3顆淋巴腺轉移）；或腫瘤介於 2-5 公分，無淋巴腺轉移。

IIB 腫瘤 2-5 公分，淋巴腺有轉移（1~3顆淋巴腺轉移）；或腫瘤大於 5 公分且淋巴腺無轉移。

III期又分成IIIA、IIIB、IIIC

III A ❶ 腫瘤大於5公分，淋巴腺有轉移。

❷ 腫瘤小於5公分但腋下淋巴腺彼此連黏，或腋下淋巴周圍組織發生連黏。

❸ 腫瘤小於5公分，發生 4~9顆淋巴腺轉移

III B 乳癌腫瘤直接侵犯胸壁或乳房皮膚潰瘍[圖1]、橘皮變化[圖2]。

III C 不論腫瘤大小，但發生多於10顆以上淋巴腺轉移，或同側腋下及內乳淋巴腺 (internal mammary node)轉移或鎖骨上、下淋巴腺轉移。

IV期 任何腫瘤大小，但已發生遠端轉移，乳癌易轉移至肺、骨骼、肝臟、少數亦轉移至腦部、腹膜或卵巢、子宮等其他器官。

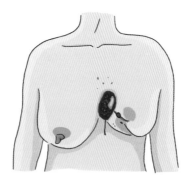

圖1   圖2

乳癌如何分期？

	第 I 期	第 II 期
早期乳癌	腫瘤侷限在乳房(小於2公分)，也是大家熟悉的早期乳癌。	腫瘤擴散到1-3個淋巴腺，腫瘤仍侷限在乳房內(小於5公分)。
晚期乳癌	第III期	第IV期
	腫瘤快擴散到4-9個淋巴腺，或擴散到胸壁或皮膚，這也就是局部嚴重乳癌。	腫瘤擴散到遠端器官，這是所謂的晚期或轉移性乳癌。

Q 病理分期會影響預後評估嗎？要如何看懂病理報告？

A 臨床上乳癌病理分期對預後評估極重要，如零期乳癌5年存活率約98%（台灣）、100%（美國），隨著不同國度結果也不盡相同。歐美Ⅰ期乳癌5年存活率約99%，Ⅱ期乳癌5年存活率約93~95%，Ⅲ期乳癌5年存活率約72~81%，而Ⅳ期5年存活率約22~32%。目前國人乳癌整體5年存活率為88%，稍低於美國整體5年存活率為90%。鑑於國內乳癌篩檢率太低導致乳癌發現多為晚期，因此乳癌整體5年存活率不如美國，顯示台灣婦女應重視乳癌的篩檢，才能有效早期發現、早期治療。其他有關預後評估的重要訊息包括以下八大項：

1 **腫瘤大小**

腫瘤愈小則長期存活率愈高，如<1公分的Ⅰ期乳癌20年的存活率約88%，相對若介於1~2公分同期的乳癌則20年的存活率降至68%。

2 **女性荷爾蒙感受體含雌激素受體（Estrogen Receptor；ER）及黃體激素受體（Progesteron Receptor；PR）狀態**

從取出的乳癌組織中可經病理檢驗出乳癌細胞是否含有雌激素受體或黃體素受體，臨床上即利用分析病理檢驗報告中所呈現的荷爾蒙受體狀態，來決定手術後是否輔予荷爾蒙療法。乳癌組織送驗時此二項目是病理基本檢驗項目，含女性荷爾蒙感受體的乳癌一般病程較溫和，長期存活率較高，細胞分化度較好，對荷爾蒙治療反應佳；而雌激素受體陰性ER（–）的乳癌細胞分裂增生較快，也較易發生內臟轉移，同時對荷爾蒙療效不佳。如雌激素受體陽性ER（+）同時黃體激素受體陽性PR（+）者預後較佳，對荷爾蒙治療也較有效，反之雌激素受體陰性ER（–）及黃體激素受體陰性PR（–）則預後較差，對荷爾蒙治療缺乏療效。

3 **腋窩淋巴腺受侵犯程度**

淋巴腺受侵犯程度乃是所有預後因子中最重要的一項，淋巴腺未轉移者比淋巴腺轉移者有較長存活期，未轉移者10年存活率約70~80%，而且預後也與轉移程度有關，通常區分為1）N0：未受侵犯即零顆淋巴腺轉移2）N1：1~3顆淋巴腺轉移3）N2：4~9顆淋巴腺轉移4）N3：大於10顆以上淋巴腺轉移。若發現4顆以上淋巴腺轉移則屬高危險族群，須積極治療，譬如術後需放射線治療，尤其大於10顆以上（期別ⅢC）的淋巴腺轉移者預後與Ⅲ期乳癌雷同，預後差，其他若呈現鎖骨上下、內乳淋巴腺轉移，預後也較差。

4 **病理組織學型態及級數（Grade）**

在原位乳癌中，若病理組織學型態為篩狀癌（cribriform）、實心型（solid carcinoma）、乳突癌（papillary carcinoma）或微小乳突癌（micropapillary）則預後比面皰癌（comedo carcinoma）好。侵襲癌中若病理組織學型態為乳突癌（papillary carcinoma）、管狀癌（tubular carcinoma）、黏液癌（mucinous carcinoma）、篩狀癌（cribriform）、腺樣水狀癌（adenoid cystic carcinoma）則預後較好，屬於中等預後如髓質癌（medullary carcinoma）、乳小葉癌（lobular carcinoma）、分泌型癌（secretory carcinoma），屬於預後不好者如變異型癌（metaplastic carcinoma）、戒子型癌（signet ring cell）、微小乳突（micropapillary）、發炎性乳癌（inflammatory carcinoma）。病

理級數通常分成Grade I、II、III等三等級，其分法依據腫瘤組織形成管狀（tubule formation）比例，細胞核外形變異多樣（nuclear pleomorphism）及核分裂計量（mitotic count）多寡而區分，例如腫瘤病理組織呈現形成管狀（tubule formation）比例 >75%、細胞核外形一致（uniform nuclei）、少見核分裂（rare mitotic count）則病理級數為Grade I，其預後較佳。如腫瘤病理組織呈現形成管狀（tubule formation）比例 <10 %、細胞核外形變異多樣（nuclear pleomorphism）、顯而易見核分裂（mitotic count）則病理級數為Grade III，其預後差。病理級數Grade II則是腫瘤病理組織呈現介於Grade I與Grade III間的變化，預後上介於Grade I與Grade III之間。

5 **癌細胞對腫瘤周邊組織的侵犯**
若癌細胞對淋巴或血管組織侵犯者較易局部復發且治療效果較差。

6 **手術邊緣狀態**
手術檢體邊緣含癌細胞者容易局部復發，甚至往後較會發生遠端轉移。

7 **病灶多寡（單一或多發），分佈狀態（單一象限或多發象限）**
多發病灶在施行乳房保留手術比較不易得到乾淨手術邊緣，病灶分佈在不同象限（multiple centricity）不能予施行保留手術。

8 **免疫組織化學染色（immunohistochemical stain）或HER2檢驗**
Ki-67代表腫瘤細胞增殖程度，顯示高Ki-67（一般定義 >14% 或 20% 者）預後較差；若是病理檢驗呈現HER2/3＋或是FISH檢驗屬於陽性，則腫瘤不僅對荷爾蒙、化學治療療效差而且也比較會復發及發生遠端轉移。目前對乳癌的治療，通常會先檢測患者的HER2是否為陽性（即過度表現）以決定標靶治療的使用，臨床上對於HER2陽性（HER2/3+ 或 FISH+）者，建議使用賀癌平（Herceptin）、泰嘉錠（Tykerb）、癌疾妥（Perjeta）或賀癌寧（T-DM1）等標靶治療。檢查HER2是否陽性通常將乳癌組織利用病理免疫組織化學染色（Immunohistochemical stain；IHC）或螢光原位雜交檢驗（FISH）。免疫組織化學染色對HER2檢驗結果分有 0、1+、2+、3+，如檢驗結果為HER2/0或HER2/1+即屬於陰性，HER2/3+則屬於陽性，難以斷定屬於陰性或陽性（即介於陰性與陽性間）者則歸類於HER2/2+（equivocal），此類病患建議進一步利用螢光原位雜交檢驗（FISH）或顯色原位雜交檢驗（CISH）加以確認其陰陽屬性。螢光原位雜交檢驗（FISH）或顯色原位雜交檢驗（CISH）在檢查HER2時是一種量化的檢驗法，可以看出HER2基因的套數，比免疫組織化學染色IHC檢驗法更精準，但檢測費用較高，報告結果則分為FISH陰性（FISH−）或FISH陽性（FISH+）；CISH陰性（CISH−）或CISH陽性（CISH+）。

Q 乳癌基因分類分哪幾種？如何進行治療？

A 近年來分子生物科技之進步，乳癌預後方面之研究已從傳統病理之分期與分類，進一步利用基因晶片（DNA Microarray）將腫瘤內多組基因群表現量的差異而訂定乳癌亞型（subtype）。通常根據基因群表現或免疫組織化學檢測，將乳癌分成四種亞型：1.管腔A型（luminal A）2.管腔B型（luminal B）3.HER2過度表現型 4.類基底細胞型（Basal-like）。

1 管腔A型

雌激素受體陽性ER(+)及/或黃體素受體陽性PR(+)、HER2陰性、低Ki-67，此亞型預後較佳，若無多顆淋巴腺轉移時，治療上除了手術之外，可考慮只給予荷爾蒙療法。

2 管腔B型

ER(+)及/或黃體素受體陽性PR(+)，HER2陰性，高Ki-67（管腔B1）。雌激素受體陽性ER(+)及/或黃體素受體陽性PR(+)，HER2陽性，Ki-67呈現任何型態（管腔B2）。此亞型預後較管狀A型差，治療除了手術之外，可給予化學治療加上荷爾蒙治療或標靶治療。

3 HER2過度表現型

雌激素受體陰性ER(−)，黃體素受體陰性PR(−)，而HER2過度表現，約有25%左右的乳癌患者有HER2基因過度表現的現象。常給予化學治療加上抗HER2標靶治療。

4 類基底細胞型

類基底細胞型之基因表現像基底上皮細胞，它的典型表現是HER2陰性，雌激素受體陰性ER(−)、黃體素受體陰性PR(−)所以又叫「三陰性」乳癌，約佔乳癌患者15%。「三陰性」乳癌與「類基底細胞型」基因表現相似，此亞型病人預後差、容易早期轉移。三陰性乳癌有下列特點：(Ⅰ)發病年齡較輕，(Ⅱ)細胞惡性度較高，(Ⅲ)乳房腫瘤較大、容易淋巴腺轉移，(Ⅳ)表現CK5/6或CK17基底細胞標記，帶有BRCA1基因突變者較多，(Ⅴ)遠端轉移之時間較短，發病後死亡率較高，對此亞型治療難度較高，化學藥物是標準治療。

F17

Ⓠ 乳癌危險族群如何分類？

Ⓐ 乳癌預後的評估是參考多項訊息來預測結果，綜合上述的各種病理條件，在瑞士St Gallen 2007年乳癌國際醫學大會中，將乳癌危險族群分為低危險族群、中等危險族群，及高危險族群，以做為乳癌治療方向的參考指標。

1 **低危險族群**｜淋巴腺沒轉移而且須符合下述所有條件

- 腫瘤 ≦2公分
- 病理級數Grade Ⅰ
- 癌細胞對腫瘤周邊組織沒有淋巴、血管侵犯
- ER（＋）及／或PR（＋）且HER2陰性
- 年齡 ≧35歲

2 **中等危險族群**｜淋巴腺沒轉移而且下述條件中至少呈現一項

- 腫瘤＞2公分
- 病理級數Grade Ⅱ－Ⅲ
- 癌細胞對腫瘤周邊組織產生淋巴、血管侵犯
- ER（－）及PR（－）
- HER2陽性
- 淋巴腺轉移1~3顆但HER2陰性
- 年齡＜35歲

3 **高危險族群**

- 淋巴腺轉移1~3顆而且ER（－）及PR（－）
- 淋巴腺轉移1~3顆＋HER2陽性
- 淋巴腺轉移 ≧4顆

TNBC
Triple-Negative Breast Cancer
乳癌殺手中的神祕客
三陰性乳癌大揭密

相信很多人都聽過「三陰性乳癌」(Triple-Negative Breast Cancer；TNBC)，這個讓女性朋友聞之卻步的乳癌，究竟是如何發生的？又該如何治療呢？

F18

Q 什麼是三陰性乳癌？有何臨床特性？

A 癌組織病理化驗結果呈現雌激素受體陰性ER(−)、黃體素受體陰性PR(−)及人類上皮因子接受體第2蛋白陰性HER2(−)的乳癌。

所謂三陰性乳癌(TNBC)即癌組織病理化驗結果呈現雌激素受體陰性ER(−)、黃體素受體陰性PR(−)及人類上皮因子接受體第2蛋白陰性HER2(−)。根據美國臨床腫瘤學會的指南定義ER<1%，PR<1%，HER2/0或HER2/1+是為三陰性乳癌。它在診斷流程、治療上與一般乳癌原則雷同，唯臨床上病理特色、危險性、對化學藥物敏感性等與一般非三陰性乳癌有不同特點。

三陰性乳癌約佔乳癌中15~20%，其中10~20%帶有BRCA基因變異，反之乳癌與遺傳基因相關約佔5~10%，乳癌具BRCA基因變異90%是屬三陰性乳癌(尤其BRCA1)。

三陰性乳癌通常好發於40歲前年齡層，而且發病年齡在40歲前預後比50歲者差。因此建議需確認BRCA變異可能，尤其年齡層在60歲前更要接受BRCA基因檢測。種族上非裔美國人比非非裔美國人有比較高罹患此亞型機會；也有多數大型研究發現停經前年齡層肥胖體型(BMI ≧ 30)會增加得此乳癌的機會。三陰性乳癌有下列特點：(I)發病年齡較輕，(II)細胞惡性度較高，(III)乳房腫瘤較大、容易淋巴腺轉移，(IV)表現CK5/6或CK17基底細胞標記，帶有BRCA1基因突變者較多，(V)遠端轉移之時間較短，發病後死亡率較高，對此亞型治療難度較高，化學藥物是標準治療。

好發轉移處所與非三陰性乳癌不同，非三陰性乳癌轉移處所最常見處依序為骨骼、肝臟、肺部，次之為腦部(約10%)；然而三陰性乳癌轉移處所常見依序為肺部、腦部、肝臟、骨骼(約10%)。

F19

Ⓠ 三陰性乳癌病理表現與預後關係為何？

Ⓐ 三陰性乳癌的主要方法為化學治療，臨床上若在短期內就快速復發，預後極不好，意味著對先前所使用化學藥物產生抗藥性，發生轉移後平均5年存活率不到30%。

在治療上，因為三陰性乳癌既沒有ER、PR也沒有HER2接受體，所以病患對各類荷爾蒙治療藥物是無效的，當然抗HER2的標靶藥物對這種乳癌也不會有效。所以目前治療三陰性乳癌的主要方法為化學治療，而一些新型的標靶治療藥物或是免疫療法則是未來的發展方向，至於手術與放射治療的部分則與其他類型的乳癌大同小異。

在三陰性乳癌中分析其免疫組織化學染色分有類基底細胞型（Basal like），呈現CK5/6陽性、EGFR陽性，此型態之三陰性乳癌，長期存活率比呈現CK5/6陰性、EGFR陰性的非類基底細胞型（Non-Basal like）差。在三陰性乳癌中80%屬於類基底細胞型，約20%屬於非類基底細胞型。不過罹患三陰性乳癌也不是每個人預後都很差，不要過於悲觀，須勇於積極治療。在復發分佈時間點上前3年（尤其1~2年）是三陰性乳癌復發最常見的高峰期，但到了7~8年後三陰性乳癌的復發比率反而比非三陰性乳癌低。在臨床上若在短期內就快速復發的三陰性乳癌預後極不好，意味著對先前所使用化學藥物產生抗藥性，發生轉移後平均5年存活率不到30%。

 F20

Ⓠ 三陰性乳癌的治療方式有哪些？

Ⓐ 可以採取化學治療或口服藥物等方式，詳述如下：

1 **術前輔助性化學治療 | Neoadjuvant chemotherapy**
   術前輔助性化學治療的對象不外乎：① 局部嚴重晚期乳癌（含 stage IIIA、IIIB），② 大於2公分以上且/或淋巴腺轉移的HER2陽性乳癌或三陰性乳癌，③ 原需全切除但想爭取保留手術機會的乳癌。一般三陰性乳癌對化學治療反應較佳，如果術前化學治療反應不明顯則其預後不好，文獻證據顯示，三陰性乳癌患者若是接受術前輔助性化學治療，但看不到病理完全反應（Pathologic complete response, pCR）者，高達1/3病人會在3年內遭受生命威脅，其不良預後可見一斑。三陰性乳癌使用卡鉑（Carboplatin）在術前輔助性化學治療的角色，由於臨床試驗結果顯示不一致的成效且缺乏長期存活率資料分析，因此在目前不建議在術前例行使用卡鉑於三陰性乳癌治療患者身上；但是在化學藥物合併免疫藥物（Pembrolizumab）用於術前輔助性治療的三陰性乳癌身上卻可看到卡鉑佔有一席地位。

2 **化學治療藥物的選擇**
   不管是術前輔助性（Neoadjuvant）或術後輔助性（Adjuvant）化學治療，三陰性乳癌通常對化學治療反應率高於非三陰性乳癌，目前使用的小紅莓類藥物（Doxorubicin、Epirubicin等）及合併紫杉醇類藥物（Taxanes，即Docetaxel及Paclitaxel）的處方，不僅在術前可達到比較高的病理完全反應的機會，術後也是標準的藥物選擇，能進一步改善病患的預後。

對於發生復發轉移的三陰性乳癌會考慮使用鉑金類，如：卡鉑（Carboplatin）或順鉑（Cisplatin）。卡鉑對於 BRAC1/2 基因變異的三陰性乳癌療效反應，優於傳統常用的歐洲紫杉醇（Taxotere），對於不具 BRAC1/2 基因變異的三陰性乳癌在產生復發後，使用卡鉑或者歐洲紫杉醇則療效雷同。

3　術後輔助性口服截瘤達 Xeloda｜Capecitabine

對於術前曾接受輔助性化學治療，而術後乳腺組織殘留浸潤性腫瘤或淋巴腺轉移的三陰性乳癌患者，若在術後輔助治療給予 6~8 療程（每三週為 1 療程）截瘤達（Xeloda）可延長無疾病存活期和整體存活期。

F21

Q 研發有成效的三陰性乳癌新藥及最新臨床試驗有哪些？

A **三陰性乳癌的口服標靶治療藥物最近有新的大突破，免疫藥物加上化學藥物合併使用的臨床試驗也一直進行中。民國 110 年 4 月 7 日，美國 FDA 核准 Trodelvy（sacituzumab govitecan-hziy）用於三線以上無法切除的局部晚期轉移性三陰性乳癌的治療。**

1　口服的 PARP 抑制劑

BRCA 基因變異的三陰性乳癌對於柏金類及 PARP1（Poly ADP-ribose polymerase）抑制劑療效佳。口服的 PARP 抑制劑奧拉帕尼（Olaparib）是最新一大突破的三陰性乳癌口服標靶治療藥物，奧拉帕尼是一種 PARP（多聚 ADP- 核糖聚合酶）抑制劑，可以阻斷參與修復受損 DNA 的酶；通過阻斷這種酶，具有受損 BRCA 基因的癌細胞內之 DNA 就不太可能被修復，因而導致細胞死亡。當轉移性乳癌呈現 HER2 陰性與 BRCA 突變時，口服 PARP 抑製劑奧拉帕尼比對於化療顯著改善了疾病無惡化存活（7.0 個月比對於 4.2 個月）；該藥已被美國食品藥物管理局批准用於 BRCA 突變的晚期卵巢癌及乳癌。此外還有許多 PARP 抑制劑，如：Niraparib，達勝癌（Talazoparib）也在進行臨床試驗中。達勝癌（Talazoparib）也通過美國 FDA 及台灣 FDA 核准，用於治療具生殖細胞 BRCA1/2 突變併 HER2 陰性之局部晚期或轉移性乳癌（當然也含三陰性晚期乳癌）。

2　免疫藥物治療

三陰性乳癌也常合併細胞程式死亡分子 1（Programmed cell Death-1；PD-1）、細胞程式死亡 - 配體 1（Programmed cell Death-Ligand 1；PD-L1）的表現，單用免疫療法藥物 Pembrolizumab（Keynote-12 臨床試驗）顯示有 18.5% 晚期三陰性乳癌有療效，也有將免疫藥物（如 Pembrolizumab、Atezolizumab）加上化學藥物合併使用的臨床試驗來驗證成效。

IMpassion130 是一個多中心、國際性的大型臨床試驗，比較轉移性（或無法手術局部晚期）三陰性乳癌病患給予化學治療藥物合併免疫治療藥物 Atezolizumab，或化學治療藥物合併安慰劑的治療成效。結果顯示，化學治療藥物合併 Atezolizumab 使用，在 PD-L1 陽性族群中，可以顯著降低 38% 的復發風險，而且整體存活期可以從 18 個月提高至 25 個月，達到超過兩年的里程碑，為轉移性三陰性乳癌的治療帶來突破性的發展。

KEYNOTE-522是另一個國際性的大型III期臨床試驗，比較早期三陰性乳癌病患（>2公分或1~2公分有淋巴腺轉移）在術前給予化學治療藥物合併免疫治療藥物Pembrolizumab（Keytruda），或化學治療藥物合併安慰劑，並且術後輔助予9次（每3週1次）免疫治療藥物Pembrolizumab或安慰劑的兩組治療成效。結果顯示，術前8次化學治療（4療程太平洋紫杉醇＋卡鉑及4療程小紅莓＋癌德星）藥物合併Pembrolizumab使用，比對於8次化學治療（4療程太平洋紫杉醇＋卡鉑及4療程小紅莓＋癌德星）可以顯著增加病理完全反映pCR（64.8% vs 51.2%），降低37%的復發風險。為早期三陰性乳癌的治療帶來突破性的發展。由於是免疫治療藥物首先應用於三陰性乳癌在手術前後的突破研究，基於上述結果，2021年7月27日美國FDA批准Pembrolizumab結合化學治療作為高危險早期三陰性乳癌患者於術前輔助治療，並且術後繼續單用Pembrolizumab作為輔助療法。

3   抗體標靶結合藥物

在2017年底美國聖安東尼乳癌研討會（San Antonio Breast Cancer Symposium，SABCS）中更發表對抗Trop-2抗體藥物結合SN-38 payloads（一種化學藥物）的抗體標靶結合新藥Sacituzumab Govitecan，用於曾經接受過≧3線治療的轉移性三陰性乳癌患者，呈現34%的反應率；目前Sacituzumab Govitecan已經於民國110年4月7日，獲得美國FDA核准Trodelvy（sacituzumab govitecan-hziy）用於三線（先前已經接受過兩次系統性治療）以上無法切除的局部晚期轉移性三陰性乳癌的治療。

該藥是第一個標靶Trop-2的抗體藥物複合體（Antibody-Drug Conjugates；ADCs），Trop-2經常在多種類型的上皮腫瘤中表現，三陰性乳癌其中Trop-2高度表現與不良存活和復發相關。此次核准是根據第三期臨床試驗ASCENT的數據支持，其中Trodelvy將三陰性乳癌患者的中位數無惡化存活期從1.7個月顯著延長至4.8個月，疾病惡化或死亡風險降低了57%。另外，Trodelvy將患者的整體存活期中位數從6.9個月延長至11.8個月，死亡風險降低了49%。安全性方面，最常見的不良反應是嗜中性白血球減少症、腹瀉，白血球減少和貧血。

三陰性乳癌基因亞型（TNBC）中也有少部分（國外約11%，台灣人約20%）癌組織表現雄性素受體（Androgen Receptor；AR），利用AR拮抗劑Enzalutamide約8%患者表現療效反應。

Q 什麼是三陰性乳癌基因亞型？

A 三陰性乳癌透過基因檢測方式來分類，就是三陰性乳癌基因亞型。三陰性乳癌是乳癌分子基因亞型分類中，預後不好的亞型。從 2011 年至今，陸續有各種不同基因型態分法。

三陰性乳癌基因亞型，呈現多樣性型態，從 2011 年至今，陸續有各種不同基因型態分法，何種分法不是重點，重要的想利用不同的基因型態給予有效的藥物選擇（標靶治療），例如早期學者將 TNBC 分成：

❶ 基底細胞型 1（Basal-like 1；BL1）

❷ 基底細胞型 2（Basal-like 2；BL2）

❸ 免疫調節型（Immunomodulatory；IM）

❹ 間質型（Mesenchymal；M）

❺ 間質幹細胞型（Mesenchymal stem-like；MSL）

❻ 管腔雄激素受體型（Luminal androgen receptor；LAR）

最近又有學者將之簡化分成：

❶ 基底細胞型（Basal-like）

❷ 免疫增強型（Immune-enriched）

❸ 間質型（Mesenchymal；M）

❹ 管腔雄激素受體型（Luminal androgen receptor；LAR）等四種分型。

三陰性乳癌是乳癌分子基因亞型分類中預後不好的亞型，化學治療是標準治療模式，目前醫界正努力發展更多能有效延長轉移性三陰性乳癌整體存活率的標靶治療，也正積極朝新藥研發、新治療模式來增進對三陰性乳癌的療效。

CASE STORY
FOR BREAST CANCER

2

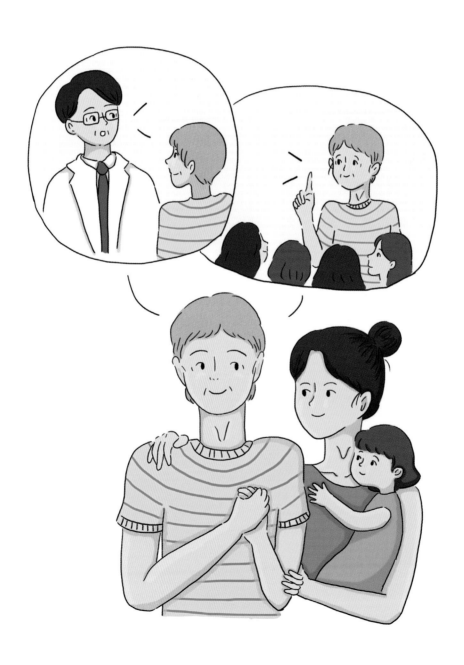

癌友故事 2——瑪莉媽媽

超級乳癌患者
活著就是翻轉生命

1994 年我從美國回台當主治醫師，至今已經 20 多年，看過的病人已經無法細數到底有多少了，但總會有一些案例讓我印象特別深刻。

她們的故事不只激勵著我繼續前行，這些生命故事也同樣影響著不同的病友，或當事人本身，都有深刻的生命翻轉。

從美國進修學習後，剛回到台灣那幾年，我印象最深刻的就是這位中年婦女：她是瑪莉媽媽，瘦瘦小小的身體，確診罹患三期 HER2 陽性乳癌，術前採用雙標靶治療，術後淋巴腺轉移，目前術後 13 年，無局部復發或遠端轉移，當年治療時還登上報紙，因為這在當時是一個不容易的手術。

更特別的是在瑪莉的身體裡有「37 顆淋巴腺的轉移」，這在當年或是現在，都是非常多的數字，那次開刀真的讓我一輩子都難忘，在手術台上感覺腋窩淋巴腺怎麼清都清不完，只能把有懷疑的都清除，拿出所有耐心來打這場硬戰。因此，在手術房我不斷告訴自己，面對手術的耐性和時間，可以讓瑪莉多活幾十年，因此，就算是有點深的淋巴腺我也將她做了乾淨廓清手術，最後病理證實，總計摘除 37 顆轉移淋巴腺。

「37 顆淋巴腺的轉移」，這個數字對大眾來說可能有點距離，但對經常面對手術的醫師來說很有感。在乳癌手術臨床上，只要有 4 顆轉移就是乳癌三期，通常較容易復發，而瑪莉有 37 顆，可以說是高復發族群，在她的身上就像是超級強烈颱風，讓所有人都很擔心。

因此，不管怎麼樣先清乾淨絕對是正確的信念，也是手術台上必須堅持到最後的關鍵，最後在檢體報告後，瑪莉的癌症被判定是三期 C（>10 顆以上淋巴腺轉移），也就是接近四期。

而當瑪莉在癌症報告中做出來的檢驗報告是「HER2 陽性乳癌」，我就覺得有轉移的風險，後續開刀後也證實是侵襲性乳癌。因為這不是早期乳癌，所以在治療方針上，我建議她採用術前雙標靶治療。當時，雙標靶治療才剛問世，經過四個治療週期的紫杉醇化學藥物加上雙標靶治療，確實讓腫瘤縮小也改善淋巴腺轉移狀態。開刀時進行改良型乳房根治切除術，手術後再加上化療、標靶、放射線治療。成功的手術、妥善的應用化學加上雙標靶治療，及後續的放射線治療，並配合醫生的治療計畫及定期的門診追蹤，至今已 13 年，她無任何局部復發或遠端轉移的事件發生。

所謂改良型根治切除術就是乳房全切，腋窩淋巴腺廓清，也是現在常見的切除方式，而迄今傳統型乳房切除已經被捨棄，因為傳統型的治療方式讓很多人卻步，而不願意接受那麼大副作用的手術。而所謂傳統型，就是胸大肌、胸小肌犧牲掉，剩下肋骨，切到底了，連肌肉都切掉！1894 年傳統的根治型開始發表訴求，把胸肌拿掉，1948 年醫學界開始知道，不用讓病人犧牲那麼大，治療成果也不差，大家普遍同意把胸大肌留下來，當時英國醫師開始倡導改良型，而台灣一直都走得很前面，也跟著世界同步進步，逐漸揚棄傳統型過度傷害的方式。

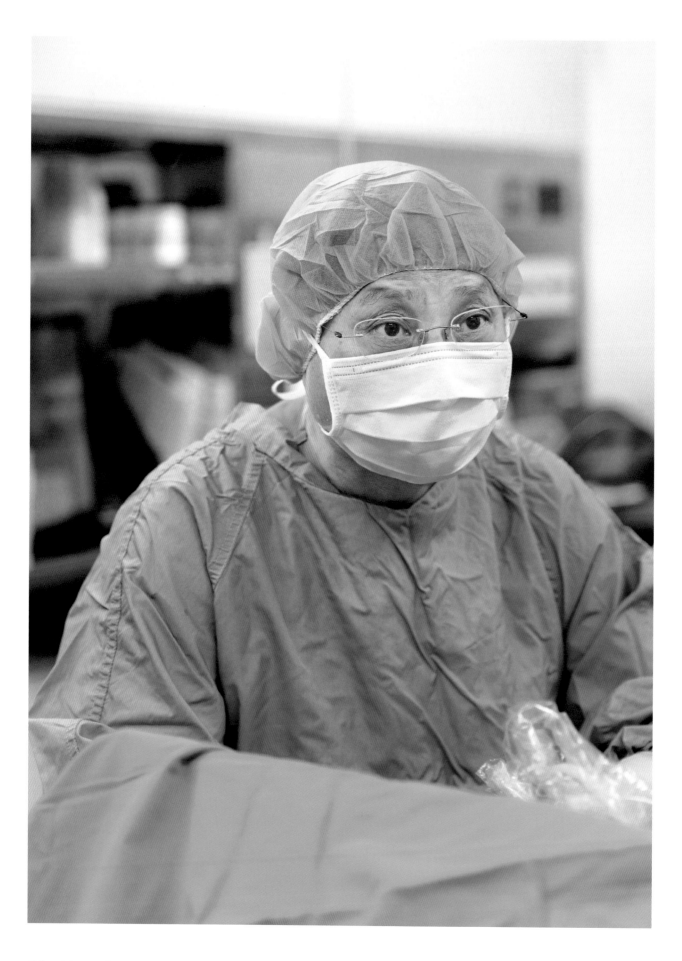

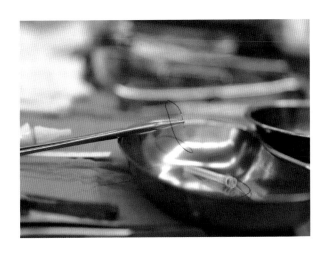

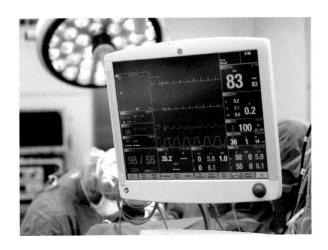

1985 年後，世界開始流行「乳房保留手術」，所謂乳房保留就是拿掉癌塊組織還有周圍正常組織，同時保留乳房外型及乳頭、皮膚，這個概念也獲得醫學界普遍認同，因為當乳房外型都毀掉犧牲，在研究上顯示對比乳房保留手術沒有更好存活率，只有更大的「心理」副作用，所以乳房保留手術很快就取代過去的乳房全切除術，成為全球共識。

一開始瑪莉聽到「37 顆」也很驚嚇，她總想著別的癌友 4 顆轉移（三期乳癌）已經很多，而她 37 顆遠高於一般數字的 9 倍之多。但她沒有那麼多時間沮喪，瑪莉除了開刀、治療方針都採用最新的方式外，後續療程結束後，她盡力過生活，她要把從醫生手中撿回來的命，用自己的方式去傳遞正規治療的重要性。

瑪莉在術後康復後，不只積極面對抗癌，也把自己的故事告訴周遭的人，要罹癌患者相信醫生，相信自己，也同時報名擔任基金會志工，在知名的乳癌公益團體推廣治療，本來還對人生有點怨念的她，在擔任志工期間，遇到許多一起歷經抗癌的人，當然也看到許多生命消逝，這些都很觸動她。

瑪莉在這段過程中，才明白原來自己的癌症病情如此嚴重，竟然還能活下來，於是愈活愈感恩，愈活愈想要把自己的故事告訴那些正在為疾病沮喪的人們，她把自己當作見證，只要是我的演講她都會參加，可以

說是超級鐵粉，甚至在演講結束後，她在會場上也常常願意舉手分享，她說，「杜醫師的見證者，女主角就是我，我還活在世上。」而我也都會邀請現場聽眾為幸運重生的瑪莉鼓掌。

因為瑪莉罹癌，她的女兒，也在媽媽建議下，來到我的診間追蹤。她對我說，「媽媽一開始不太能接受自己的狀態，但開始去當志工後，這些年愈來愈開朗，也很感恩生命，對自己活下來覺得感恩，這是不可思議的治療奇蹟。」瑪莉的女兒說，她的媽媽當時只期待能看她結婚就心滿意足，「沒想到我現在已經結婚生子，她還能看到孫女，感激您讓我們一家人可以一直在一起。」

瑪莉的故事打動無數人，包括我本人也都是瑪莉奮鬥精神的超級粉絲，因為看見一個生命的蛻變，還有原來淋巴腺轉移不是絕對的生命仲裁者，自己才是翻轉生命的關鍵，這些年瑪莉跟她的女兒持續回診，我看著她們面對疾病的成長，也看見生命因為轉念還有行動而變得不一樣。

那個嬌小身軀的瑪莉，既是志工團隊裡的超級抗癌鬥士瑪莉媽媽，她同時也是女兒的生命表率，一家人都支持志工活動，也推廣乳癌治療，最好的見證就是她用活著的生命去見證，自己如何改寫命運，讓更多人願意相信，自己也可以像瑪莉這樣展現生命的韌性。

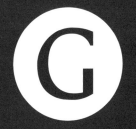

TWELVE MYTHS OF BREAST CANCER

乳癌的十二個迷思

乳癌目前為女性癌症發生率的第一名。雖然發生率高，不過只要及早發現，
預後狀況大多很好。其實無論是懷孕或是未懷孕的女性，皆可能罹患乳癌。
然而很多人對於乳癌的許多相關問題都一知半解，甚至有許多疑惑迷思，
醫師經常被詢問的十二個問題，在此一一為大家解答。

敏感內容提醒

本醫學紀錄照含有敏感內容
可能令讀者感到不適或不悅

G1

Ⓠ 我飲食、生活作息正常，家族也沒人罹患乳癌，怎麼會得到乳癌？

Ⓐ 不良的生活習慣是癌症的禍因，但僅佔癌症死因的 30%，還有很多危險因子，都會導致罹癌；即使沒有乳癌家族史，也可能會罹患乳癌。

世界衛生組織指出，菸、酒、不健康飲食、缺乏身體活動及肥胖等主要危險因子，佔癌症死因的 30%。癌症的發生，不良生活習慣是禍因，除前述危險因子外，其他如老化、性別、基因、感染（如B、C肝炎病毒、人類乳突病毒等）、環境因素（如空氣污染、職業暴露、環境荷爾蒙）也都是導致癌症發生的危險因子。可見罹癌因素跟飲食、生活作息習慣及致癌環境等相關，盡量避免暴露在上述危險因子，可免癌症（含乳癌）上身找麻煩。

即使沒有乳癌家族史，也可能會罹患乳癌。根據統計，大約僅有 5% 至 10% 的乳癌患者有乳癌家族史。此外，大約有高達 75% 的乳癌患者沒有明顯的罹患乳癌危險因子，卻仍然罹患乳癌。

 G2

Ⓠ 我沒有任何症狀怎麼可能得了乳癌？

Ⓐ 早期乳癌大部分都不會有任何症狀或不舒服，尤其零期乳癌（即原位癌）臨床上常常無任何症狀。

零期乳癌（即原位癌）常常無任何症狀，但會以異樣微小鈣化點為表現，在施行乳癌篩檢接受乳房X光攝影時意外早期發現；等到發現乳房或腋下有明顯硬塊或腫瘤、乳房變形、乳房皮膚有潰瘍或橘皮狀變化時，大多已不是早期乳癌。甚至臨床症狀因骨頭轉移呈現骨頭疼、肺部轉移呈現呼吸困難、肝臟轉移呈現肝機能衰竭、腦部轉移呈現頭痛，神智昏迷時已經是四期乳癌而無法根治痊癒。

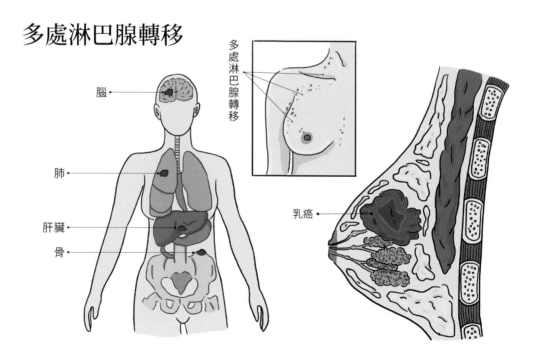

多處淋巴腺轉移

Q 胸部大的人容易罹患乳癌嗎？隆乳的人會比較容易罹患乳癌嗎？

A 胸部大小與是否容易罹患乳癌無關係；隆乳也不會使乳癌的發生率提升。

胸部大小與是否容易罹患乳癌無關，不過從流行病學統計得知，肥胖者較易罹患乳癌。尤其是停經後迅速發福者，更是罹患乳癌的危險族群。隆乳、矽膠注射並不會使乳癌的發生率提升，但是會影響檢查結果的準確度，有可能會使乳房攝影和超音波的檢查結果不準確，必須進一步的使用核磁共振（MRI）來檢查。

Q 乳頭凹陷，會是乳癌嗎？

A 乳頭凹陷可能是一個危險警訊，尤其是單側乳頭凹陷。不過並非乳頭凹陷都是乳癌造成，也有可能是正常現象，不用過於緊張。從以下方式有助於初步判斷乳頭凹陷是否具有癌性可能：

如果是天生的乳頭凹陷，在青春期時就會發現乳頭凹陷，有時可發生在雙側，乳頭可以輕易拉回原位；至於乳癌的乳頭凹陷則是在乳房完整發育後才出現，乳癌有時候會造成乳房組織結構變形（乳頭下的病灶腫塊，可能會使乳頭凹陷、並且不容易拉出），大多發生於單側乳房，雙側乳房同時罹患乳癌的機率較低。尤其如果在凹陷的乳頭下方摸到硬塊更要小心。

另外如果雙側乳房相同部位皆有對稱的硬塊組織，該組織為乳癌病灶的機率則比較低，因為乳癌大多發生於單側乳房。

Q 乳房腫痛，可能是乳癌嗎？

A 乳房腫痛在大多數情況下都不是乳癌。儘管多數會痛的情形都不是乳癌，不過也不能掉以輕心。雖然九成乳癌不會痛，卻仍有一成的乳癌會使患者感到疼痛。

乳房腫痛或突然的刺痛，大多是因為雌激素與黃體素對於乳腺體所產生的反應，通常都是纖維囊腫，發生位置以乳房外側上方較多，因為此處的乳腺體分佈較廣泛。纖維囊腫所引起的疼痛，大部分發生於月經前幾天，少部分則是任何時間點皆有可能。

儘管多數會痛的情形都不是乳癌，不過也不能掉以輕心。雖然九成乳癌不會痛，卻仍有一成的乳癌會使患者感到疼痛。乳癌的疼痛表現方式，通常為「同一位置」定點持續疼痛，頻率會愈來愈頻繁；會變換位置的疼痛大多並非乳癌所致。乳腺炎會導致乳房疼痛但大多是良性，不會導致罹癌率上升。但是要小心「反覆發作的乳腺炎」，因為乳癌可能會導致乳房組織部分壞死，繼而造成續發性感染，因此如果乳腺炎發作次數相當頻繁，則不能完全排除乳癌的可能，建議需進一步檢查是否有其他問題。

Q 孕期罹患乳癌，治療會較困難嗎？還能繼續妊娠嗎？

A 孕婦也可能罹患乳癌，雖然罹癌率不會比一般女性高或低，但是治療的複雜度卻會比較高，因為考慮到胎兒的安全性，許多藥物與治療方式都必須斟酌使用。

一般來說，第一孕期不適合採藥物治療，因為懷孕初期藥物對胎兒的影響比較大，尤其是化療藥物。如果懷孕初期必須接受化療，必須中止妊娠；至於第二孕期或第三孕期，目前文獻資料並沒有強烈證據顯示化療會導致畸胎，也許可以繼續妊娠，應與您的主治醫師討論是否可以繼續妊娠，第二、第三孕期比較需要由個案來分別判定。雖然整個孕期都不建議接受化療，不過如果醫師判斷有其必要性時，仍要權衡輕重利弊。另外妊娠期間不建議接受乳癌荷爾蒙藥物治療或標靶治療，因為會有畸胎顧慮。

Q 得了乳癌一定得切除乳房？

A 現今由於手術觀念的改變，手術儀器、技巧的進步，早期乳癌的外科治療方式由傳統犧牲乳房的改良型根除術或單純性乳房全切除，而轉為選擇保有乳房外觀的「乳房保留手術」。

美國自1985年因醫學中心陸續發表早期乳癌病人接受乳房保留手術後，其長期存活率與接受乳房切除術並無差別，因而大大提升了應用此保住乳房外型的術式來治療早期乳療。目前約有60~70%的早期乳癌，適合施行保住乳房外形的乳房部分切除手術。縱使不得已必須切除乳房時，除了常使用單純性全乳房切除外，也有機會選擇皮膚保留乳房切除手術，或乳頭乳暈保留乳房全切除手術後給予整形重建，如此就有機會揮別乳房切除夢魘。所以得了乳癌並不等於失掉乳房，況且加上新研發藥物的使用，已經使乳癌5年存活率高達近90%，大大保住了健康。

Q 早期發現乳癌一定需要利用昂貴檢查儀器？

A 早期乳癌的發現不須仰賴電腦斷層掃描(CT)或正子掃描攝影(PET)，此造價高昂儀器，反而會讓人暴露在高輻射線環境中。

早期乳癌的發現不須仰賴電腦斷層掃描(CT)或正子掃描攝影(PET)，利用乳房超音波檢查搭配乳房攝影檢查，即有機會發現九成以上的乳癌；對於觸摸得到的腫瘤，乳房超音波是用來判別乳房腫瘤是良性或惡性最好的檢查方法，不僅可看出腫瘤的內容物，確認是實心腫瘤或水瘤，同時也可以看出腫瘤邊緣形狀以及大小、位置和多寡。它是40歲以前年輕女性檢查乳癌的有效方法；因為年輕的女性乳腺比較緻密，非常適合利用乳房超音波來檢查乳房疾病。

Q 乳癌診斷一定要做切片嗎？

A 乳癌診斷可從病史、觸診、乳房超音波、乳房X光攝影，甚至乳房核磁共振影像學檢查等輔助診斷，但上述檢查僅供參考，確立診斷必須仰賴手術切片檢查病理結果方為依據。

手術切片檢查分有粗針穿刺切片 (core needle biopsy) 及傳統切片手術 (open biopsy)；粗針穿刺切片術皮膚沒有傷痕，但是傳統切片手術皮膚會有傷痕。切片檢查在局部麻醉下直接 (或在超音波、乳房X光攝影、核磁共振等影像引導下) 對懷疑病灶取出組織，進行病理化驗。經觸診或超音波、乳房攝影及其他影像檢查為高度懷疑惡性腫瘤時，必須利用切片手術 (粗針穿刺切片、傳統切片或真空輔助微創手術) 對組織取樣檢驗，達到確定診斷的目標。

一般民眾往往對切片檢查迷思在於「腫瘤細胞一旦受到切割會造成遠端轉移」，殊不知這觀念是不正確的，絕大部分器官的惡性腫瘤，多得經由組織取樣再經病理化驗才會得到確診 (除非組織因位置無法取樣或取樣有極高度風險才會用影像學診斷)；縱使確診為惡性乳癌，也不至於在短短幾天內，就會造成遠端轉移。

乳癌除了局部侵犯乳房組織外，更可能轉移到遠端組織，如：肺、骨骼、肝臟、腦等器官，而危害生命安全。乳癌一旦經病理確立診斷後，進一步檢查項目則依病人期別、病理切片結果及臨床上轉移的懷疑度而異；常規檢查包括胸部X光 (懷疑是否有肺部轉移)、血液檢查 (若貧血則懷疑有骨髓受侵犯)。骨骼掃描則當病人臨床上懷疑因轉移導致骨骼疼痛或血液檢查有異常 (如：貧血或鹼性磷酸酶上升) 或非早期乳癌患者才檢查。而電腦斷層檢查是當症狀或期別上懷疑有遠端轉移顧慮時而施行。

對大部分早期乳癌 (0、I、II期) 並不需要電腦斷層檢查。腹部超音波則當有懷疑肝臟轉移 (如：GOT、GPT、Bilirubin、Alk-p 的上升) 或卵巢轉移而檢查。核磁共振造影檢查是特別對腦部、脊髓或某些特定骨骼轉移之慮而施行。血中 CEA、CA153 的上升則懷疑有遠端轉移之慮。正子掃描攝影 (PET) 利用腫瘤細胞和正常細胞葡萄糖同位素之代謝差異來尋找腫瘤的位置，可區分良性或惡性病灶；但其對早期乳癌的偵測準確性並不高，臨床上多應用於懷疑乳癌轉移時，利用正子攝影進行全身性的掃描，尋找轉移的病灶，尤其當血中 CEA、CA153 異常上升懷疑有遠端轉移，但是傳統影像 (如乳房超音波、乳房攝影、骨骼掃描) 卻無法確定、偵測何處是轉移病灶時，正子掃描攝影可提供有效的影像資訊來幫助轉移病灶的定位。上述檢驗有助於醫師做治療的決定，但並非每一個病人均須接受一致性的檢查項目。

G10

(Q) 什麼年齡需要開始進行乳癌篩檢及乳房檢查？

(A) 20歲以上的女性，如果沒有特殊的症狀，每2年找專科醫師作一次乳房檢查即可，40~69歲是乳癌的好發年齡，所以這個年紀的女性最好每年作一次乳房檢查。

目前國健署提供45~69歲年齡女性每兩年進行一次免費乳房攝影篩檢檢查，家族一、二等親有乳癌成員者可提早到40歲開始接受免費乳房攝影檢查。因為國健署提供45歲以上女性免費乳房攝影篩檢檢查，讓很多民眾誤解為45歲前不需要進行任何乳房檢查，往往等到自己乳房產生很明顯臨床症狀時才想到要檢查乳房，而錯失早期治療時機。

其實女性在乳房完全發育之後，就常見乳房問題；年輕女性比較常見的是良性纖維腺瘤、纖維囊腫變化，但惡性腫瘤較少，25歲以上的女性產生乳癌的可能性就慢慢增加。一般來說，20歲以上的女性，如果沒有特殊的症狀，每1~2年找專科醫師作一次乳房檢查即可，40~69歲是乳癌的好發年齡，所以這個年紀的女性最好每年作一次乳房檢查。平時也要多注意，在每月的月經結束後1至2天，此時乳房較軟，檢查時比較不會痛，這個時候檢查會比較準確；停經後的女性，則是每個月固定一天做自我檢查，如果有發現任何不對勁，或是察覺到以前所沒有的乳房變化，就需要找專科醫師做檢查，看是否有任何異樣。

雖然乳癌常常以乳房硬塊為表現，但有時也不一定摸得到，所以平時也需注意是否有乳房皮膚問題、留意乳頭是否有異樣顏色或出血分泌物、乳頭皮膚是否有濕疹、落屑，因為乳頭有異常分泌物或是皮膚變化也是乳癌的症狀之一。其實乳癌的產生絕不是短期形成的，當乳癌長到1公分以上，可以經由觸診或是其他症狀發現時，通常已經存在體內好幾年了，只是之前不知道而已。因而乳癌的治療，除了手術治療外也常在術後輔以化學治療，來殺死全身中可能的微小轉移病灶。雖然在台灣乳癌好發於40~69歲的年紀，但也不是說69歲以上就不會罹患，只要是女性朋友，就應該有危機意識，注意自己的身體，定期做檢查。

G11

(Q) 如何及早發現乳癌？

(A) 以往許多文章都會建議在家洗完澡可以順便自我檢查，摸摸看胸部是否有硬塊，如有疑慮再去醫院檢測，不過近年來醫學界其實已經不建議居家自我檢查。

因為乳癌的判斷還是要仰賴醫師的專業，自我檢查經常會錯誤解讀，也可能因為自己沒有摸到硬塊，反而因此輕忽；再者，能夠自己檢查到的硬塊，通常都已經是具轉移能力的侵襲性乳癌了，也失去早期篩檢的意義。建議20、30歲以上的女性，每1~2年可以去醫院由專科醫師進行檢查，40歲以上建議每年檢查。由醫師決定觸診或由其他影像診斷方式著手，再隨著臨床資料，醫師會決定是否要做進一步檢查。

Q 如何預防罹患乳癌？

A 雖然很難預防癌症，不過日常生活中可以盡量避免相關危險因子：

1. **根據研究顯示，塑化劑會提升乳癌的罹患率**｜因此建議減少使用塑膠袋、塑膠餐具的使用，尤其盡量別用塑膠袋包熱湯，以免溶出太多塑化劑。台灣人對塑化劑的接觸普遍比歐美高，建議盡量以提鍋、耐熱保鮮盒等安全容器來取代不耐熱塑膠袋或一次性餐具、容器。

2. **盡量少用含 DDT 殺蟲劑**｜如果真的要用，建議戴口罩。

3. **根據國外研究指出，長期而且頻繁地食用脂肪含量高的食物，可能會使乳癌的罹患率提升**｜脂肪含量高的食物，例如：全脂牛乳、奶油、起司、乳酪、脂肪含量高的牛排（紅肉的脂肪含量通常比較高）。建議少吃脂肪含量高的食物，例如：以低脂牛乳取代全脂牛乳。長期飲酒，也比較容易罹患乳癌；如果曾經罹患乳癌後來康復，長期飲酒容易導致乳癌復發，而且復發後死亡率較高。

4. **多吃顏色鮮豔的各色抗氧化蔬果**｜例如：花椰菜、菠菜、韭菜、番茄、茄子、南瓜、小黃瓜、牛蒡、櫻桃、草莓、藍莓、蔓越莓……等。

5. **少吃油炸食物**｜多運動，避免肥胖。過於肥胖者罹患乳癌的機率會提升。

6. **少服用非必要的女性荷爾蒙藥物。**

7. **避免暴露於非必要的輻射線中**｜例如：年紀太輕、又沒家族史，如果非醫師指示，不用特地去做乳房攝影。

8. **過去曾有研究指出，經常過夜生活的人，罹患乳癌的機率比較高**｜雖然這部分目前沒有充分證據強烈顯示乳癌與夜生活之間的關聯性，仍鼓勵保有正常生活作息，盡量少熬夜。

9. **最新醫學報導甚至指出肥胖者會增加乳癌復發率、死亡率及每天攝取 > 6 公克酒精也會增加乳癌復發、死亡率**｜以上罹患乳癌之危險性相對較一般人稍高，不過由於仍有約 75% 的乳癌患者是沒有相關的危險因子，因此呼籲一般婦女仍應注意乳房健康的重要性。

總之飲食、作息方面建議多攝取含纖維綠色蔬菜、水果、穀糧，避免偏食高脂肪食物，而且鼓勵餵母奶、多運動、少酗酒、減少體重肥胖；太年輕的乳腺宜避免不必要的放射線照射，切記除非必要，否則勿長期使用女性荷爾蒙！臨床上也可使用泰莫西芬（Tamoxifen）、雷洛西芬（Raloxifene）藥物來有效的預防乳癌，尤其用於高危險發生乳癌族群身上。

CASE STORY
FOR BREAST CANCER

3

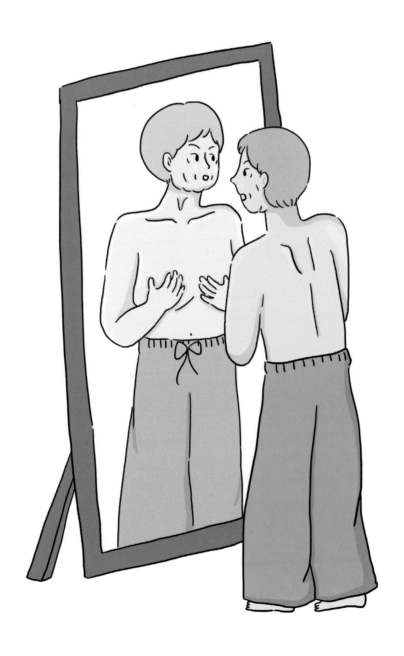

癌友故事 3──糖尿病患關玲

時時覺察身體狀態
成為自己身體的專家

長年養生，對身體非常照顧的關玲，就算已經 67 歲，還保有一顆年輕的心，回想起大約在 7 年前開始，身體右上臂出現淋巴水腫，讓她很困擾，求助許多醫院，每一個家醫科醫生都說觀察，但腫脹一直持續甚至慢慢加劇，讓她好煩惱，在沒有立即危險下，四處求醫，這樣的狀態一年了，後來在朋友建議下，才從宜蘭北上尋著介紹到我的診間求助。

關玲她是糖尿病患者，當初在家庭醫學科接受糖尿病檢查時，因為右上臂腫脹，醫師懷疑是風濕疾病引起之症狀，所以建議她轉風濕免疫科就醫。她先後就診風濕免疫科 2 次，並進行了手臂 X 光檢查，都未發現異狀，於是給予抗發炎藥物服用，但仍未見療效；之後手臂腫脹不但沒消失還逐漸明顯。

數月後，她聽聞某位病患大腿腫脹，最後檢查卻是罹患子宮頸癌，才意識到自己病症可能不單純；仔細觸摸自己的身體後，她在脖子右側鎖骨附近及右腋下摸到腫塊。第 3 次再回風濕科門診時，她主動告知自覺腋下腫塊症狀，接著轉入血液腫瘤科進一步診察；經電腦斷層檢查後，影像中右腋下、鎖骨附近有明顯腫大淋巴腺，所以立即採取進一步檢查。

關玲就這樣轉到我的門診，經診查後，確認為原發乳癌影響到腋下淋巴循環才導致右上臂腫脹，屬於局部嚴重性乳癌，於是先由血液腫瘤科醫師為她施予歐洲紫杉醇

（Taxotere）合併賀癌平（Herceptin）標靶治療，經術前輔助性化學加標靶治療後，乳房腫塊已觸摸不到，右腋下、鎖骨附近淋巴腺腫也已消失；於是再為病患進行右乳房切除手術，術後原先腫脹的上臂已逐漸消退，至今已完全恢復，無復發或轉移。

這個案例是病患的高度警覺救了自己！關玲自己摸到身體觸感，總覺得不太對，所以主動求醫，我認為，病人的自我覺察很重要。當時 60 歲的關玲從宜蘭四處問人，問到了台北，也有遠從高雄，搜集醫生名字去擲筊問神而來。

經歷多年的醫療服務，我發現很多病人求助偏方，常見是氣功療法、中草藥療法，或是搬到山上就遠離病毒、癌細胞的概念，用餓死的方式想要餓死癌細胞，或是不吃糖等民間流傳的方式，反而因為錯誤嘗試，延宕治療。在此呼籲，尊重醫療專業，為自己健康把關，很多罹癌決定吃中藥治療的，後續再回診的人幾乎都失掉痊癒機會，「診斷、治療乳癌要遵從科學不要找非科學」。其實患者只要好好保養身體，就可以在正規治療後，根除病灶。

關玲是原發乳癌，表現在上臂淋巴水腫，接受手術切除乳房，後續採用化療、荷爾蒙治療，7 年追蹤後，目前無復發、轉移，病人對治療很滿意。其實，像關玲這樣的病人也真不多，她算是很機靈的病人了，經歷了這麼

96-10-11 (W10)

$T_1 M_0 N_2$

* ① Delicate operation.

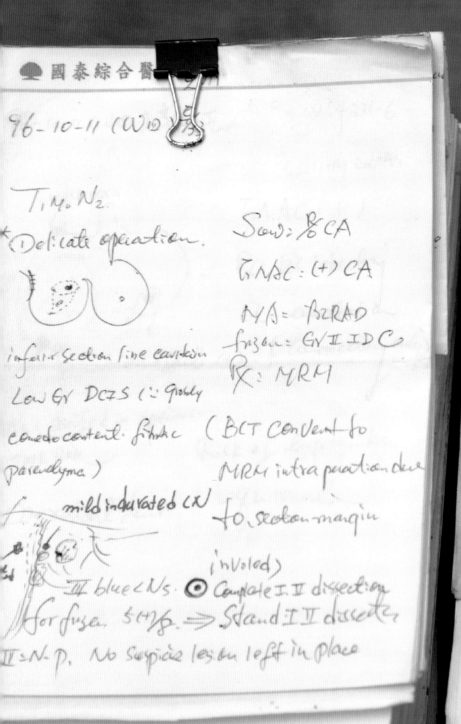

infaior section line eavision

Low Gr DCIS (∵ grossly

comedo content. fibvotic

parenchyma)

mild indurated LN

Ⅲ blue LNs. ⊙ Complete Ⅰ.Ⅱ dissection

for frozen S(+)/8. ⇒ Stand Ⅱ dissection

Ⅱ = N.P. No suspicie lesion left in place

Sono: % CA

ENDC: (+) CA

MA = B₂RAD

frozen = Gr Ⅱ IDC

RX: MRM

(BCT convert to

MRM intra peration due

to section margin

involed)

101-5-1 (W2)

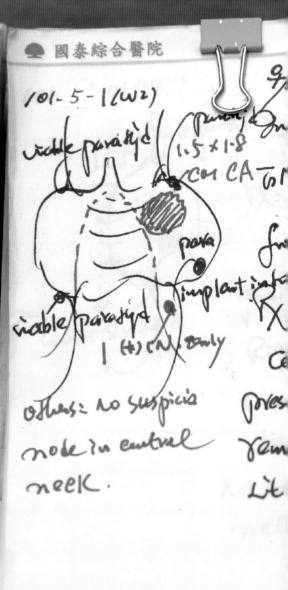

viable parathyd

viable parathyd

(+) LN1 only

others: No suspicia

node in central

neck.

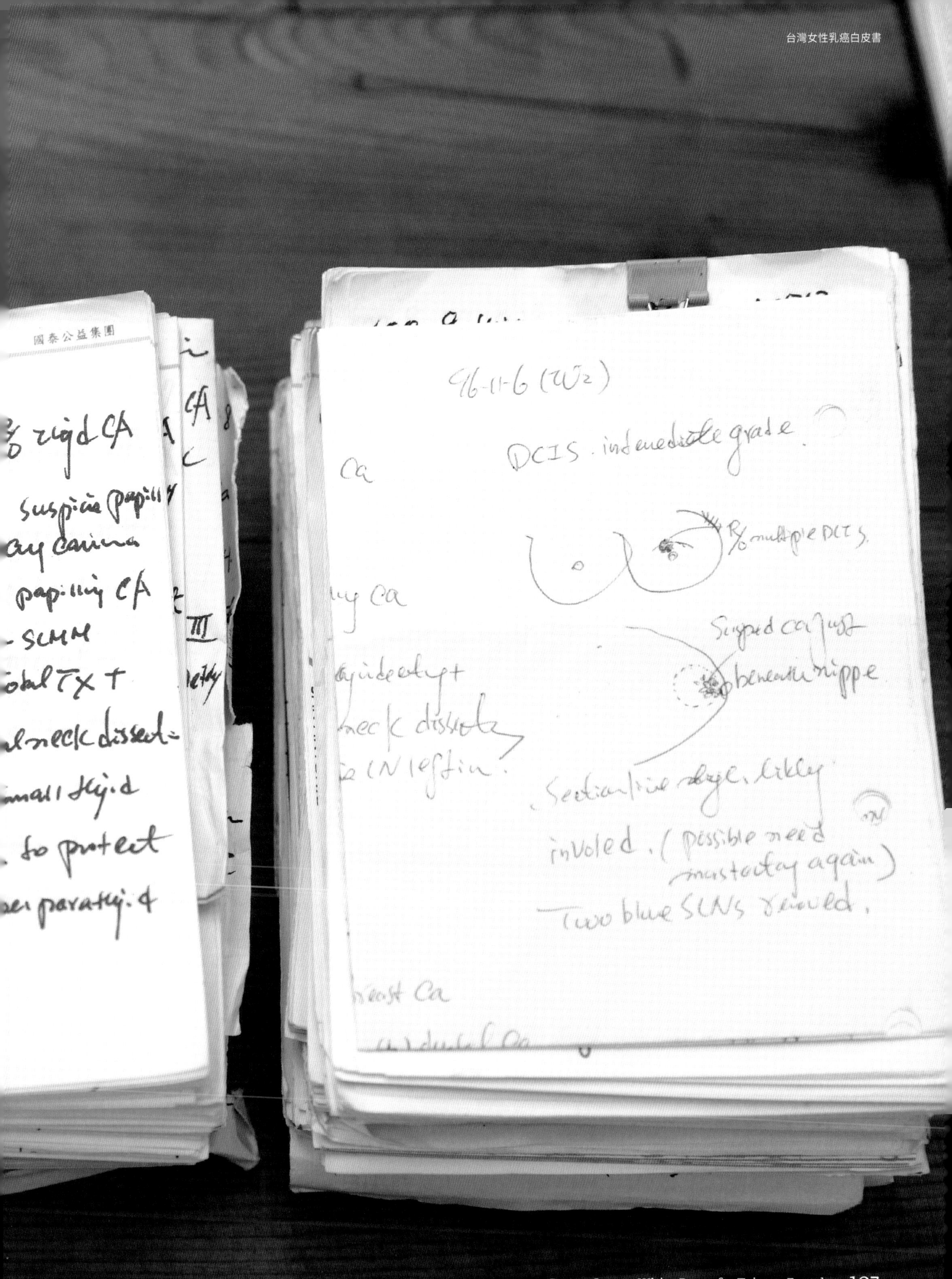
國泰公益集團
Breast Ca

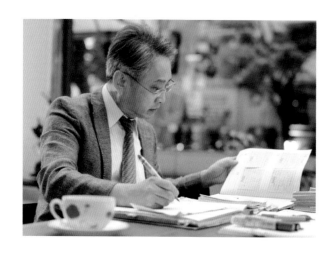

多病友故事，有些人延宕治療，是因為害怕變成自己不喜歡的樣子，有些人四處問診只為身體找到解決方法，每個人都有不同的求診經歷。真心建議，不要輕忽身體警訊，為自己找到正確的治療方法，再大的病，都沒有想像的難。

這一路走來，看了很多女性朋友在面對腫瘤時，都帶有恐懼，90年代民風保守的時期，切除乳房都會感受到被異樣對待，很多人寧願拖著也不肯就診；現在疾病除罪化，更多人願意來檢查，也及早發現問題。手術台上，手術切除前後3個多小時就能改變病患的一生，而這就是我的使命，每個診斷跟每一刀，我都持著讓病患重生的信念，從醫之路堅持此信念至今。

在醫學傳承上，我認為老師能教導的有限，要靠自己多練，多努力，醫者練刀也要練心，傾聽病人的心聲，才能讓病人願意相信醫生，相信自己。從醫數十年，對手術結果我一直都採高標準要求自己，有很多內衣品牌針對乳癌患者設計內衣，或是客訂，有賣內衣的專櫃店員看到我為病患開刀痕跡，也讚賞我的術後傷口外型，甚至說只要一看傷口就可猜出是我作品。

在我的病患中，更不乏媽媽跟女兒一起回診的個案。曾有一位女孩來找我看診時，她告訴我：「如果沒有你，我就沒有媽媽了。」後來我才知道，原來她的母親過去因為被診斷是良性乳房腫瘤，差點耽擱療程，但來到我這裡卻被診斷是乳癌，一週內翻盤診斷，讓媽媽心情掉到谷底，但媽媽還是完整接受我的治療安排，迄今17年了都安好，兩個女兒也持續在門診追蹤。因此這名為人女的女孩，因媽媽的過去經驗，才能讓我為她在零期就檢查出乳癌，想起自身狀態跟媽媽的求診之路，才感嘆說出「如果沒有你，我就沒有媽媽了」這段話。

我有自信台灣治療絕對可以媲美美國，台灣乳癌5年存活率88%，美國90%，而我所服務的醫院，5年存活率數據更不亞於美國，國健署會把乳癌存活率回饋給醫院，這些數據都給我帶來很大的信心。

近年，年輕患者增加快速，也是因為檢查概念越來越普及，過去不管是老人或是年輕人都喜歡撐著疾病不來面對，也不想讓同事知道有癌症，因為害怕面對職場的目光，加上化療掉髮，怕同事知道有乳癌，過去刻板印象「有乳癌就要把乳房切掉」，導致很多女性逃避，不敢面對。但現在的治療可以不用離職，不會影響上班，請假時間只有手術前後暫時離開職場，只要肯面對治療，很多事情都可以跟醫生討論，一起想對策。

根據數據顯示，民國108年罹患乳癌的新增案例達一萬七千人以上，每年新增約5%，美國女生終其一生有八分之一的機會得到乳癌，這麼多人確診罹患乳癌，如果人人都願意像關玲那樣主動求診，那活下來跟治癒的機會真的會多出很多，當然台灣也不例外。站在醫生的崗位上，期盼正規治療的概念能得以推廣，不再有延誤治療的遺憾。

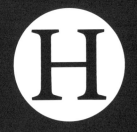

BREAST CANCER DIAGNOSTIC PROCEDURE

乳癌診斷流程

乳癌臨床診斷可從病史、觸診、乳房超音波、乳房X光攝影，甚至乳房核磁共振等相關影像學檢查報告，來作為輔助診斷之參考。而確立診斷，還是必須仰賴病理切片檢查結果為依據。

敏感內容提醒

本醫學紀錄照含有敏感內容
可能令讀者感到不適或不悅

無論是自己發現或是篩檢檢查發現有問題，乳癌診斷必然會包含多項主要流程，包括乳房外科醫師評估、安排需要的乳房影像學檢查、針對可疑病灶進行切片病理化驗等。

H1　Ⓠ 乳癌的診斷流程為何？
　　　Ⓐ **對於可觸摸到的乳房腫塊，其診斷流程如下：**

1 病人自我檢查

▼

2 醫師理學檢查

▼

3 有觸摸到乳房腫塊

▼

4 乳房超音波 ± 乳房 X 光攝影 ± 細針細胞抽吸檢查

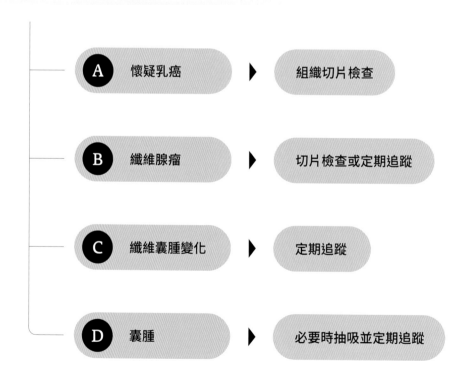

A	懷疑乳癌	▶	組織切片檢查
B	纖維腺瘤	▶	切片檢查或定期追蹤
C	纖維囊腫變化	▶	定期追蹤
D	囊腫	▶	必要時抽吸並定期追蹤

H2 Q 各種乳房腫瘤檢查有何優缺點？
A 檢查方法優缺點如下：

乳房超音波

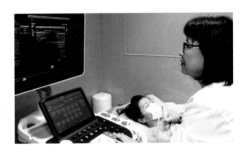

適用年齡	不限
侵襲性	無
優點	對觸摸得出的腫瘤準確度高，容易區分實心或水囊
缺點	不易驗出以鈣化點為表現之零期乳癌

乳房攝影

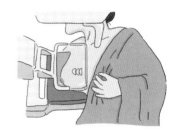

適用年齡	40 歲以上為佳
侵襲性	乳房壓迫疼感、少許輻射曝露
優點	可檢出零期乳癌，尤其以鈣化點表現之零期乳癌
缺點	對腫瘤敏感度較低

細針細胞穿吸

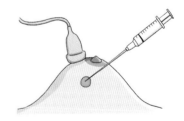

適用年齡	不限
侵襲性	輕微針刺痛
優點	準確、不須麻醉，門診即可執行
缺點	細胞不足，有偽陽性／偽陰性可能

切片手術檢查

粗針穿刺切片，傳統切片手術

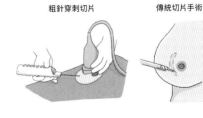

粗針穿刺切片　　　　傳統切片手術

適用年齡	不限
侵襲性	須局部麻醉，傳統切片手術皮膚會有傷痕
優點	可做最確定診斷
缺點	侵襲性檢查

H3

Ⓠ 各種乳房腫瘤檢查須注意事項為何？

Ⓐ 細針細胞穿吸準確度高，但須小心偽陽性及偽陰性，若報告結果顯示惡性乳癌細胞，仍須進一步利用粗針切片術或切片手術，分辨出是原位乳癌或侵襲性乳癌。若在乳房X光攝影發現懷疑的微小鈣化點，則須經手術切片取出鈣化點附近組織，再送病理化驗而得知是否為乳癌。

細針細胞穿吸也是檢驗方法之一，細針細胞穿吸準確度高，唯須小心偽陽性（即非乳癌，報告診斷為乳癌），及偽陰性（即事實為乳癌，細胞檢驗結果為正常）之發生，偽陽性常發生於懷孕時的乳房腫瘤細胞學檢查，偽陰性容易發生於低惡性度的乳癌腫瘤。可惜若細針細胞學穿吸報告結果顯示惡性乳癌細胞，臨床上卻無法僅憑細胞學報告而區分出是罹患零期原位乳癌或侵襲性乳癌；此時有賴進一步利用粗針切片術（core needle biopsy）或切片手術（incisional or excisional biopsy）加以在術前分辨出是罹患原位乳癌或侵襲性乳癌。

若在乳房X光攝影發現懷疑的微小鈣化點，此鈣化點可能呈現單一小簇狀、不規則形，或多發廣泛分佈；醫生會在乳房X光攝影下利用帶有倒鉤的細針穿刺入乳腺組織，定位住懷疑的鈣化點後沿細針引導經手術切片取出針刺定位處附近組織，再送病理化驗而得知是否為乳癌。此即所謂「針刺定位切片術（needle localized biopsy）」。有時亦可使用立體定位針刺切片（stereotactic needle biopsy），在立體定位切片儀器的引導下，將鈣化點及附近組織取出以化驗良性或惡性。

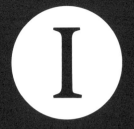

BREAST TUMOR WORK UP

乳房腫瘤檢查

目前在臨床應用上，乳房腫瘤的檢查的主要方法，有「切片檢查」及「影像檢查」，幾乎所有的乳房腫瘤都必須透過這兩種方法來確認診斷結果。而切片及影像也細分成許多不同的方法，各種檢驗方法都是為了確認並分辨出是罹患何種乳癌，以利後續的治療。

敏感內容提醒

本醫學紀錄照含有敏感內容
可能令讀者感到不適或不悅

Breast Tumor Work up
乳房腫瘤檢查方法

細針細胞穿吸
Fine Needle Aspiration Cytology

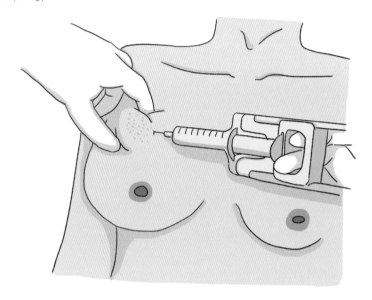

圖 1

乳房發現腫瘤後，臨床上有必要區分良性或惡性時，可經由細針細胞穿吸、切片手術檢查或真空輔助微創手術來進行診斷。乳房切片檢查的方法有三種：① 粗針穿刺切片 ② 傳統腫瘤切片手術 ③ 乳房真空輔助微創手術。

 I1
　Ⓠ **什麼是細針細胞穿吸檢查？**
　Ⓐ **在無麻醉的情況下，直接利用針筒抽吸乳房組織的腫瘤細胞，然後再於實驗室裡針對細胞進行染色判別是良性或惡性腫瘤。**

細胞穿吸檢查是在摸到乳房腫塊時，在無麻醉的情況下，直接利用針筒抽吸乳房組織的腫瘤細胞圖1，然後於實驗室裡針對細胞進行染色判別，以確認是良性腫瘤或惡性腫瘤圖2；對於臨床上觸摸不出的腫瘤也可以在超音波引導下施行細胞穿吸檢查。此項細胞穿吸檢查好處為在門診即可進行，而且沒傷口、少有併發症，也可以有效地直接針對問題做出診斷，常用於臨床上比較傾向為良性病灶的檢驗。在排除惡性後，可以去除煩惱；萬一是惡性的話，也可早日做整體治療計畫。

細針細胞穿吸檢驗流程

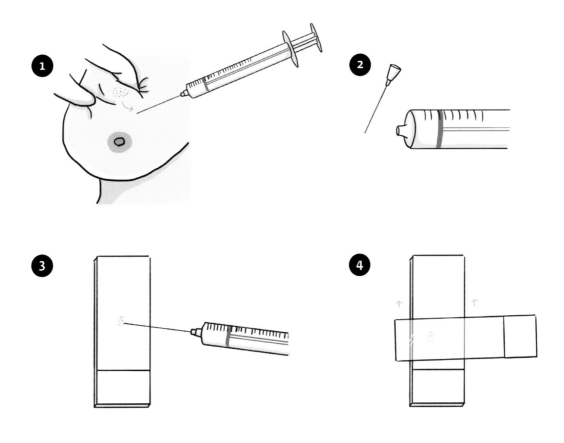

圖 2

I2

細針細胞穿吸約有四分之一的比率會因無法抽吸足夠細胞，以至於無法做為病灶的有效判讀，必要時可以重複細針細胞穿吸或改為粗針穿刺檢查。雖然細針細胞穿吸檢查極方便、準確度高，唯須小心偽陽性（即非乳癌，報告診斷為乳癌）及偽陰性（即事實為乳癌，細胞檢驗結果為正常）之發生。

偽陽性機會極少發生，約只佔1%機會，尤其懷孕或泌乳期因為女性荷爾蒙增加，會使細胞增生、外型改變，此時若對腫瘤施行細針細胞穿吸有時會誤以為是惡性細胞，因此須非常小心孕婦期經由細胞學診斷的乳癌，此外某些乳管、乳小葉增生病變也可能發生偽陽性結果。結合臨床表現、懷孕病史，來對孕婦下細胞學診斷非常重要。偽陰性最主要原因為腫瘤太小導致無法精準對腫瘤做細胞取樣，或者是發生於低惡性度癌性病灶。為了避免細胞穿吸檢查「偽陽性」的缺失，建議縱使細胞報告是乳癌時，也得再次接受切片手術，取得病理組織的再次確認，才能避免因偽陽性而導致的錯誤治療決策傷害。

更值得注意的是，假如細針細胞穿吸報告結果呈現惡性乳癌細胞，醫生卻無法僅憑細胞學報告而在術前分辨出是罹患零期原位乳癌或侵襲性乳癌，此時有賴進一步利用粗針切片術、切片手術或幾乎無傷口的真空輔助微創手術，才得以在術前區分出是罹患原位乳癌或侵襲性乳癌。

簡言之，細針穿吸細胞檢查報告有：① 正常細胞 ② 細胞量不足 ③ 非典型異樣細胞 ④ 懷疑癌症 ⑤ 呈現陽性癌細胞。建議正常細胞採臨床觀察，細胞量不足採重新取樣或改採粗針穿刺切片，非典型異樣細胞依臨床懷疑度採取密切觀察或進行組織切片取樣，懷疑癌症或陽性癌細胞必須進行組織切片取樣（包含選擇粗針穿刺、真空輔助乳房微創手術或傳統腫瘤切片手術）。

I3

Ⓠ 切片手術檢查要如何進行？粗針穿刺切片及傳統腫瘤切片手術各有何優缺點？

Ⓐ 切片手術有兩種，分別是粗針穿刺切片[圖1,2]及傳統腫瘤切片手術。這兩種方法都是在局部麻醉下直接（或在超音波[圖3]、乳房X光攝影、核磁共振等影像引導下）對懷疑病灶取出組織，進行病理化驗。經觸診或超音波、乳房攝影及其他影像檢查有懷疑惡性腫瘤時，就可利用此法做直接的取樣檢驗，達到確定診斷的目標。粗針穿刺切片外觀上沒有傷口，但是傳統乳房腫瘤切片手術[圖4,5]會在美麗的乳房皮膚留下疤痕。

1　若是粗針穿刺切片報告為

❶ 乳管異樣增生（Atypical Ductal Hyperplasia；ADH)[圖6]。

❷ 乳小葉異樣增生（Atypical Lobular Hyperplasia；ALH)。

❸ 乳小葉原位癌（Lobular Carcinoma in Situ；LCIS)。

❹ 乳管乳突狀病變（papillary lesion)。

❺ 硬化性腺體增生（sclerosing adenosis)。

❻ 扁平上皮增生（flat epithelial hyperplasia)。

❼ 纖維上皮病變（fibroepithelial lesion)，因有懷疑葉狀肉瘤（phyllodes tumor)顧慮。

❽ 合併異樣上皮細胞或臨床影像上有不尋常表現的黏液囊腫（mucocele)

則須進一步接受傳統切片手術或真空微創手術，以得到更準確診斷。

2　此外如果

❶ 影像臆斷與粗針穿刺切片結果不一致。

❷ 粗針穿刺切片檢體不足。

❸ 粗針穿刺切片目標腫瘤太小。

❹ 腫瘤位置不適合進行粗針切片取樣。

❺ 追蹤期間腫瘤有變化。

❻ 乳頭異樣分泌……等，也須接受腫瘤切除手術。

粗針穿刺切片

Core Needle Biopsy

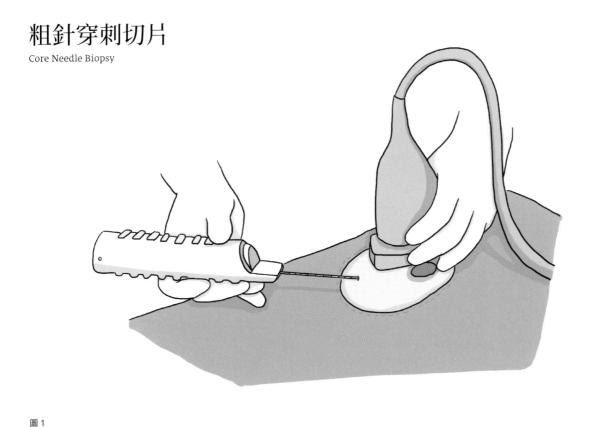

圖 1

粗針穿刺切片取樣

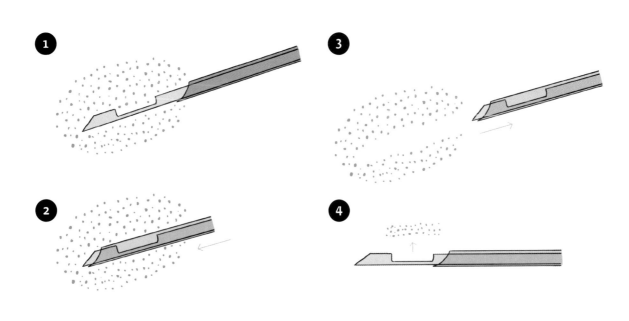

圖 2

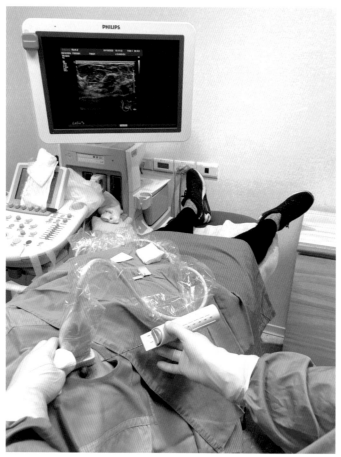

圖 3 ｜影像引導下粗針穿刺切片

傳統切片手術 1

Open Biopsy

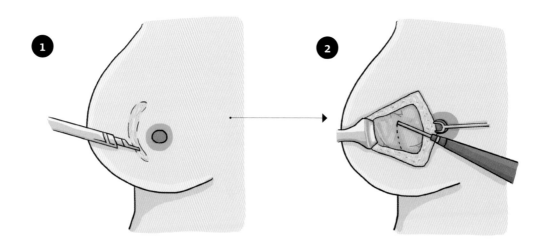

圖 4

傳統切片手術 2
Open Biopsy

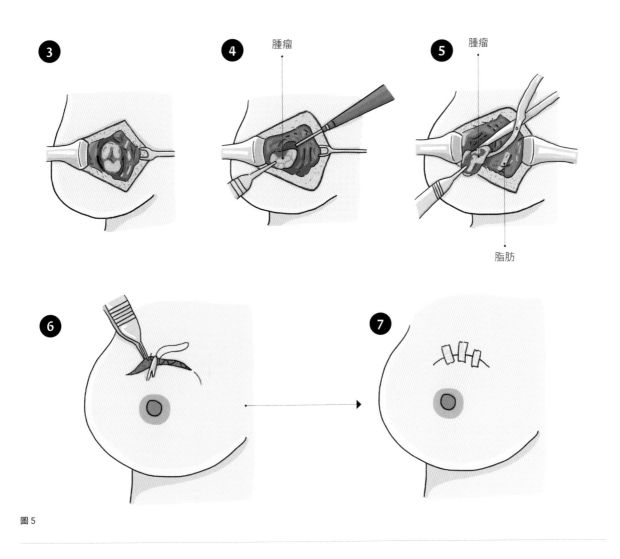

圖 5

乳管異樣增生
Atypical Ductal Hyperplasia; ADH

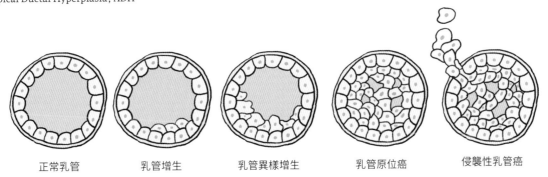

正常乳管　乳管增生　乳管異樣增生　乳管原位癌　侵襲性乳管癌

圖 6

I4

(Q) **什麼是真空輔助乳房微創手術？**

(A) **真空輔助微創手術，是在局部麻醉下，經由0.3公分傷口將腫瘤（<2公分）完全切除，術後幾乎看不到傷口，可在極微小疼痛（甚至不痛）的情況下完成手術，可免除傳統乳房腫瘤切片所造成疼痛與流血。**

良性纖維腺瘤接受傳統開放式切除手術會在美麗的乳房皮膚留下疤痕，一般建議定期追蹤；如果持續增大，造成疼痛，或影響美觀甚至造成妳極度憂心，則建議手術切除。也有少數原本認為良性纖維腺瘤術後才意外發現是乳癌。拜科技進步之賜，現今真空輔助微創手術可讓妳在極微小疼痛（甚至不痛），局部麻醉下經由0.3公分傷口將腫瘤（<2公分）完全切除，術後幾乎看不到傷口。美國FDA自2002年起已核准影像導引真空輔助乳房腫瘤切除的微創手術方式，用以治療有症狀的乳房良性腫瘤。對於如上述粗針切片呈現不確定結果，必須再次進行腫瘤切除術以取得更足夠檢體情形，真空輔助微創手術比對於傳統切片手術更能發揮其優勢與特色，免除了傳統乳房腫瘤切片所造成疼痛與流血。乳房真空微創手術因具有同時採樣和切除腫瘤的優點，即時結合影像導引（超音波、乳房X光攝影、核磁共振等影像）精準定位[圖1]，將整個可疑病灶或小範圍鈣化點取出，兼具了診斷與治療的功能；傳統乳房腫瘤切除手術，即使一個微小病灶，也會使美麗乳房留下2~3公分的傷口，影響乳房外觀。

真空輔助乳房微創手術（Vacuum Assisted Breast Biopsy；VABB）進行過程除了將切片刀臨近之組織吸入切片糟外也將血水吸走，切片時因有負壓吸附作用，組織被緊吸在切片槽內，而不會被推移，可取到更足夠之組織[圖2,3]；因為僅需一次皮膚進針，不像粗針穿刺切片需多次進針，取樣較精準，加上切除樣品充足，比對於粗針穿刺切片偽陰性的機會更低。真空微創乳房腫瘤切除術，除了能避免乳房變形與留下明顯疤痕，手術更具有「快速、準確、傷口小」的優勢，為愛漂亮想免除刀疤的女性造福，不愧是今日乳房腫瘤切片的新利器。

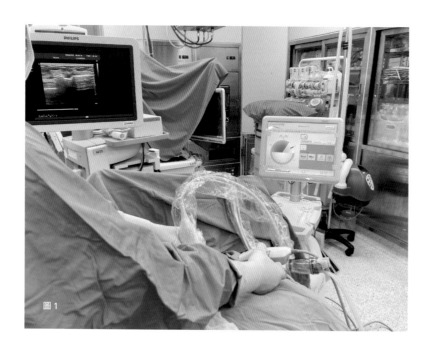

圖1

真空輔助微創手術

Vacuum Assisted Breast Biopsy; VABB

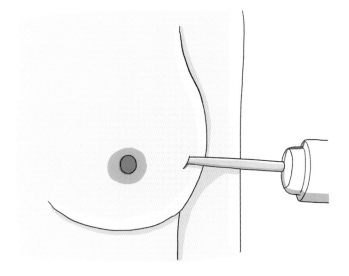

圖 2

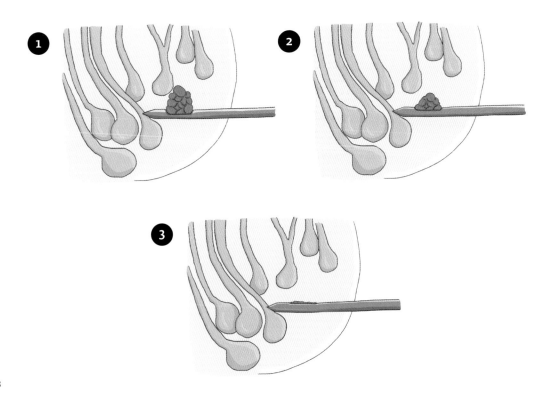

圖 3

I5
Ｑ　各種乳房腫瘤切片檢查的優缺點為何？
Ａ　細針細胞穿吸、粗針穿刺切片、傳統腫瘤切片、
　　真空輔助乳房微創手術的優缺點如下表格所示：

乳房腫瘤檢查一覽表

細針細胞穿吸

侵襲性	無
傷口	無
優點	方便、不須麻醉、門診即可執行
缺點	細胞不足、偽陽性／偽陰性可能
切除範圍	非手術

粗針穿刺切片

侵襲性	有
傷口	0.1公分（恢復後幾乎無）
優點	方便、耗時短（2~3分鐘）、可做確定診斷
缺點	須麻醉（局部）、檢體較不足、有時呈現不確定病理結果
切除範圍	僅作診斷，無法切除腫瘤

傳統腫瘤切片

侵襲性	有
傷口	2~3公分
優點	準確、取樣足夠、可做確定診斷
缺點	傷口明顯、須麻醉（局部或全麻）
切除範圍	可完全切除腫瘤

真空輔助乳房微創手術

侵襲性	有
傷口	0.3公分（恢復後幾乎無）
優點	準確、取樣足夠、可做確定診斷（準確性勝過粗針切片）
缺點	須麻醉（局部）、少數皮下淤血、太大腫瘤無法完全切除
切除範圍	可完全切除腫瘤（<2公分）

Breast Tumor Imaging Work Up
乳房腫瘤影像檢查

乳房腫瘤檢查，最常用的方法包括「乳房超音波檢查」、「乳房攝影檢查」，必要時搭配「細針細胞穿吸」、「切片手術檢查」。在某些情況考量下甚至需要進行乳房核磁共振 (MRI) 檢查或電腦斷層 (CT)、正子掃描攝影 (PET)。以下就是臨床常使用的各種乳房檢查方法介紹。

16

(Q) **乳房超音波檢查如何進行？**

(A) **乳房超音波檢查是指利用能發射音波的特殊探頭將音波發射到乳腺內，利用乳腺組織不同的密度對超音波穿透程度不同，產生不同的回音訊號後，經過主機板處理合成影像，醫師再結合臨床發現，對腫瘤的影像特徵、性質作出判讀診斷。**

對於觸摸得到的腫瘤，乳房超音波[圖1]是用來判別乳房腫瘤是良性或惡性最好的檢查方法，不僅可看出腫瘤的內容物，確認是實心腫瘤[圖2,3]或水瘤[圖4]，同時也可以看出腫瘤邊緣形狀以及大小、位置和多寡。它是40歲以前年輕女性檢查乳癌的有效方法；因為年輕的女性乳腺比較緻密，非常適合利用乳房超音波來檢查乳房疾病。此外乳房超音波也可做為乳房攝影的輔助工具，可以追蹤病變部位、辨識病變部位的形態，一旦發現可疑腫瘤，在乳房超音波的導引下，還可以精確地用細針[圖5]或粗針穿刺腫瘤[圖6]，取出腫瘤細胞或組織來施行細胞或病理診斷。

特別值得一提的是，「有的乳癌是超音波無法偵測出來，也有部分乳癌是乳房攝影無法顯像的；因而乳房超音波與乳房攝影兩者間需要相輔相成的應用在乳癌的檢查」。乳房超音波的好處是無輻射性(孕婦施行也無顧慮)、無侵襲性、不破壞組織器官、定位性高、安全方便、簡單易行，最重要的是相對其他的電腦斷層(CT)、核磁共振(MRI)檢查，乳房超音波價錢便宜而且可以立即知道檢查結果的優點。

至於是單單利用乳房超音波或乳房攝影；或者是同時施行乳房超音波及乳房攝影檢查，則有賴醫師參考病人的乳癌家族史、年齡層及乳腺緻密度或臨床症狀表現而選擇。

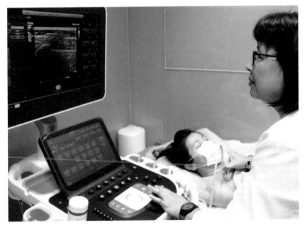

圖1 | 乳房超音波

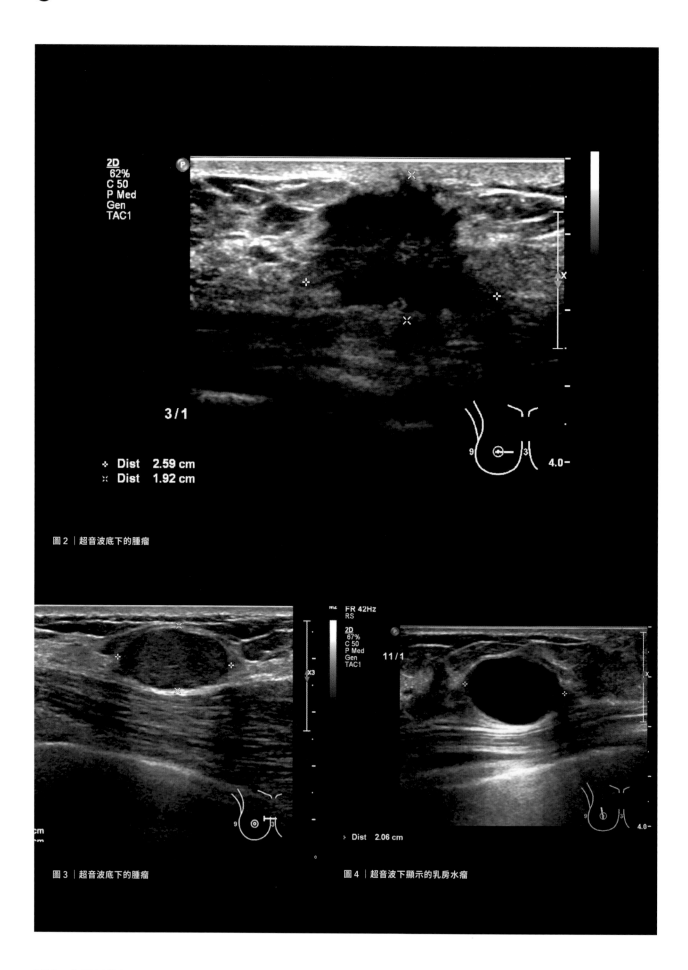

2D
62%
C 50
P Med
Gen
TAC1

3 / 1

÷ Dist 2.59 cm
⁞ Dist 1.92 cm

9 ⊕ 3 4.0-

圖 2 │超音波底下的腫瘤

FR 42Hz
RS

2D
67%
C 50
P Med
Gen
TAC1

11 / 1

9 ⊙ 3 4.0-

▷ Dist 2.06 cm

圖 3 │超音波底下的腫瘤　　　　　　圖 4 │超音波下顯示的乳房水瘤

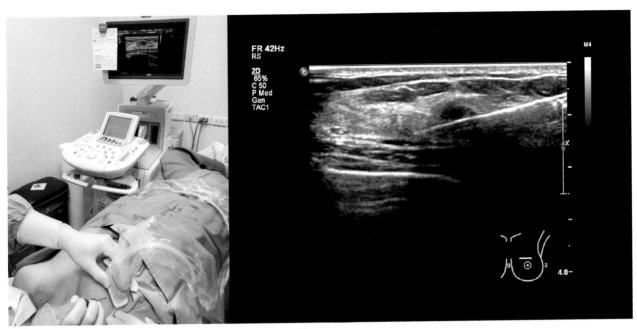

圖 5 ｜乳房超音波引導下細針穿吸檢查　　　圖 6 ｜粗針穿刺腫瘤

17

(Q) 乳房攝影檢查如何進行？

(A) 乳房攝影利用輻射線的照射後，可以在影像上看到乳房組織是否有結構上的扭曲、密度改變、腋下淋巴腺狀態或異樣鈣化點的存在。由於乳房 X 光攝影可顯示乳房細微的變化，包括兩側不均勻密度、異樣鈣化點，甚至乳頭、皮膚變化都可以被顯現；因此早期乳癌的顯微變化都可望藉著乳房 X 光攝影發現，有助於發現臨床上觸摸不出的乳癌，尤其是以異樣鈣化點為表現的乳癌，零期原位乳癌的發現主要也是經由乳房 X 光攝影發現。

乳房攝影檢查一般對象為 40 歲以上的年齡層女性；太年輕的女性，由於乳腺比較緻密，比較不適合利用乳房攝影來偵測早期乳癌；但是對有乳癌家族遺傳史的女性，則建議在 35 歲至 40 歲間就進行一次乳房攝影篩檢檢查。40 歲 ~69 歲則建議每 1~2 年進行一次乳房攝影篩檢檢查。通常雙側乳房多會檢查，基本上每邊乳房會施行上下照像[圖1]（Craniocaudal View；CC view）及內斜側照像[圖2]（Mediolateral Oblique View；MLO view）；對於某些屬性不明難以辨別良性或惡性的影像，可進一步採行放大影像（magnified view）或局部攝影（spot view）來加以分析以得到更佳顯像來幫助診斷；所以如果在接受乳房攝影檢查後又被叫回重新加照幾張影像也不必過於擔心，只是檢查單位希望取得到更清晰影像以增加判讀準確性，大可不必憂心忡忡以為被叫回就是等同罹患乳癌。

不過要提醒各位女性朋友，乳房 X 光攝影雖然是乳癌篩檢的有效儀器，但它在診斷乳癌上並非萬無一失，約 15~20% 的乳癌在 X 光攝影是呈現正常影像，臨床上必要時仍要搭配乳房超音波檢查以達相輔相成的效果；雖然以前攝影報告正常但在進行下次乳房 X 光攝影檢查期間，若乳房發現有以往不曾出現的症狀，多需進一步就醫，以免有所遺漏。

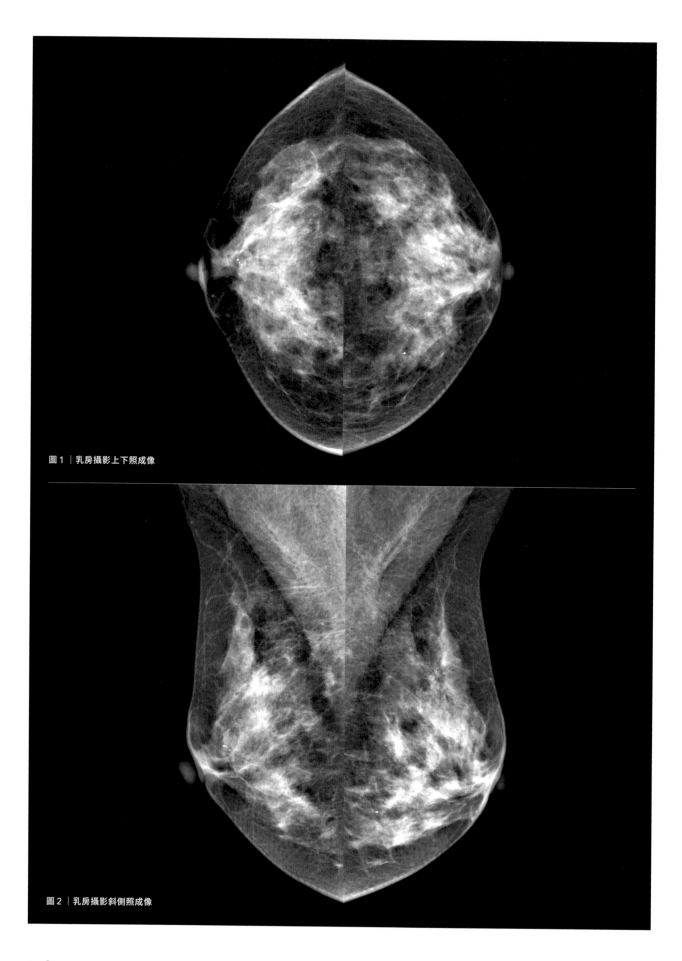

圖 1 ｜乳房攝影上下照成像

圖 2 ｜乳房攝影斜側照成像

乳房X光攝影檢查時乳房需要置於兩塊夾板之間，將乳房壓擠使乳房組織平均分佈，如此可減少輻射的劑量及使影像更清晰，但會讓女性朋友有點疼痛。建議乳房怕疼痛的女士可於檢查前一星期內減少咖啡因（如咖啡、茶、可樂、巧克力），檢查時避開經期前幾天（此時乳腺特別會腫脹、疼痛）可有助減輕不適，特別叮嚀女性朋友們千萬不要為了怕乳房攝影產生的疼痛不適（並非每位受檢者都會疼痛），而延誤了早期乳癌診斷的契機。

為了讓乳房攝影檢查的報告一致性，降低不同檢查人員報告的差異性，美國放射醫學會（American College of Radiology；ACR）發展出一套書寫報告的方式，簡稱為BIRADS（The Breast Imaging Reporting and Data System）。將乳房X光攝影檢查依結果分為7個類別：

BI-RADS 0 影像屬性不明，需安排進一步的影像檢查。
（如乳房超音波、局部加壓或放大攝影檢查）或需與以前的影像比對。

BI-RADS 1 正常。乳房組織對稱；沒有腫塊和結構扭曲或可疑鈣化情形。

BI-RADS 2 良性發現。包括良性鈣化和良性纖維腺瘤，纖維囊腫變化等。

BI-RADS 3 可能良性。其惡性腫瘤的風險低於2%，建議短期追蹤。

BI-RADS 4 懷疑異常。需依病灶的情況進一步做細針或粗針穿刺或切片檢查，惡性腫瘤的機會約3%~95%。又細分為：
4A：低度惡性的可能（>2%~≦10%）
4B：中度的惡性懷疑（>10%~≦50%）
4C：高度的惡性懷疑（>50%~<95%）

BI-RADS 5 高度懷疑（>95%）為惡性腫瘤。需組織切片或手術治療。

BI-RADS 6 組織學已經證實為惡性腫瘤。

要特別注意的是，如果在接受乳房攝影篩檢報告呈現BI-RADS 0、BI-RADS 4、BI-RADS 5時，一定需要找乳房專科醫師進一步諮詢、檢查。

I8

Q 核磁共振（MRI）檢查、電腦斷層掃描（CT）、正子掃描攝影（PET）、
正子電腦斷層掃描（PET-CT）等檢查方式何時適用？

A 以上各種檢查方式，適用的時間及病患各有不同，分別敘述如下：

1　**核磁共振（MRI）**｜檢查將人體置於強大的磁場中，利用特定的無線電波脈衝，激發人體組織的氫
　　原子核，能量激發後釋放出電磁波訊號，經電腦分析組合成影像 ^{圖1}。但因費用昂貴、過高的敏感
　　度，而且未有標準化檢查序列，不適合做為大量乳癌的篩檢工具。但因比傳統影像具有更高準確
　　性，十分適合使用於乳癌高危險族群的乳癌篩檢，是乳癌高危險群偵測早期乳癌的有效方法。

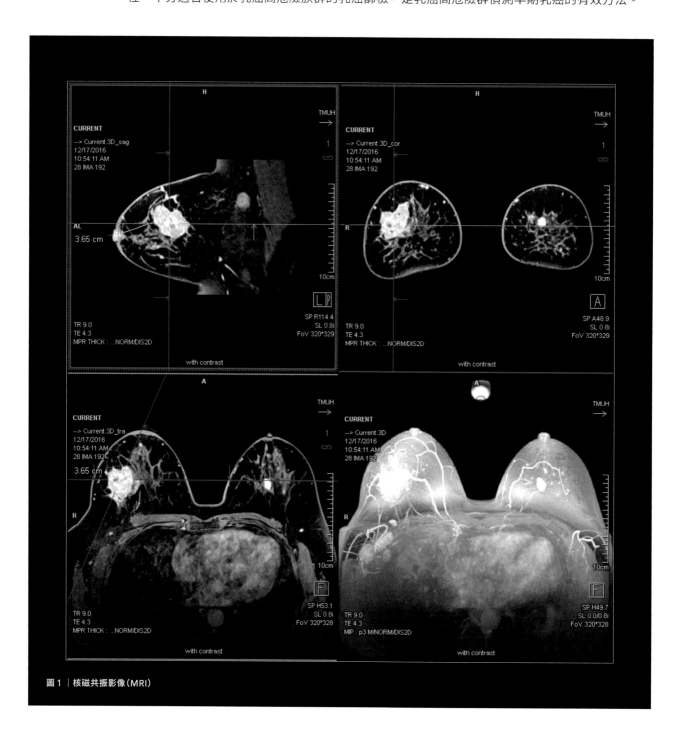

圖1｜核磁共振影像（MRI）

2 **電腦斷層掃描（CT）**｜利用Ｘ光，加上電腦計算，取得掃描圖像。一般電腦斷層不適用於乳癌的篩檢，而是當乳癌患者為Ⅲ期乳癌，為進一步評估疾病嚴重程度或乳癌患者出現頭暈、頭痛、步態不穩、肺部Ｘ光有異常顯影或腹部超音波有異常發現等情況，在懷疑有遠端轉移病灶[圖2,3] 時才會使用。

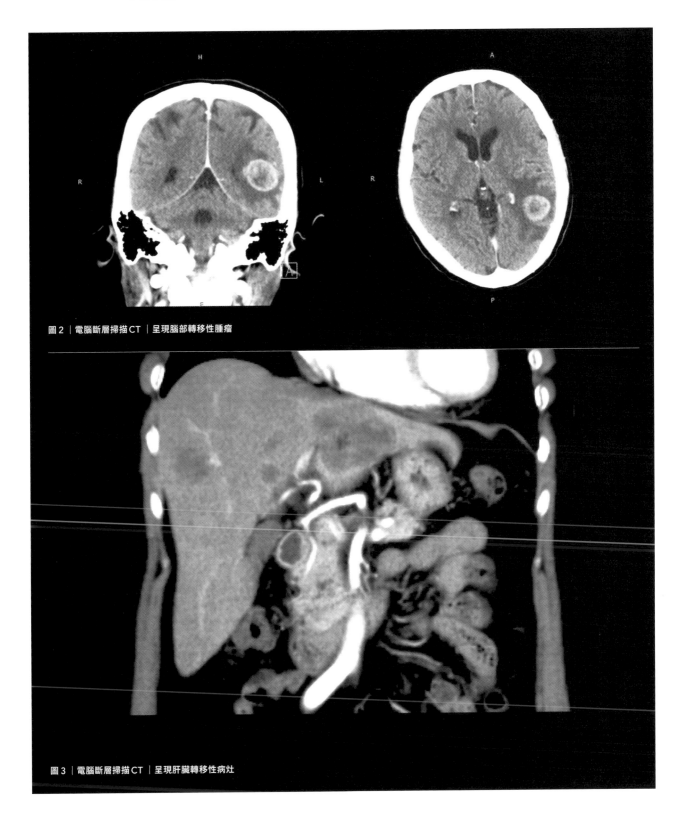

圖 2 ｜電腦斷層掃描CT ｜呈現腦部轉移性腫瘤

圖 3 ｜電腦斷層掃描CT ｜呈現肝臟轉移性病灶

3 正子掃描攝影(PET) | 利用腫瘤細胞和正常細胞葡萄糖同位素之代謝差異來尋找腫瘤的位置,可區分良性或惡性病灶;但其對早期乳癌的偵測準確性並不高,臨床上多應用於懷疑乳癌轉移時,利用正子攝影進行全身性的掃描,尋找轉移的病灶,尤其當血中CEA、CA153異常上升懷疑有遠端轉移,但是傳統影像(如乳房超音波、乳房攝影、骨骼掃描、電腦斷層)卻無法確定、偵測何處是轉移病灶時,正子掃描攝影可提供有效的影像資訊來幫助轉移病灶的定位。

4 正子電腦斷層掃描(PET-CT) | 合併PET和CT兩種檢查相輔相成,前者為定性,後者為定量,透過影像融合技術,能夠更清楚看到在三度空間裡正確的腫瘤位置 圖4,5 。

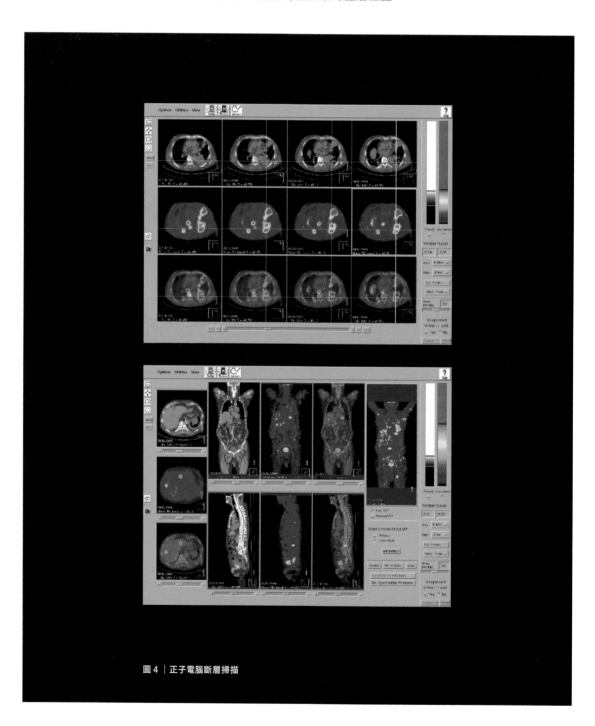

圖4 | 正子電腦斷層掃描

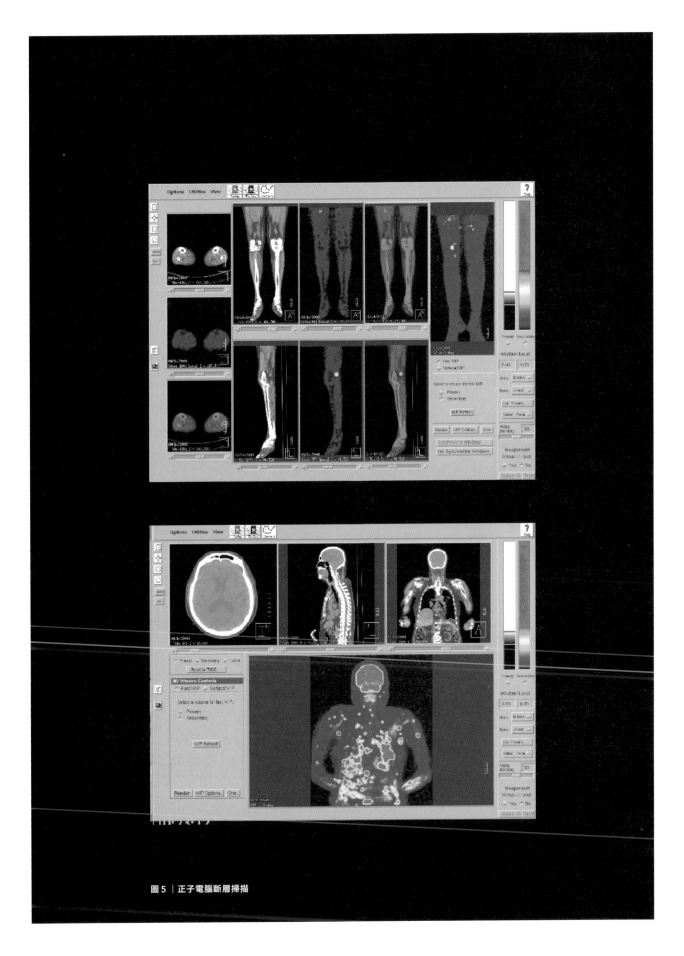

圖 5 ｜正子電腦斷層掃描

Breast MRI
乳房核磁共振檢查

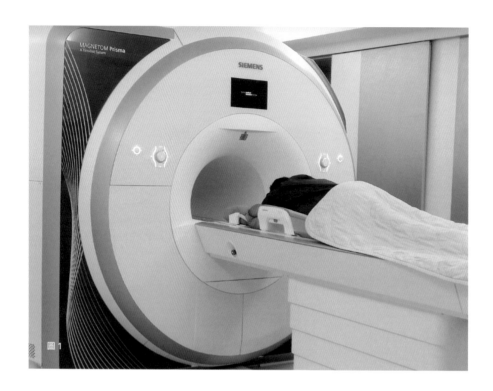

圖1

你知道什麼是乳房核磁共振檢查(Magnetic Resonance Imaging；MRI)嗎？為何乳癌篩檢採用乳房攝影而不是乳房MRI？什麼時候會建議使用乳房MRI來檢查乳房？MRI是敏感度最高的影像學檢查，對乳癌篩檢具高準確性，頗適合使用於乳癌高危險族群的篩檢。由於費用昂貴，高敏感性而特異性低，並不適合做為大量乳癌的篩檢工具。但是不失為在傳統超音波、乳房攝影等檢查無法得到有效診斷時的進一步選擇。

Q MRI的檢測原理為何？

A MRI是利用電磁波訊號所產生的影像來判別腫瘤良、惡性。檢查時所注射含碘顯影劑有極少數人會產生過敏反應，尤其腎功能障礙者更要小心使用。

將人體置於強大的磁場中圖1，利用特定的無線電波脈衝，激發人體組織的氫原子核，能量激發後釋放出電磁波訊號，經電腦分析組合成影像圖2-1, 2-2, 2-3；在檢查同時經血管注射顯影劑(Gadolinium)，利用腫瘤會有血管增生、產生血流量增加特性來對特定顯像增強的腫瘤分析其對顯影劑吸收、排泄速度所形成動力學區線(Kinetic curve)型態圖2-4而判別腫瘤良、惡性。乳房MRI對惡性腫瘤具高敏感性，但是檢查時所注射含碘顯影劑有極少數人會產生過敏反應，尤其腎功能障礙者更要小心使用。

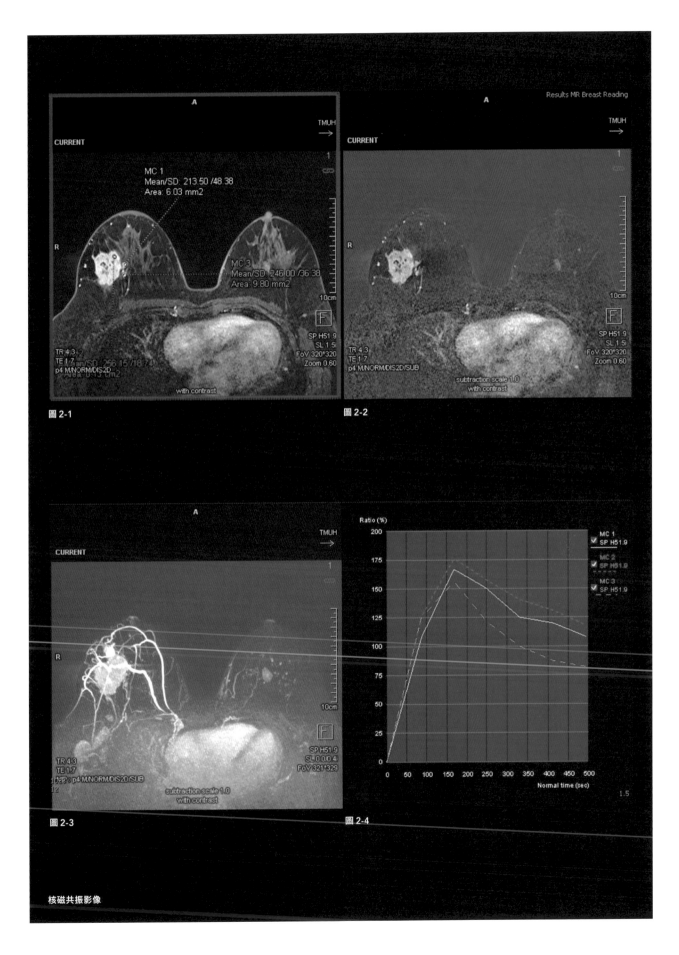

圖 2-1

圖 2-2

圖 2-3

圖 2-4

核磁共振影像

I10 Ⓠ MRI臨床應用的情形？

Ⓐ MRI在乳癌臨床應用上，有六大情況適合使用，分述如下：

1 高危險族群的乳癌篩檢

家族遺傳型乳癌高風險者，十分適合MRI篩檢，如帶BRCA1、BRCA2、TP53基因變異的女性，或是年輕時胸部接受過照射治療者。

優點｜有較高機會偵測出以非鈣化點為表現的原位乳癌。

每位女性朋友都希望不要罹患乳癌甚至因乳癌而威脅生命；果真不幸罹癌也僅是不會威脅生命健康的零期乳癌。尤其目前乳癌已多年佔居台灣女性癌症首位，早期發現乳癌是一值得重視的話題。零期乳癌預後佳，10年存活率近98~99%，乳管原位癌九成以上是在作乳癌篩檢時，經乳房X光攝影發現乳房內有懷疑惡性鈣化點再經組織切片而確診，少部分經觸診察覺、乳頭異樣分泌或乳房超音波而發現。當然有時也會因乳頭皮膚濕疹、落屑，或乳房腫瘤接受切片手術而發現。大多數乳房MRI所發現的腫瘤都有辦法經乳房超音波、乳房攝影看到；除非極小腫瘤才會導致超音波、乳房攝影無法發現。

缺點｜高敏感性導致過多不必要的切片手術，因此一般非具高乳癌風險者不建議以MRI為篩檢選項而是選擇乳房攝影。

2 手術前對乳癌病灶範圍的評估

比較能清楚看出腫瘤範圍、腫瘤大小甚至幫助額外發現有問題病灶及腫瘤是否侵犯及胸壁等。臨床常用於施行保留手術前進一步影像評估，作為手術治療策略的參考。

3 對術前輔助性化學治療腫瘤反應的評估

對藥物有反應的腫瘤很可能因為降低血流量而減少顯影，如果所選用藥物對腫瘤成長抑制成效不彰，應該重新選擇不同藥物以免變成癌病灶無法切除的遺憾。另外值得一提的是，當具侵襲性癌病灶完全不見時，卻仍呈現持續顯影增強，則要考慮合併有乳管原位癌的可能。

4 協助找出以腋下淋巴腺轉移或以柏杰氏乳癌(Paget's disease)為表現的微小原發性乳癌

臨床偶見已經呈現腋下淋巴腺轉移或柏杰氏乳癌(Paget's disease)，但是因為乳房內原發性病灶太小，導致無法利用乳房攝影或乳房超音波偵測出原發乳腺內病灶，此種情形往往需要依賴乳房核磁共振檢查來協助定位。

5 應用於乳癌術後追蹤

手術造成組織破壞、結構中斷、肉芽疤痕形成，如果使用傳統影像(如超音波、乳房攝影)常很難準確區別出是手術後變化或是局部復發；此時選用核磁共振有助於找出局部復發問題，同時也有助於接受整形重建後對復發病灶的診斷，或作為乳癌發生遠端轉移時(骨骼、脊髓、腦部⋯等)之檢查圖1,2,3。

6 幫助傳統影像難以評估的乳房變化

過去曾注射過矽膠的乳房，長久後形成異物肉芽腫且乳腺結構因異物浸潤而無法分辨出是否存在惡性腫瘤，此種情形MRI可提供一極具診斷價值的檢查模式。

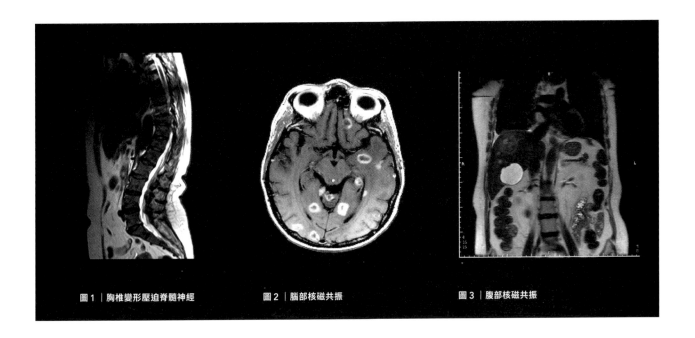

圖1 ｜胸椎變形壓迫脊髓神經　　圖2 ｜腦部核磁共振　　圖3 ｜腹部核磁共振

I11

Ⓠ 使用MRI檢查注意事項？如何區別良性或惡性腫瘤？
Ⓐ 核磁共振影像引導切片所使用器械必須不含鐵磁性設備才不受磁場干擾。
通常惡性腫瘤呈現快速吸收、快速洗清顯影劑特性。

粗針穿刺切片檢查常在超音波或乳房攝影影像引導下執行，但是核磁共振影像引導切片時所使用器械必須不含鐵磁性設備才不受磁場干擾，因而造價不便宜，同時也需合併血管內注射顯影劑。通常無法經由超音波、乳房攝影看到而必須經由核磁共振引導下進行切片的腫瘤都很小（<1公分）；組織學形態上也以侵襲性乳癌居多（60%），原位癌次之（40%）。

腫瘤對所注入顯影劑吸收後呈像主要分為：

❶ 腫瘤般顯影增強（Mass Like Enhancement）。

❷ 非腫瘤般顯影增強（Non-Mass Like Enhancement）。

圖1

根據腫瘤外形長相、邊緣規則與否及腫瘤內部顯影均勻度等特性，同時參考腫瘤對顯影劑吸收、排泄速度快慢的顯像、增強動力曲線作為腫瘤良、惡性區別要項。通常惡性腫瘤呈現快速吸收、快速洗清顯影劑特性。

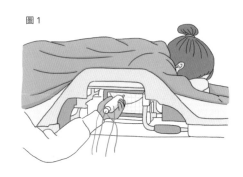

CASE STORY
FOR BREAST CANCER

4

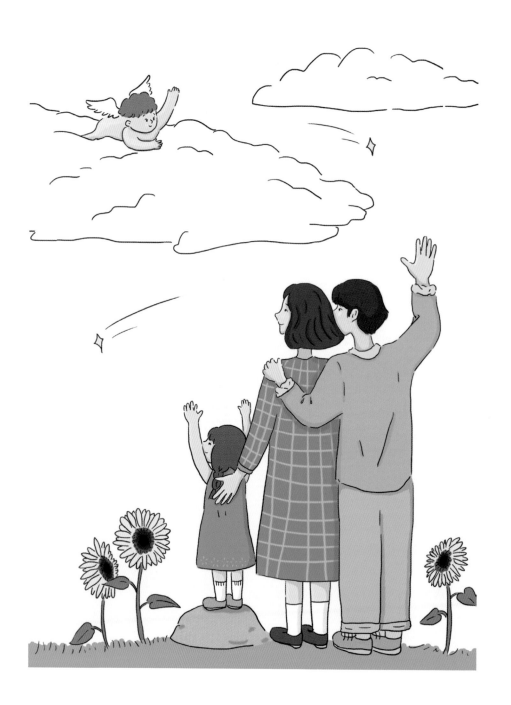

癌友故事 4——孕婦小喬

孩子需要媽媽
懷孕罹癌的生命抉擇

剛懷上第二胎的媽媽小喬，正擁抱著懷有新生兒的喜悅，想著就快 3 個月可以跟親友分享喜訊，每天沉浸在喜悅之中，不料懷胎 2 個多月洗澡時，意外摸到胸部有硬塊，本以為是懷孕不適，或是原有的胸部囊腫，在婦產科醫師的建議下，小喬到乳房外科檢查，沒想到竟然是乳癌，在懷孕將滿 3 個月之際，這突如其來的消息讓小喬淚灑診間。

小喬哭著對我說，本來以為只是胸部囊腫，怎麼會是乳癌？她們家沒有家族病史，她跟丈夫都很健康，平常也都會去健行運動，在親朋好友眼中過著模範生活，怎麼會生病？起初來看診就不覺得自己有事，已經有一個女兒的小喬，覺得來檢查只是因為婦產科醫生建議，加上看診讓丈夫安心，沒想到日漸長大也日益有感的腫瘤竟是乳癌，確診是侵襲性乳癌二期，對她來講簡直是晴天霹靂，一輩子想要生 3 個小孩，現在只生 1 個女兒。

儘管現實殘酷，但還是要告訴病患事實。我告訴小喬，現階段懷孕，想要保住胎兒同時接受乳癌化學治療，事實上做不到。懷孕前三個月不能進行化療，而以小喬的情況，在手術後一定要接受化學治療。小喬馬上陷入天人交戰，不知道是該保護自己還是賭一把，生下小孩再做治療。

沒有媽媽不愛自己的小孩，小喬的難過傷心，我都看在眼裡，但只能告訴她真實的情況，也鼓勵她，若延誤癌症的全身系統性治療，小孩沒有媽媽，就算留下小孩，那也不是彼此所樂見的情況。在標準醫學建議下，就是拿掉小孩面對它，進行後續手術與化學治療、荷爾蒙療法。小喬哭著回去跟丈夫討論後，決定手術前先引產，再怎麼心痛都要捨得。

35 歲的小喬年紀也在黃金生育期的分界，就醫學上來說，35 歲前是黃金生育期，35 歲之後生育率不高，胚胎品質也不好，屬於高齡產婦，再加上若是乳癌治療，後續搭配化療跟 5 年到 10 年的荷爾蒙治療後再懷孕，我並不建議。另一方面因為術後短期 2 年內復發的風險高，不建議治療後短期內就懷孕。但我知道小喬很喜歡小孩，也有生孩子的夢想，因此我建議她，請她前往生殖醫學中心做諮詢，了解現在對她未來懷孕的評估，還有未來可能懷孕的情形下可先做的準備。

各大醫療院所都會有生殖醫學中心，來求診的女性若有懷孕的期待，我都會建議她們到醫院旗下的專業單位諮詢。那年小喬開刀的時間剛好 35 歲，生殖科技進步，目前只有結婚才能合法凍胚胎，不然就違法，如果有結婚打算的情侶，反而這時候可以考慮先訂下終身大事，日後有保障，也讓面臨罹癌的患者在情感上可以安心，後續受孕機會也高。

很多女性在面對乳癌治療，除了抗拒乳房外型的轉變，還有化療的落髮，甚至可能不能再生育的恐慌都會讓許多女性慌了手腳。但現在醫學發達，有不同的醫療方案可以選擇，當然更新臨床研究也都持續推進中，希望讓乳癌患者的生活衝擊不要這麼大，對於適婚女性或是有對象的女性來說，罹癌無疑不僅要面對自己同時也要面對婚姻的挑戰。

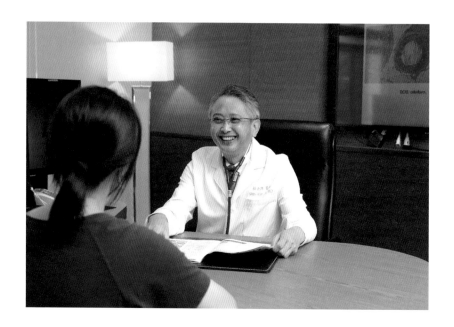

很多女性甚至默默決定分手，自己承擔一切治療，當然也有勇於跟另一半分享後換來分手的，我認為若是穩定交往，也有成婚打算，在知道病情後，也願意攜手共度接下來生活，未婚情侶可以考慮先結婚，在婚姻狀態下就可以合法進行冷凍胚胎，目前這項選擇只能運用在夫妻關係中，未婚者只能先冷凍卵子，爾後將冷凍卵子解凍再行人工受孕，這些都是現有的生殖醫學上可以做到的幫助。小喬很愛小孩，馬上跟丈夫討論，也在生殖醫學中心幫助下進行冷凍胚胎。

完成冷凍胚胎，還有後續治療後，小喬的回診狀態都很好，迄今5年了，所凍胚胎10年後解凍都還可以生存，可以有機會圓生兒育女的夢。而在小喬5年回診都沒有疑慮的情況下，我問起小喬後續人生計畫，她在這段期間也變了很多，她告訴我，當時真的好想要那個小孩，可是知道留下小孩沒有媽媽那也很殘酷，她想要再把小孩生回來，而在此之前，她也很珍惜現在的生活，大女兒也已經上幼稚園。

看著小孩一天一天的長大，小喬說，這種珍惜日子的感覺已經高於想要再生一胎的想法，未來就隨緣，跟丈夫也會想要自己先努力看看，當然冷凍胚胎的錢已經花了，有機會要用也不會浪費，她說就算現在很珍惜時光，偶爾也會想到當時做選擇的時候，真的好殘酷。

小喬說，如果那個孩子生下來的話，現在也5歲了吧，跟媽媽罹癌的時間一樣，想到這個孩子的離去，每天都想要用兩倍的努力過生活，把孩子的那一份也一起努力，她也很感謝我當時接下她的情緒鼓勵她去冷凍胚胎，讓她懷著有生兒育女的希望去治療，那個希望讓她一路支撐到現在。她也很感謝一路陪伴的丈夫，因為丈夫對小喬說，只要她好好的，就算只有一個小孩也沒關係，家人在一起就好了，這些鼓勵，都是小喬很大的動力來源。

這個生命抉擇改變小喬很多，以前她很固執，想要的東西一定要，想做到的事也一定要衝衝衝，自從確診後，做出這個選擇她才發現，原來生命不是操之在己，是操之在天，人能做的很有限。她說生一場病後，夫妻感情變好了，家人感情也變得親密，甚至人際互動也變得更柔軟，謝謝無緣的孩子曾經來過她的生命，好像離開了，卻又像是一直在守護著她，跟著她的抗癌日子，一天一天的成長。

做出生命的選擇不容易，小喬的故事，也幫助許多面臨選擇的母親，有更多堅強的勇氣。

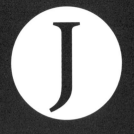

BREAST CANCER TREATMENT

乳癌的治療

近二十幾年來，乳癌的死亡率所以逐漸減低，除了歸功於乳癌的早期篩檢外，另外，手術後的輔助性治療，如荷爾蒙治療、新化學藥物的使用，及新研發腫瘤基因抗體藥物的臨床應用也是功不可沒。而乳癌在藥物治療上，不外乎化學治療、荷爾蒙治療、標靶治療等方式，而最新的免疫療法，則是治療三陰性乳癌的新曙光。

敏感內容提醒

本醫學紀錄照含有敏感內容
可能令讀者感到不適或不悅

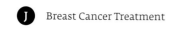
Chemotherapy
化學治療

化學治療是利用化學藥物，經由注射或口服進入血液循環進而阻礙乳癌細胞分裂，達到殺死癌細胞的治療法。

 J1

Ⓠ **常見的化學治療機轉及藥物組合有哪些？**

Ⓐ **化學治療主要攻擊的目標是細胞中的DNA、微小管或藉由干擾癌細胞的新陳代謝，以阻斷癌細胞的分裂增長。然而在作用的同時也可能影響到正常細胞的分裂增長，導致許多副作用的發生。幾乎所有晚期乳癌病患，都可能接受到化學治療。即便是早期乳癌，也可能因為復發風險高而必須接受化學治療。**

一般常使用多種藥物合併治療，合併方式如下：

1	**CMF**	Cyclophosphamide、Methotrexate、5-Fu
2	**FAC/CAF**	Cyclophosphamide、Doxorubicin、5-Fu
3	**FEC/CEF**	5-Fu、Epirubicin Cyclophosphamide
4	**EC–T**	Epirubicin、Cyclophosphamide；Taxotere
5	**AC-T**	Doxorubicin、Cyclophosphamide-Paclitaxel
6	**AC-T**	Doxorubicin、Cyclophosphamide-Docetaxel
7	**TAC**	Taxotere、Doxorubicin、Cyclophosphamide
8	**AC**	Doxorubicin、Cyclophosphamide
9	**TC**	Taxotere、Cyclophosphamide

化學治療模式則有下列三個不同方式

1　**前導性化學治療**｜Neoadjuvant chemotherapy 是在進行手術之前先施行的化療，其目的是在使腫瘤縮小，降低期數。若是癌症有高度的微轉移風險，也會進行前導性化療，如：Ⓐ III 期A/B 的局部晚期 Ⓑ 2公分以上或淋巴腺轉移的 HER2陽性 Ⓒ 大於 2公分或淋巴腺轉移的三陰性乳癌。

2　**輔助性化學治療**｜Adjuvant chemotherapy 是在手術後進行的化學治療，常是當手術後癌細胞存在的證據不充分，但癌症復發率又高，就會進行輔助性化療。輔助性化學治療目的在於根除微轉移的癌細胞，也可減少局部復發或遠端轉移。

3　**姑息性化學治療**｜Palliative chemotherapy 目的不在治癒癌症，而是在減少腫瘤負荷以及改進生活品質，期望延長存活期。

Q 乳癌抗癌藥物的分類法有幾種？

A 最廣泛使用的分類，是按照其作用機轉和藥物的來源為主，因此抗乳癌藥物包括下列幾種：

1. **烷基化合物 Alkylating agents** ｜作用在任何細胞週期，干擾RNA、DNA的複製。包括烷基Cyclophosphamide、鉑離子製劑。

2. **抗代謝藥物 Antimetabolites** ｜作用在S細胞週期，抑制嘌呤、嘧啶合成途徑所需要的酶，包括嘧啶類、嘌呤類、葉酸類之拮抗劑。此類藥物主要作用於抑制DNA或RNA的合成過程，在乳癌的運用主要有三種藥物，包括抗葉酸的Methotrexate(MTX)，5-fluorouracil(5-FU)，以及Gemcitabine。

3. **抗腫瘤抗生素劑 Antibiotics** ｜大部分是微生物天然產物，如Anthracyclines 類藥物，直接抑制腫瘤細胞DNA的合成而無法進行細胞複製。

4. **有絲分裂微小管抑制劑 Antimicrotututble agent** ｜作用在細胞的微管素結合，使紡錘體分解無法進行有絲分裂。如紫杉醇類(Taxanes)，包括太平洋紫杉醇Paclitaxel(Taxol)、歐洲紫杉醇Docetaxel(Taxotere)及長春花生物鹼類(Vinca alkaloids)，如Vinorelbine(Navelbine)。

Q 化學治療適應症為何？

A 建議使用於女性荷爾蒙感受體陰性及內分泌治療無效，或肺、肝臟等重要臟器發生轉移患者；及中度復發、高度復發的危險族群。

化學治療一般建議使用於女性荷爾蒙感受體陰性及內分泌治療無效，或肺、肝臟等重要臟器發生轉移時；也適用於中度復發、高度復發的乳癌危險族群。使用何種化學治療藥物通常需參考病人年齡、體能狀態、病理組織型態、停經與否、腫瘤大小、女性荷爾蒙感受體陽性或陰性、HER2陽性或陰性、淋巴腺轉移程度、腫瘤惡性度而決定。如停經前年齡，若腫瘤大於1公分且HER2陽性或淋巴腺多顆轉移，術後需輔以化學治療；停經後年齡，若雌激素受體陰性而腫瘤大於1公分、淋巴腺多顆轉移，術後需輔以化學治療。通常女性荷爾蒙感受體陰性的腫瘤對化學治療比女性荷爾蒙感受體陽性者療效佳。乳癌術後化學治療療程(Adjuvant chemotherapy)隨化學治療處方選擇而異，一般治療約為期12~24週，當乳癌發生遠端轉移時則化學治療療程會因藥物療效反應、病人體能狀態、副作用嚴重程度而異。

若是病理檢驗呈現HER2/3＋或是FISH檢驗屬於陽性，則腫瘤不僅對荷爾蒙、化學治療療效差而且也比較會復發及發生遠端轉移。病理呈現HER2/3＋或是FISH檢驗屬於陽性宜輔助使用標靶藥物治療，如賀癌平(Herceptin)以降低復發率及延長存活率。賀癌平對於HER2/3＋術後尚未發生遠端轉移或發生遠端轉移的乳癌，臨床上均有治療的角色。臨床上對HER2過度表現(即HER2/3＋或是FISH檢驗陽性)的腫瘤可結合化學藥物加上賀癌平以增加療效；但賀癌平這種藥物會有心臟毒性副作用，因此賀癌平應避免與Anthracyclines(如小紅莓)類化學藥物同時使用，以防止因心臟毒性而致心臟血流搏出量減少、心肌缺血。對於病理呈現HER2/3＋的乳癌發生遠端轉移時，除了可使用賀癌平外，口服標靶治療藥物泰嘉錠 Tykerb (Lapatinib)更能有效使用於賀癌平失敗的病例，尤其腦部轉移病灶的改善，更能因泰嘉錠的使用而彌補賀癌平無法治療腦部轉移病灶的缺點。泰嘉錠的副作用主要為下痢、肝臟毒性、

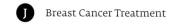
心臟毒性及手掌、足底皮膚紅疹、感覺異常。

對高復發風險的乳癌、局部嚴重性乳癌或遠端轉移性乳癌，除了用傳統小紅莓外，也常後續加上紫杉醇類使用，如太平洋紫杉醇 Paclitaxel (Taxol)、歐洲紫杉醇 Docetaxel (Taxotere)。對淋巴腺多顆轉移高復發風險者，術後輔助性化學治療的選擇也可考慮使用劑量密集(Dose dense)方式，多數文獻顯示能有更好的無疾病存活期(Disease-free Survival；DFS)甚至整體存活期(Overall Survival；OS)，尤其三陰性乳癌。

Q 化學治療有什麼主要副作用？

A 化學治療常見副作用有：
疲勞、噁心、嘔吐、落髮、口腔黏膜炎、造血功能降低、白血球量降低等。

小紅莓(Anthracyclines)化學藥物常見副作用為噁心、落髮、白血球量降低；使用時要注意避免心臟毒性的副作用；太平洋紫杉醇 Paclitaxel (Taxol) 常見副作用為神經毒性，尤其手指、腳趾感覺知覺異常、麻木疼痛或肌肉、骨關節疼痛；歐洲紫杉醇 Docetaxel (Taxotere) 常見副作用為白血球量降低、指甲床病變、末梢神經毒性、下痢等。紫杉醇類(含太平洋紫杉醇；Taxol、歐洲紫杉醇；Txotere) 也會如小紅莓般導致頭髮掉落，但噁心程度極輕微。

對於乳癌發生遠端轉移時的治療除了傳統小紅莓(如 Doxorubicin、Epirubicin)、紫杉醇類(如 Taxol、Taxotere) 外，也可輔用溫諾平(Vinorelbine)、健澤(Gemcitabine)、順鉑(Cisplatin)、易莎平 Ixempra (Ixabepilone)、賀樂維 Halaven (Eribulin)、太平洋紫杉醇 Paclitaxel 加癌思婷 Bevacizumab (Avastin)、口服截瘤達，或使用較不具心臟毒性副作用、較不會掉髮的微脂體小紅莓 (Liposomal doxorubicin)。

截瘤達(Xeloda)是一種口服的細胞生長抑制劑，對正常組織細胞影響甚微，它在腫瘤處藉由腫瘤血管生成因子-ThyPase 形成 5-FU，使得健康的體組織受到 5-FU 之暴露減低，但 5-FU 可對癌細胞產生抑制作用。截瘤達臨床上適應症：對紫彬醇及小紅莓化學治療無效之局部晚期或轉移性乳癌。

Q 化學治療時，是否一定會有掉髮及嘔吐等副作用？

A 化學治療的確容易會有噁心、嘔吐副作用，但現在已經有多種預防藥物可以緩解。
只要搭配止吐藥，絕大多數患者都能擺脫嘔吐陰影。

較年輕的女性病患、有暈車、暈船病史者以及平時少喝酒對酒精耐受力差或懷孕時有孕吐，心情易焦慮不安者，都是屬於化學治療後較容易會有噁心、嘔吐副作用的族群。

近幾年，國內外化療藥物日新月異，不過嘔吐、反胃等化療副作用，常嚴重到影響患者生活品質，無

法進食、體力耗損，讓治療效果打折，甚至拒絕繼續治療。

目前早期乳癌化療藥物常用小紅莓及紫杉醇類藥物，紫杉醇類藥物的副作用包括掉髮、白血球下降、周邊神經毒性等，而小紅莓副作用則以掉髮、嘔吐比例最高，若不事前使用藥物加以防範，患者常會遭遇嘔吐、反胃之苦。施打化療針劑24小時內產生的急性期嘔吐，或2至5天後才發生的延遲期嘔吐，都常叫患者為此賠上食慾、營養吸收不足甚至犧牲睡眠品質，讓治療效果大打折扣。臨床上，偶見有患者只要一踏進診間、病房或針頭才剛打進體內就噁心、嘔吐，演變成預期性嘔吐。少數患者甚至因心理壓力過大放棄治療。

其實只要搭配止吐藥，絕大多數患者都能擺脫嘔吐陰影，研究顯示，同時三合一使用：①抑制中樞神經的口服止吐藥 Emend（Aprepitant）②傳統的副腎皮質荷爾蒙③加上5-HT3拮抗劑，如注射kytril（Granisetron），或口服Navoban、Zofran，則近八成以上患者從急性期、延遲期到預期性嘔吐症狀都可有效改善。目前健保已給付中高致吐性的化療藥物可搭配使用這類NK1受體拮抗劑（如Emend），5-HT3拮抗劑（如注射劑型Kytril、口服Navoban）的止吐藥。近來健保局更給付口服Akynzeo嘔可舒（含NK1受體拮抗劑，5-HT3拮抗劑）給付於高致吐性化療的預防。

臨床上在化療當天及後兩天各服用一顆Emend，再搭配5-HT3拮抗劑及副腎皮質荷爾蒙，或者化學治療前1小時口服1顆Akynzeo，並搭配副腎皮質荷爾蒙，大可有效緩解嘔吐、反胃，讓化療療程不再叫人難以忍受。但並非所有化療藥都會有掉髮、嘔吐等副作用，治療前可與主治醫師溝通，針對個人體質選擇最妥適的藥物種類、劑量，也可視情況自費使用止吐藥。

Q 化學治療期間該注意哪些事？

A 帶口罩、避免進出公共場所、避免接觸感冒或帶感染病患者，出現發燒馬上回診。

化學治療期間宜避免進出公共場所、避免接觸感冒或帶感染病患者；與人群接觸宜帶口罩。飲食避免生食、不新鮮、過度腸胃刺激等食物。特別要注意當於化學治療療程中出現發燒現象（尤其體溫高於38°C、持續超過一小時）時，千萬別以為是小感冒或自行推斷發燒原因而延誤就醫，此時應告知負責照顧您的醫療團隊或回急診室進一步診療。

當化學治療導致體內白血球量嚴重降低時，皮下注射顆粒性白血球刺激素（有長效型或短效型）可在短時間內，有效的恢復白血球量以避免感染甚至敗血症的威脅。臨床常於化學治療時同時使用顆粒性白血球刺激素（Granulocyte-Colony Stimulating Factor；G-CSF/filgrastim）以預防化學治療導致體內白血球量嚴重降低的副作用。

雖然化學治療的副作用使人聞之卻步，但是絕大部分的副作用都會在化學治療療程結束後完全恢復；頭髮也會重新長出。

J7

Ⓠ 化學治療時，不同的藥物，是否會有不同的副作用？

Ⓐ 不同的藥物在人體上產生的副作用的確不盡相同，

以下就針對市面上常見的多種化學治療藥物的副作用，分別說明：

1　小紅莓 │ Anthracyclines

Anthracycline 類藥物目前主要有 Doxorubicin 及 Epirubicin 兩種，此類藥物是由 Streptomyces 類真菌所萃取出具抗腫瘤效應的抗生素，因為藥物溶解後為紅色，所以俗稱「小紅莓」。副作用方面為噁心、嘔吐、掉髮、骨髓抑制致白血球下降（大多於給藥後 10 至 14 天到達最低點），所以給藥前後，都需注意給予足夠的止吐藥並注意體溫變化以小心感染的併發症。其他如口腔黏膜炎及肝腎功能異常則比較少見。

Anthracycline 類藥物要特別注意的是心毒性，所以要注意累積劑量。Doxorubicin 終生累積劑量超過 $400mg/m^2$，Epirubicin 終生累積劑量超過 $900mg/m^2$ 最好就要停止使用。

2　微脂體小紅莓 │ Liposomal Doxorubicin

利用微脂體(Liposome)包裹 Doxorubicin，使未包裹藥物的血中濃度高峰降低，避免藥物與正常組織直接作用，有效的減緩副作用並可能減低 Doxorubicin 的累積性心臟毒性。此一藥物強調的是心毒性較傳統 Doxorubicin 低，也比較不會有噁心、嘔吐、落髮及骨髓抑制的副作用。但會有較高機會發生輸注反應（心悸、呼吸困難、發燒、皮疹），更常見的是手足症候群。

3　紫杉醇 │ Taxanes

Taxanes 為植物鹼類藥物，主要是作用於細胞間期的細胞分裂，穩定細胞內微小管，抑制微小管去聚合，使細胞無法完成分有絲裂過程而死亡。目前常用的有 Paclitaxel，Docetaxel，Nab-paclitaxel。三種藥物簡述於下：

❶ **Paclitaxel 的使用方法可分單週給藥或 3 週給藥。**在輔助性化學治療中，最重要的研究應為 The Eastern Cooperative Oncology Group(ECOG) E1199。在此一臨床試驗經 12 年追蹤結果，顯示每週給藥方式的 Paclitaxel，及每 3 週給藥方式的 Docetaxel，對減少乳癌復發的效果，優於每 3 週給藥模式的 Paclitaxel。尤其每週給藥 Paclitaxel 的方式，更使三陰性乳癌能改善整體存活期。

❷ **Docetaxel 的使用方式：**每 3 週 $75\text{-}100mg/m^2$ 的劑量給藥，給藥前後都應給予類固醇。

❸ **Nab-paclitaxe 的使用方式：**每 3 週或每週給藥，過敏機會低，不像 Paclitaxel 需要給副腎皮質等多種前置用藥，因此目前常與免疫治療合併使用。

副作用：三種紫杉醇各有不同的副作用。共同的副作用就是骨髓抑制，周邊神經病變及掉髮。Paclitaxel 特別要注意過敏反應，及明顯的周邊神經毒性。Docetaxel 對皮膚、黏膜的毒性較大，易有口腔炎，腹瀉、肌肉痠痛等症狀，長期使用容易四肢水腫。至於 Nab-paclitaxel 常見的副作用則是與 Docetaxel 類似。

4　癌德星｜Cyclophosphamide

常見副作用為噁心、嘔吐、掉髮及骨髓抑制。但要特別注意的副作用為出血性膀胱炎、血尿、頻尿、解尿時的疼痛。應適當的補充水分來避免出血性膀胱炎。此藥是導致更年期前病患化學治療後停經最主要的藥物。

5　白金類藥物｜Platinum compounds

與DNA產生鍵結，從而破壞DNA結構，干擾DNA修補，最後導致細胞凋亡，常用藥物如Cisplatin、Carboplatin。Platinum類藥物均為腎臟排泄，但Cisplatin會有嚴重的腎毒性，所以給Cisplatin前後通常需補充大量水分。Cisplatin的給藥劑量與其他藥物一樣是用體表面積計算，但Carboplatin則是視所需的AUC（area under curve）來決定劑量。Carboplatin雖沒有Cisplatin常見的噁心、嘔吐，但仍是中度致吐劑，此外腎毒性較低，造血副作用以血小板低下為主。

6　賀樂維｜Eribulin

Eribulin是由海綿（Halichondria okadai）所研發的新型化療藥物。主要機轉是抑制tubulin 合成microtubule，進而抑制細胞分裂。目前是使用於曾接受過Anthracycline及Taxane後的轉移性乳癌。較少有噁心、嘔吐等副作用，所以前置給藥並非必要，可經由周邊血管注射。副作用主要骨髓抑制、周邊神經病變。

7　長春花生物鹼｜Vinca Alkaloids

包括有 Vincristine、Vinblastine、以及 Vinorelbine 三種，適用癌別很多，其中 Vinorelbine 主要應用在肺癌及乳癌。Vinca Alkaloid 類的作用機轉，是抑制 tubulin 形成 microtubule，導致細胞無法複製分裂。Vinorelbine 有口服及針劑兩種給藥方式。副作用主要是骨髓抑制，使用初期建議每週追蹤血球變化，其他如周邊神經病變。口服劑型較易發生胃腸方面副作用，例如噁心、便秘、嘔吐、口腔黏膜破損及腹瀉。

8　抗代謝藥物｜Antimetabolites

此類藥物主要作用於抑制DNA或RNA的合成過程，在乳癌的運用主要有三種藥物，包括抗葉酸的 Methotrexate（MTX）、Fluorouracil（5-FU），以及 Gemcitabine。

❶　Methotrexate ｜MTX

Methotrexate 為葉酸拮抗劑，可藉由抑制二氫葉酸還原酶，干擾DNA之合成、修復及細胞之複製。Methotrexate 過量常見症狀為胃腸與血液反應，可能會引起口部潰瘍、噁心、嘔吐、腸胃症狀及骨髓抑制造成血液數據異常，治療期間應避免補充葉酸。

❷　5- 氟尿嘧啶｜Fluorouracil（5-FU）

主要與 thymidylate synthase 結合並抑制其作用，使 thymidylate 無法生成，而影響DNA的製造，給藥方式有靜脈內注射與口服兩種。目前 5-FU 類藥物，就有多種類型，乳癌目前用藥包括針劑的 5-FU、口服的 Tegafur、UFUR 、Capcecitabine（Xeloda），以及 S-1。藥物副作用如腸炎、口腔潰瘍、骨髓抑制、急性腎功能不全、肝機能障礙。

❸ **健澤｜Gemcitabine**

因抑制DNA的生合成，而產生細胞毒性之作用，一般劑量為 1000 mg/m^2。Gemcitabine 可搭配多種藥物，例如與 Paclitaxel、Platinum 及 Vinorelbine 等，施打前可給予類固醇。副作用如骨髓抑制、血小板下降、皮疹是常見的副作用。特別是有合併肺部的放射治療時，一定要特別注意，若與放射線併用，應該要減劑量，以避免照射部位產生嚴重的反應。Gemcitabine 與 Paclitaxel 併用，可使用於曾經使用過 Anthracycline 的轉移性乳癌患者。

Hormone Therapy
荷爾蒙治療

由卵巢、腎上腺或脂肪、肝臟、肌肉、骨骼產生的雌激素(Estrogen)會誘使乳癌生長。荷爾蒙療法,就是設法降低體內合成雌激素的量,或藉由阻斷雌激素與乳癌細胞的結合作用而達到治療效果。

J8

Ⓠ 何種人適合荷爾蒙治療?

Ⓐ 利用分析病理檢驗報告中所呈現的荷爾蒙受體狀態來決定手術後是否輔予荷爾蒙療法。雌激素受體陽性 ER(+) 或黃體素受體陽性 PR(+),則適合採用。

利用荷爾蒙治療先決條件,為乳癌組織應呈現雌激素受體陽性ER(+)或黃體素受體陽性PR(+)。假如雌激素受體陰性ER(-)及黃體素受體陰性PR(-)則利用抗荷爾蒙治療乳癌其效果乏善可陳。從取出的乳癌組織中可經病理檢驗出乳癌細胞是否含有雌激素受體或黃體素受體,臨床上即利用分析病理檢驗報告中所呈現的荷爾蒙受體狀態來決定手術後是否輔予荷爾蒙療法。雌激素受體陽性ER(+)即經由免疫組織化學染色測驗,Immunohistochemistry(IHC)ER>1%[圖1];黃體素受體陽性PR(+)即PR>1%[圖2](最新ASCO分類法)。

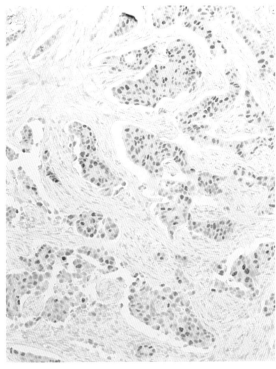

圖 1 ｜ ER(+)

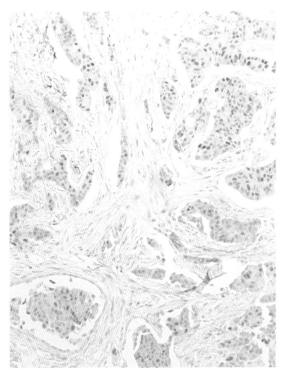

圖 2 ｜ PR(+)

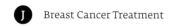

另一種算法為 Allred 得分法[圖3]；免疫組織化學染色比例(0~5分)和染色強度(0~3分)的總分，得分0~2視為陰性，3~8為陽性。

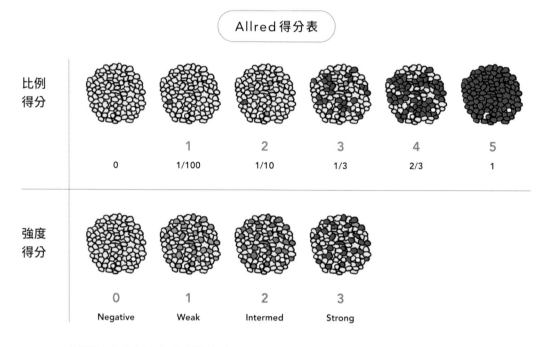

Allred 得分表

比例得分						
	0	1	2	3	4	5
	0	1/100	1/10	1/3	2/3	1

強度得分				
	0	1	2	3
	Negative	Weak	Intermed	Strong

上述兩種方法，為染色後荷爾蒙受體比例、染色強度佔比。顏色愈深，即愈適合接受荷爾蒙治療。

圖 3

Q 泰莫西芬(Tamoxifen)荷爾蒙治療時注意事項為何？

A 可能副作用為增加子宮內膜癌機會及深部靜脈血栓致肺栓塞，建議使用前先測量子宮內膜厚度，並每年一次門診追蹤以了解子宮內膜厚度變化。

泰莫西芬(Tamoxifen)是40幾年來一直廣為使用的抗雌激素荷爾蒙藥物，它能影響雌激素與乳癌細胞結合的作用。乳癌手術後使用Tamoxifen能有效降低癌症的復發，減少對側乳房發生乳癌，降低乳癌死亡率；此外Tamoxifen也可作為乳癌發生轉移時的治療。Tamoxifen一般建議使用時間為5~10年，它是停經前婦女雌激素受體陽性ER(+)或黃體素受體陽性PR(+)的首選荷爾蒙用藥，也可使用於停經後乳癌組織呈現ER(+)或PR(+)的女性身上。

使用Tamoxifen副作用包括心悸、盜汗、頭暈、發熱、潮紅等停經症候症狀，有時會有肝機能異常導致GOT、GPT數值上升或增加血中三酸甘油脂現象。須特別注意的可能副作用為增加子宮內膜癌機會及深部靜脈血栓致肺栓塞顧慮，建議婦女於使用Tamoxifen前先至婦產科門診測量子宮內膜厚度，並且每年一次婦產科門診追蹤以了解子宮內膜厚度變化。於使用Tamoxifen期間若發生異常陰道出血則應小心子宮內膜增生或誘發子宮內膜癌的可能。

不過也不須過度擔心使用 Tamoxifen 後因子宮內膜增生衍生子宮內膜癌的問題；英國大型臨床研究資料（ALTAS）結果顯示，使用 Tamoxifen 5 年及 10 年發生子宮內膜癌的機會分別為 1.6% 與 3.1%；而因子宮內膜癌致死率分別為 0.2% 與 0.4%。子宮內膜增生問題大多發生在停經後年齡而接受 2 年以上 Tamoxifen 使用者居多。使用 Tamoxifen 對身體益處為能降低膽固醇，特別是「壞」膽固醇（低密度膽固醇）、增加骨質密度，及降低心臟血管疾病等。

J10 Ⓠ **諾雷德（Zoladex）荷爾蒙治療機轉及臨床效益為何？**
Ⓐ **Zoladex 為停經前、荷爾蒙接受體陽性的乳癌病患另一種治療選擇。**

根據過去的研究，針對停經前早期乳癌病患，在適當的手術及局部放射治療後，若能進一步以手術的方法將卵巢去除或以放射線照射的方法將卵巢功能摧毀，則可以明確地延長此類病患的無疾病存活及整體存活期；換言之，「破壞卵巢」使卵巢喪失分泌雌激素的功能，可提高乳癌病患痊癒的機會。但是這二種「摧毀」卵巢的方式都有不少的副作用，包括對卵巢的損傷是永久而不可逆的，均使病患直接成為停經狀態，而必須提早面對停經症候群的威脅（如臉部潮紅、陰道乾燥、性生活不適等），其他的缺點則如手術的風險、骨盆放射治療所造成的骨髓造血功能抑制等。另外，乳癌病患所接受的化學治療也會導致提早停經，如合併 Cyclophosphamide、Methotrexate 及 Fluorouracil（CMF）的化學治療會導致 60% 以上的病患提早停經，這種化學治療所附帶的「卵巢摧毀」也被視為是化學治療的治療效益之一。

諾雷德 Zoladex（goserelin）或柳菩林（Leuplin）是一種人工合成之黃體激素釋放素（luteinizing Hormone Releasing Hormone agonist；LHRHa）的類似物。皮下注射後，可持續作用達 28~84 天之久，因此只要每 28 天或 84 天（隨注射劑型而定）注射一次即可發揮作用。LHRHa 進入血液後，會作用於腦下垂體細胞，使腦下垂體細胞幾乎不再分泌黃體荷爾蒙刺激素；卵巢在缺乏黃體荷爾蒙刺激素的刺激下，便也不再分泌雌激素；因此皮下注射 LHRHa 的婦女，等於處在停經後的狀態，如同卵巢切除手術或放射線照射般的效果。

在治療效果上，根據 ABCSG 05 研究結果發現，對早期腋下淋巴腺陽性，而且荷爾蒙接受體為陽性之停經前女性乳癌病患，在手術後接受每 28 天 3.6 毫克的 Zoladex 皮下注射 3 年並合併 Tamoxifen 治療 5 年，或是每 28 天接受一次輔助性化學治療（處方為 Cyclosphosphamide、Methotrexate、Fluorouracil）共 6 次，在平均超過 5 年的追蹤後發現，使用 Zoladex 合併 Tamoxifen 治療的組別，更能有效延長無疾病存活期，而且整體存活期也有更好的趨勢。

大型荷爾蒙治療臨床研究 ABCSG-12 顯示連續 3 年每月注射一劑諾雷得（Zoladex）加上 5 年 Tamoxifen 治療並配合每半年靜脈注射一劑雙磷酸鹽類（卓骨袛 Zometa），其中約 1/3 是有淋巴腺轉移個案在經過長達 8 年追蹤其無疾病存活率為 88.4%，整體存活率高達 95%，與化學治療成果相當。

J11

Ⓠ 年輕停經前荷爾蒙受體陽性的乳癌患者，誰須使用卵巢功能抑制劑？

Ⓐ 非低復發風險者，須使用卵巢功能抑制劑。

過去幾十年來，泰莫西芬(Tamoxifen)一直是荷爾蒙受體陽性的年輕停經前乳癌患者術後預防乳癌復發的標準治療。而最近的整合分析兩個大型國際性第三期臨床試驗SOFT和TEXT研究，SOFT研究主要想探討除了Tamoxifen外，加上卵巢功能抑制劑(停經針)對荷爾蒙受體陽性的年輕停經前乳癌患者的治療效益，同時也想了解芳香環轉化酶抑制劑在同樣年輕停經前乳癌患者的治療角色。TEXT研究主要想探討芳香環轉化酶抑制劑加上卵巢功能抑制劑(停經針)比對於Tamoxifen加上卵巢功能抑制劑(停經針)對荷爾蒙受體陽性的年輕停經前乳癌患者的治療效益差異性為何。

經過8年甚至12年追蹤顯示，泰莫西芬(Tamoxifen)+5年停經針Triptorelin或諾曼癌素(Exemestane)+5年停經針Triptorelin比對於只使用Tamoxifen者，更能降低乳癌復發率及改善整體存活期(Overall Survival；OS)；尤其年齡<35歲、先前接受過化學治療者(意即復發風險較高者)接受停經針使用的話，效益更顯著，其中Exemestane+Triptorelin組比起Tamoxifen+Triptorelin組對整體存活期(OS)的絕對獲益是增加5%。如果是沒接受化學治療的低復發風險者則建議使用Tamoxifen即可(不需再加停經針)，因為經過12年追蹤其整體存活率>95%。

綜和上述SOFT和TEXT試驗經12~13年追蹤，其中若Exemestane+停經針相較於Tamoxifen+停經針更能避免乳癌的復發，其無復發存活率(88.4% vs 86.6%)，但整體存活率並無顯著差異(90% vs 89%)；然而於單用Tamoxifen組無復發存活率為84.8%，整體存活率(OS ratio)86.8%。

 J12

Ⓠ 促性腺激素釋放激素(GnRHa)能增加懷孕機會？

Ⓐ 目前醫界對卵巢功能抑制法，對於生殖能力改善效益仍未下定論。

停經前輔助性荷爾蒙治療注射類黃體激素釋放素，以40歲以前療效更顯著，適用於復發風險較高族群。文獻顯示在接受化學治療後如果停止月經超過一年者預後較佳。生育年齡乳癌患者術後若接受化學治療，有可能會因化學藥物毒性副作用而導致卵巢功能破壞，而造成暫時性停經或部分演發成永久性停經而喪失生育能力。最新醫學研究報告顯示，於進行乳癌術後化學治療同時使用促性腺激素釋放激素GnRHa關閉卵巢機能讓卵巢休息，減少卵巢濾泡受化學藥物毒性副作用，會減低化療後卵巢功能衰竭比率及增加懷孕機會。很多隨機試驗大多呈現有保護卵巢功能、增加懷孕機會結果，但是過去也有呈現不一致結果報告。目前醫界對卵巢功能抑制法(GnRH agonist)對於生殖能力改善效益仍未下定論。

由上可知停經前婦女雌激素來源主要經由卵巢產生，因此可經由使用注射類黃體激素釋放素LHRH agonist 或稱GnRHa(Gonadotropin releasing hormone agonist)；如諾雷得Zoladex (Goserelin)、柳菩林Leuplin，藉由抑制腦下垂體分泌促性腺激素來阻斷卵巢產生雌激素，以抑制乳癌復發或轉移；使用注射類黃體激素釋放素來降低體內雌激素的效果與手術切除卵巢相似，因而臨床上常用於停經前婦女且荷爾蒙受體陽性的乳癌於術後的輔助性荷爾蒙治療或發生轉移時的治療。

在兼顧保有生育能力又得以有效抑制乳癌復發考量下，使用注射類黃體激素釋放素（如Zoladex、Leuplin）加上Tamoxifen治療，不僅能得到類似化學治療效果而且大多數患者在停止此種荷爾蒙治療方法後，又再度恢復生育能力。

Q 何謂芳香環轉化酶抑制劑？優點為何？

A 芳香環轉化酶抑制劑用於停經後雌激素受體陽性ER(+)者，比Tamoxifen更能減少局部復發、增加無疾病存活期，而且不會有增加子宮內膜癌機會及深部靜脈血栓的副作用。

停經後婦女由於卵巢機能退化，雌激素主要來源變成源自周邊組織如脂肪、肝臟、肌肉、骨骼裡的男性荷爾蒙經由芳香環轉化酶（Aromatase）轉成女性荷爾蒙；芳香環轉化酶是停經後婦女體內產生雌激素的必要酵素，因此可利用阻斷芳香環轉化酶來降低雌激素的產生。目前芳香環轉化酶抑制劑（Aromatase Inhibitor；簡稱AI）是停經後婦女雌激素受體陽性ER(+)或黃體素受體陽性PR(+)的第一線荷爾蒙用藥，除非病人為芳香環轉化酶抑制劑不適用對象（如高血脂症、嚴重骨質疏鬆、骨關節疼痛）才考慮使用泰莫西芬（Tamoxifen）。市面常使用包括安美達Anastrozole（Arimidex）、復乳納Letrozole（Femara）、諾曼癌素Exemestane（Aromasin）。

多數大型臨床研究已證實此類芳香環轉化酶抑制劑用於停經後雌激素受體陽性ER(+)者，在治療乳癌效果上優於Tamoxifen；不僅比Tamoxifen更能減少局部復發、增加無疾病存活期（甚至部分芳香環轉化酶抑制劑可增進整體存活期）而且不會有增加子宮內膜癌機會及深部靜脈血栓的副作用；雖然芳香環轉化酶抑制劑對於雌激素受體陽性ER(+)者治療效果頗佳，但其使用對象必須在停經後（自然停經或化學治療造成的停經）使用才有療效。在荷爾蒙受體陽性復發或晚期乳癌，芳香環轉化酶抑制劑常會搭配CDK4/6抑制劑，如愛乳適（Palbociclib）、癌擊利（Ribociclib）、捷癌寧（Abemaciclib）或是與mTOR抑制劑、癌伏妥(Afinitor)合併使用。

主要副作用為骨質疏鬆及關節、骨骼肌肉疼痛、高血脂症（膽固醇、三酸甘油脂上升）等。因而在使用芳香環轉化酶抑制劑前建議先偵測骨質密度，必要時須同時配合雙磷酸鹽類使用以避免骨質密度流失，甚至使用後注意膽固醇、三酸甘油脂的變化。使用芳香環轉化酶抑制劑時鼓勵多運動、多曬太陽，或視骨質密度數值結果同時合併鈣片、維他命D的使用，以避免藥物造成骨質密度流失、疏鬆。建議芳香環轉化酶抑制劑使用期為5年（某些高復發危險族群，如淋巴腺轉移、HER2陽性等，才建議超過5年使用期），也可先使用2年Tamoxifen再繼續給予3年芳香環轉化酶抑制劑（此法尤其適用於停經期前後婦女）或在5年泰莫西芬（Tamoxifen）後繼續使用芳香環轉化酶抑制劑5年。

在幾個大型臨床研究中，雙磷酸鹽類藥物如卓骨祂（Zometa）可減少骨質流失，降低骨轉移、遠端復發的風險且改善無疾病存活期。雙磷酸鹽類藥物也能降低乳癌死亡率，因此卓骨祂（Zometa）可考慮是停經後婦女荷爾蒙受體陽性乳癌的標準治療。

J14
Q 法洛德Fulvestrant（Faslodex）該何時使用？
A 適用於已接受輔助抗雌激素療法，但疾病仍復發，或使用抗雌激素療法但疾病仍惡化的停經婦女，且其雌激素受體為陽性的局部晚期或轉移性乳癌。

法洛德是最新一代之雌激素受體拮抗劑，可與雌激素受體緊密結合，並促使雌激素受體結構崩散。與傳統藥物Tamoxifen或芳香環轉化酶抑制劑不同的是，傳統藥物僅能阻斷部分雌激素受體之訊息傳遞，但法洛德可完全阻斷所有雌激素受體下游之訊息傳遞路徑。

適用於已接受輔助抗雌激素療法，但疾病仍復發，或使用抗雌激素療法但疾病仍惡化的停經婦女，且其雌激素受體為陽性的局部晚期或轉移性乳癌。使用方法為每個月肌肉注射一次，常單獨使用或者合併CDK4/6抑制劑使用。晚期或轉移性荷爾蒙受體陽性且HER2陰性癌腫瘤發生PIK3CA突變時則建議使用愛克利（Alpelisib）＋法洛德（Fulvestrant），可顯著延長無惡化存活期。但對重度肝功能受損的病患、病患具有出血傾向、血小板低下症或正在使用抗凝固劑治療的病患不可使用。

Precisely Target Cancer Cells: Targeted Therapy

精準打擊癌細胞的標靶治療

醫學的進步大大提升了乳癌的長期存活率。目前乳癌5年整體存活率，無論在歐美或台灣皆已達88%以上，此項令女性鼓舞的成果，除歸功於乳癌早期篩檢的政策外，另外手術的進步、荷爾蒙治療藥物、化學治療藥物及標靶治療藥物的進步也是主因之一。其中標靶治療更是近年來極受重視的藥物治療方式之一。標靶治療可以專一地瞄準癌細胞生存所需的重要機制，加以抑制或破壞，減少對正常細胞的傷害。

Q 標靶治療和傳統的化學治療有什麼不同？

A 標靶治療可專一瞄準癌細胞加以抑制或破壞，減少對正常細胞的傷害，傳統化學治療則無法區分正常細胞與癌細胞。

標靶治療即利用攻擊癌細胞的某一特定結構處或影響癌細胞分裂過程中訊息傳導路徑使癌細胞分裂成長受抑制。標靶治療直接殺傷癌細胞而不傷及正常組織，通常做為化學治療外的輔助療法。目前臨床上使用於治療乳癌的藥物如：賀癌平 Trastuzumab（Herceptin）、泰嘉錠 Lapatinib（Tykerb）及賀疾妥 Pertuzumab（Perjeta）、賀癌寧 T-DM1（Kadcyla）、癌伏妥 Everolimus（Afinitor），癌思停 Bevacizumab（Avastin）即屬於標靶治療。

傳統的化學治療無法區分正常細胞與癌細胞會殃及並傷害分裂較快速的正常細胞，產生不適的副作用。標靶治療專一地瞄準癌細胞生存所需的重要機制，加以抑制或破壞，減少對正常細胞的傷害。

J16

Ⓠ 什麼是 HER2？有何臨床意義？

Ⓐ HER2就是人類上皮因子接受體第2蛋白，約有25%乳癌患者會有HER2基因過度表現的現象。

HER2 就是人類上皮因子接受體第 2 蛋白[圖1,2]，為存在於健康細胞表面的蛋白質，功能是調控細胞的生長與分裂。乳癌患者，細胞表面存有許多上皮生長因子接受體，當這些接受體被活化後，會將訊息傳遞至細胞核內引發腫瘤細胞的生長及轉移，約有 25% 乳癌患者會有 HER2 基因過度表現的現象[圖3]，HER2 陽性患者發生復發或轉移的機會通常較高，整體存活期也會較陰性患者短；對某些化學治療，荷爾蒙治療效果也較差。醫師開始治療乳癌前，通常會進行 HER2 基因的檢測，能更準確地決定治療方式。臨床上對於 HER2 陽性（HER2/3+ 或 FISH+）者，建議使用賀癌平（Herceptin）、泰嘉錠（Tykerb）、賀疾妥（Perjeta）甚至賀癌寧 T-DM1（Kadcyla）等標靶治療。

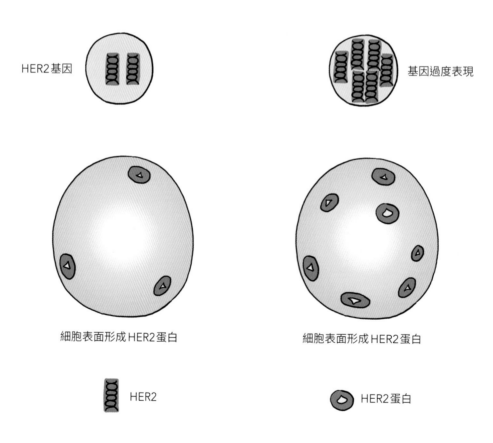

HER2
Human Epidermal Growth Factor Receptor-2

圖 1

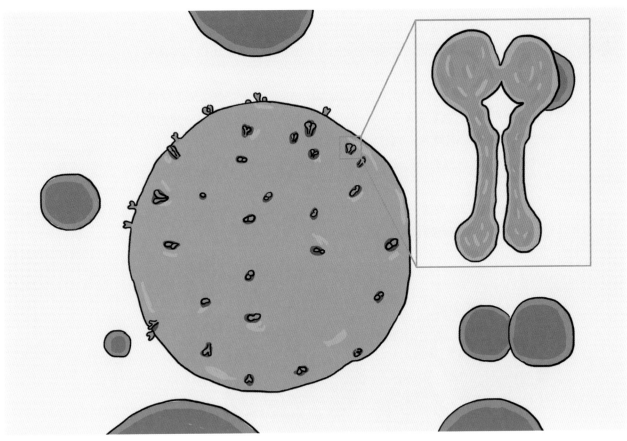

圖 2 ｜人類上皮因子接受體第 2 蛋白（HER2）

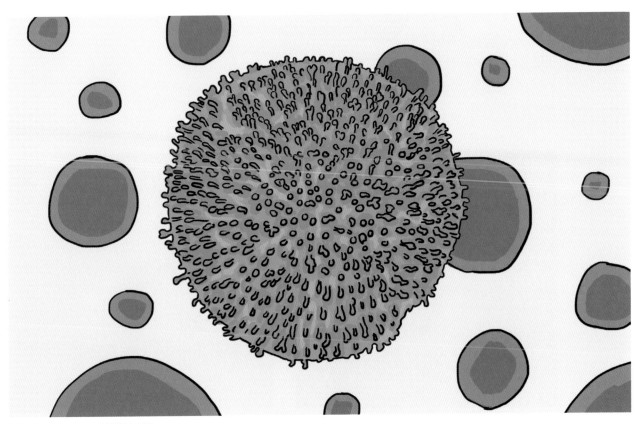

圖 3 ｜癌細胞上的 HER2 基因過度表現

J17

Ⓠ 如何檢查HER2陰性或陽性？

Ⓐ 通常利用病理免疫組織化學染色（IHC）或螢光原位雜交檢驗（FISH）。

檢查HER2是否陽性通常利用病理免疫組織化學染色（IHC）或螢光原位雜交檢驗（FISH）。免疫組織化學染色對HER2檢驗結果分有0，1+，2+，3+，如檢驗結果為HER2/0或HER2/1+即屬於陰性，HER2/3+則屬於陽性[圖1]，HER2/2+屬於難以斷定陰性或陽性（即介於陰性與陽性間），此類病患建議進一步利用螢光原位雜交檢驗（FISH）加以確認其陰陽屬性

FISH在檢查HER2時是一種量化的檢驗法，可以看出HER2基因的套數，比IHC檢驗法更精準，但檢測費用較高，報告結果則分為FISH陰性[圖2]或FISH陽性[圖3]。

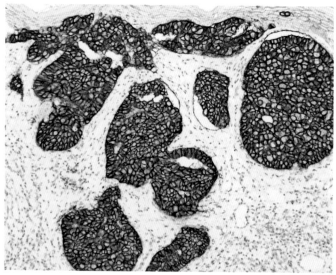

圖1｜HER2 / 3+陽性

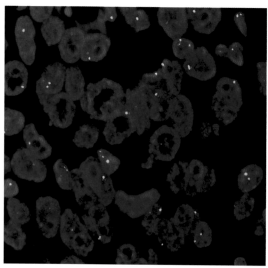

圖2｜FISH（–）陰性

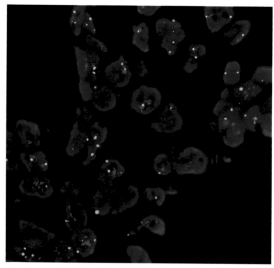

圖3｜FISH（+）陽性

J18

Q 常用標靶藥物的使用與注意事項為何？

A 乳癌常見的標靶藥物有以下幾種，注意事項分述如下：

1　**注射標靶藥物｜賀癌平 Herceptin**

賀癌平的作用機轉：除了抗原-抗體作用之外，在體外及動物試驗中發現能夠對 HER2 高表現的癌細胞引發「抗體依賴型細胞媒介細胞毒性」（Antibody-dependent Cell-mediated Cytotoxicity 簡稱 ADCC，即免疫療法），進而殺死此類細胞。

賀癌平對於乳癌患者於術前、術後輔助性治療或發生遠端轉移時，均有臨床上治療的角色，賀癌平在 1998 年以後已成為 HER2 陽性，轉移性乳癌之標準治療。

此藥是經由靜脈注射，每週或每三週注射一次，也可經由皮下每三週注射一次。在術後輔助性治療（Adjuvant therapy）多數大型臨床研究證實可降低 40~50% 的復發率，提升整體存活率，一般建議使用期為一年；轉移性乳癌治療使用期則視臨床療效而決定。

藥物主要副作用為心臟毒性，因此心臟血流搏出率大於 50% 者使用才安全，此外 Herceptin 應避免與小紅莓（如 Epirubicin、Doxorubicin）化學藥物同時合併使用，以防止因心臟毒性而致心臟血流搏出量減少、心肌缺血，使用賀癌平期間每 3~6 個月必須進行心臟功能檢查以防止心臟功能受損。

2　**口服標靶藥物｜泰嘉錠 Tykerb**

泰嘉錠可藉由小分子特性進入細胞內阻斷 HER1、HER2 訊息傳遞路徑，達到抑制癌細胞生長的目的。對於病理呈現 HER2 陽性的乳癌發生遠端轉移時，除了可使用賀癌平外，口服標靶治療藥物泰嘉錠也能有效使用於賀癌平失敗的病例，尤其腦部轉移病灶的改善。副作用主要為下痢、手掌、足底皮膚紅疹、肝臟毒性，及感覺異常。

3　**注射標靶藥物｜賀疾妥 Perjeta（Pertuzumab）**

HER2 與 HER3 形成雙聚體會啟動多重訊息傳遞路徑，增加腫瘤分化增生。Perjeta 利用抑制 HER2 雙聚的作用，阻斷了 HER 訊息傳遞路徑所造成的腫瘤生長，是第一個防止 HER2、HER3 配對雙聚的標靶藥物[圖1]。

常與 Herceptin 及 docetaxel 併用於術前輔助性標靶治療、術後輔助性標靶治療或轉移後之 HER2 過度表現（IHC3+ 或 FISH+）乳癌病患。它的副作用為腹瀉、噁心、心臟功能降低等。

4　**精準標靶藥物｜賀癌寧 T-DM1**

針對 HER2 受體的抗體藥物複合體，它包含兩種抗癌藥物（標靶治療的單株抗體 + 化療藥物）。賀癌寧和 HER2 陽性的癌細胞結合後，可將化療藥物帶進細胞內部在癌細胞中將化療藥物釋放出，進而直接殺死癌細胞。比起原有的 HER2 陽性轉移性乳癌二線治療，更能顯著延長並改善疾病無

惡化存活期（Progression-free Survival；PFS）與整體存活期（Overall Survival；OS）也能降低 HER2 陽性轉移性乳癌患者疾病復發的風險。

T-DM1常應用於使用賀癌平失敗後的轉移性乳癌或術前接受過輔助性紫杉醇化學藥物＋賀癌平（甚至＋賀疾妥 Perjeta）標靶治療後，如果術後乳房組織或淋巴腺內仍然殘留病灶者，於術後 14 次 T-DM1 比對於 Herceptin 治療者可降低一半（50%）的復發或死亡風險。藥物副作用主要為血小板下降、肝臟毒性（GOT ↑、GPT ↑）

5　**抗體藥物複合體**｜Enhertu（trastuzumab deruxtecan）
是一種新研發的 HER2 抗體藥物複合體（Antibody–Drug Conjugates，ADC），用於既往接受過一線、二線抗 HER2 藥物或 T-DM1 療效不佳的 HER2 轉移性乳癌，III 期試驗顯示 Enhertu 組與 T-DM1 組相比，疾病無惡化存活期在 T-DM1 為 7.2 個月，而 Enhertu 組高達 25.1 個月。與 T-DM1 相比，Enhertu 的疾病進展或死亡風險比 T-DM1 降低了72%。幾乎所有接受 Enhertu 治療的患者都能存活一年（94.1%），而接受 T-DM1 治療的患者為 85.9%。

6　**口服標靶藥物**｜**癌伏妥（Afinitor）**
屬於口服mTOR抑制劑，經研究證實能克服荷爾蒙治療產生抗藥性的困境，提供荷爾蒙接受體陽性、HER2受體陰性（ER+/HER2–）且之前使用芳香環酶抑制劑復發或惡化之停經後晚期乳癌患者另一項新的治療選擇，可延緩化療使用時期，常見副作用為口腔炎、皮膚紅疹、血糖上升等、偶見間質性肺炎。使用含副腎皮質荷爾蒙漱口水可減輕口腔炎症狀。

7　**口服標靶藥物**｜**賀儷安 Neratinib（NERLYNX）**

A　**用於早期 HER2 陽性乳癌的延長輔助治療**
Neratinib 用於早期 HER2 陽性乳癌的延長輔助治療是根據一項多中心、隨機、雙盲、安慰劑對照的 III 期 ExteNET 試驗結果。這項試驗共納入 2840 例早期 HER2 陽性乳癌患者，納入的研究對象均在開始試驗的前 2 年已經接受了 Herceptin 藥物治療。試驗分為兩組：Neratinib 組和安慰劑組，2 年追蹤後，結果顯示，接受 Neratinib 治療的患者中，無疾病生存（沒有出現癌症復發或死亡）的患者佔比 94.2%；接受安慰劑治療的患者佔比 91.9%。其中尤其以雌激素受體陽性者療效才顯著。副作用：腹瀉、噁心、嘔吐、疲勞、皮疹、肝功能損傷等。

B　**用於晚期 HER2 陽性乳癌的治療**
HER2 陽性的乳癌患者約佔總體乳腺癌案例中的 20~30%，其標準治療方式為於手術後合併化療治療，Trastuzumab 使用為期一年，但仍有高達 25% 的患者會復發，而美國FDA於 2020 年 2 月批准的 Neratinib 與第一線治療藥物 Capecitabine 合併使用為轉移性 HER2 陽性患者提供另一種新治療方式。

根據三期臨床試驗——NALA為隨機、開放性、多中心的臨床試驗，一組給予Neratinib聯合Capecitabine治療，另一組給予Lapatinib加上Capecitabine，對患者進行治療直到疾病惡化或出現不可忍受的副作用。Neratinib加上Capecitabine組其疾病無惡化存活期(PFS)中位數為5.6個月、整體存活期(OS)中位數為21個月；接受Lapatinib加上Capecitabine組其疾病無惡化存活期(PFS)中位數為5.5個月、整體存活期(OS)中位數為18.7個月。Neratinib合併Capecitabine的組別無論在PFS、OS的成果上皆有較佳表現。而Neratinib合併Capecitabine組別最常見的副作用包含腹瀉、噁心、嘔吐、食慾下降、便秘、疲勞/乏力、體重減輕等症狀。

8　新生血管抑制劑｜癌思停(Avastin)

腫瘤發展過程中具有血管新生的現象，供應腫瘤長大的養分並提供癌細胞轉移路徑血管。新生血管抑制劑癌思停使某些已經存在之腫瘤微血管萎縮、剩餘腫瘤血管正常化讓化療藥物可以進入腫瘤，增加併用的化療藥物的療效，同時抑制新的腫瘤血管生成抑制後續的腫瘤生長。使用期間要注意血壓監測、是否有未癒合傷口、消化性潰瘍及抗凝血劑使用。

注射標靶藥物／賀疾妥
Perjeta (Pertuzumab)

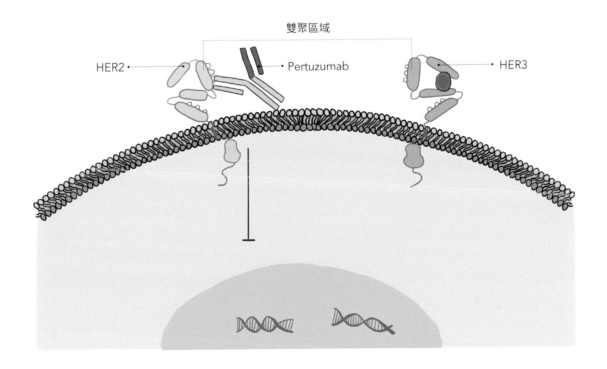

圖1｜第一個HER2雙聚抑制的標靶藥物

Q 何謂雙標靶治療？
A 兩種不同作用機轉的標靶藥物結合一起使用。

把兩種不同作用機轉的標靶藥物結合一起使用，就是雙標靶治療；最常見為賀癌平（Herceptin）＋賀疾妥（Perjeta）組合，另外賀癌平（Herceptin）＋泰嘉錠（Tykerb）也屬於雙標靶治療。

最常與賀癌平組合搭配成用為雙標靶治療的藥物為賀疾妥（Perjeta），賀疾妥是一種抑制癌細胞表面 HER2 與 HER3 形成配對雙聚的藥物，與單標靶賀癌平比較起來，雙標靶藥物療效確實優於單標靶，臨床證據可見於轉移性乳癌，術後輔助性治療（Adjuvant）及術前輔助性治療（Neoadjuvant）的乳癌。

Q 雙標靶治療最適合何時使用？
A 乳癌術前、術後都可使用，轉移性乳癌也可使用。

1　術前輔助性標靶治療

HER2 陽性乳癌患者若是腫瘤 >2 公分或淋巴腺有轉移，建議進行術前輔助性標靶治療，視手術後乳腺檢體或淋巴腺是否有殘存癌細胞而決定後續標靶藥物的選擇。有關術前輔助性標靶治療成效，在單標靶或雙標靶的比較性臨床試驗主要為 Neo-Sphere 及 TRYPHAENA，重點主要觀察雙組用藥 pCR 的療效比率並評估副作用（註：pCR 指病理報告呈現乳房及腋下淋巴腺已完全看不到侵襲性乳癌病灶），高 pCR 者有較低復發率及長期存活率；於 Neo-Sphere 試驗結果顯示 4 次單用歐洲紫杉醇 + 賀癌平組的 pCR 為 29%，若是歐洲紫杉醇 + 賀癌平 + 賀疾妥（雙標靶組）的 pCR 為 46%，尤其若是雌激素受體陰性 ER(–)，黃體素受體陰性 PR(–)、HER2 陽性者 pCR 高達 63%；反之 ER(+) 及 / 或 PR(+)、HER2 陽性者 pCR 約為 26%。顯示雙標靶組比單標靶組療效更佳。TRYPHAENA 試驗結果 6 次 TCHP（歐洲紫杉醇 + 卡鉑 + 賀癌平 + 賀疾妥）的術前雙標靶組平均 pCR 高達 60% 以上，尤其在 ER(–)、PR(–)、HER2 陽性者 pCR 更高達 83.8%；反之 ER(+) 及 / 或 PR(+)、HER2 陽性組 pCR 比率為 50 %。

2　術後輔助性標靶治療

成果主要評估無疾病存活期（DFS）及整體存活期（OS），最著名的 III 期臨床試驗為 APHINITY Trial，在此項手術後接著化學治療 + 賀癌平比對於化學治療 + 賀癌平 + 賀疾妥（雙標靶組）經 6 年追蹤結果其無復發比率分別為 87.8% 及 90.6%。術後 18 次雙標靶藥物效益對於淋巴腺轉移患者特別顯著，至於對淋巴腺未轉移乳癌患者而言，術後的雙標靶治療比對於單標靶治療並無顯著療效差異。

3　轉移性乳癌的雙標靶治療

具 HER2 陽性的轉移性乳癌已因賀癌平的使用，其長期存活率並不亞於 HER2 陰性者。雙標靶比對於單標靶用於轉移性乳癌的 III 期臨床試驗首推著名的 CLEOPATRA Trial：在 2015 年文獻發表具 HER2 陽性轉移性乳癌患者在第一線時使用歐洲紫杉醇 + 賀癌平（單標靶組）比對於歐洲紫杉醇

+ 賀癌平 + 賀疾妥（雙標靶組）於中位數 50 個月追蹤分析，其整體存活期中位數分別為 40.8 個月及 56.5 個月；雙標靶組比單標靶組多出了15.7 個月生存期。2020 年文獻發表其整體存活期中位數分別為 40.8 個月（單標靶組）及 57.1 個月（雙標靶組）；經 8 年多長期追蹤，顯示整體存活率於雙標靶組為 37%，相對於單標靶組為 23%。至於副作用方面，雙標靶組主要為有更多白血球低下性發燒、腹瀉、心臟毒性；唯心臟毒性差異並無統計意義。

綜合上述得知，賀癌平合併賀疾妥經由雙面阻斷 HER2 信息路徑以抑制癌細胞生長是最常用的雙標靶治療；成效上顯示第一線 HER2 陽性轉移性乳癌使用歐洲紫杉醇（Taxotere）+ 賀癌平（Herceptin）+ 賀疾妥（Perjeta）雙標靶組比對於歐洲紫杉醇（Taxotere）+ 賀癌平（Herceptin）有顯著疾病無惡化存活期（PFS）及整體存活期（OS）的提升。在術前輔助性化學治療（Taxotere+Carboplatin）合併雙標靶（Herceptin+Perjeta），有機會看到高達 8 成以上患者可達到病理完全反應（pCR）。於手術後雙標靶（Herceptin+Perjeta）療效也優於單標靶賀癌平（Herceptin），尤其適用於淋巴腺轉移者。

J21

Q 哪些人不能使用標靶治療？

A HER2陰性、心臟功能障礙、懷孕、正在哺乳，或準備懷孕者不能使用。

臨床上最常使用的抗 HER2 標靶藥物為賀癌平，它能與癌細胞上的 HER2 受體結合，阻斷對癌細胞的訊息傳導，使癌細胞無法生長分裂，同時也會啟動身體內的免疫細胞來攻擊已經結合賀癌平的癌細胞，造成癌細胞的死亡。賀癌平可能會導致心臟功能的變化，在第一劑賀癌平之前，醫師可能會進行病史、身體檢查、心電圖、心臟超音波等檢查，以確定心臟功能狀況，在治療期間，醫師也會定期評估心臟功能。建議早期乳癌患者，治療期持續治療 1 年；轉移性乳癌患者持續治療，直到出現疾病惡化為止。如果有心臟病、高血壓或任何肺部相關的疾病者於用賀癌平藥物前一定要告知醫師；已懷孕、正在哺乳，或準備懷孕者不能使用。

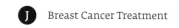

New Dawn for Triple-Negative Breast Cancer

免疫療法
三陰性乳癌的治療新曙光

三陰性乳癌(Triple-Negative Breast Cancer；TNBC)是乳癌分子基因亞型分類中預後不好的亞型，化學治療是標準治療模式。目前並無能有效延長轉移性三陰性乳癌整體存活率的標靶治療，醫界正積極朝新藥研發、新治療模式來增進對三陰性乳癌的療效。

三陰性乳癌過去主要的治療方法是化學治療，然而一旦化學治療產生抗藥性後，就容易造成生命威脅。隨著醫療發展的進步，目前針對三陰性乳癌已經發展出一種新的治療方式：免疫療法。根據臨床研究指出，高達六成的病人對於免疫療法有反應，這也為三陰性乳癌病人的治療，帶來了新的希望與曙光。在治療上，一些新型的標靶治療藥物或是免疫療法更是未來的發展方向。

J22

Ⓠ **三陰性乳癌的臨床特性為何？**

Ⓐ **三陰性乳癌是指乳房腫瘤組織病理化驗結果呈現雌激素受體陰性ER(−)、黃體素受體陰性PR(−)及人類上皮因子接受體第2蛋白陰性HER2(−)，所以病患對各類荷爾蒙治療、抗HER2的標靶藥物無效。**

三陰性乳癌是指乳房腫瘤組織病理化驗結果呈現雌激素受體陰性 ER(−)、黃體素受體陰性 PR(−) 及人類上皮因子接受體第 2 蛋白陰性 HER2(−)，佔乳癌中 15~20%。三陰性乳癌的特點有：① 發病年齡較輕；② 細胞惡性程度高；③ 乳房腫瘤大、容易有淋巴腺轉移；④ 帶有 BRCA1 基因突變者多；⑤ 表現 CK5/6 或 CK17 基底細胞標記；⑥ 遠端轉移的時間短；⑦ 治療難度高；⑧ 發病後死亡率較高。但是並非每位三陰性乳癌患者多會是不良預後族群，不需過於悲觀，還是值得勇於積極治療。在復發分佈時間點上前 3 年（尤其 1~2 年）是三陰性乳癌復發最常見的高峰期，但到了 7~8 年後三陰性乳癌的復發比率反而比非三陰性乳癌來得低。

在治療上，因為三陰性型乳癌既沒有 ER、PR 也沒有 HER2 接受體，所以病患對各類荷爾蒙治療藥物是無效的，當然抗 HER2 的標靶藥物對這種乳癌也不會有效。所以目前治療三陰性乳癌的主要方法為化學治療（如小紅莓和紫杉醇），或可合併放射線治療來進行疾病的控制。然而一旦化學治療產生抗藥性後，就容易對生命造成威脅。進展或轉移性三陰性乳癌病人，在開始第一線化學治療不到半年的時間內，大多數會出現治療失敗的情形。

近年來，從乳房腫瘤組織中發現，三陰性乳癌有較多的腫瘤浸潤淋巴球細胞(Tumor-infiltrating Lymphocytes；TILs)、較高的 PD-L1 表現、基因容易有非同義突變，這些特徵顯示三陰性乳癌能夠從免疫治療中獲得治療成效。

Q 三陰性乳癌的免疫治療機制是什麼？
A 重新喚醒免疫系統並活化，卸除癌症細胞的偽裝，
　加強成功的辨識並攻擊不正常增生的癌細胞。

人體的免疫系統就像是身體裡的天然防禦軍隊，負責巡視身體內有無外來的病源體，如細菌、黴菌、病毒入侵，或是檢查身體內有沒有不正常增生的細胞產生。免疫系統(如T細胞、自然殺手細胞、B細胞)會負責認清與消滅這些外來物與不正常增生的細胞(譬如癌細胞)，維持體內細胞機制正常的運作。然而有時候狡猾的癌細胞會將自己偽裝成正常的細胞，利用分泌一些激素與細胞傳遞物質，讓免疫系統無法認出它，逃過免疫系統的辨識與攻擊，而有機會在身體內逐漸長大，進而威脅到妳的生命健康。

免疫治療的主要機制，就是重新喚醒病患的免疫系統，卸除癌症細胞的偽裝，重新認出癌細胞，讓免疫系統活化，加強成功的辨識並攻擊不正常增生的癌細胞，對於長期癌症控制與預防復發都能發揮良好的治療成效，這就是所謂的免疫治療。

早先讓腫瘤醫界看到新契機的就是黑色素瘤，當時該疾病讓醫師相當棘手，利用免疫療法後大大提升治療成效，陸續更有肺癌、淋巴癌、泌尿道癌、胃癌……等領域也如火如荼的研究與研發新藥物。

Q 免疫檢查點抑制劑 (Immune Checkpoint Inhibitors；ICPi) 的治療機轉為何？
A 藉由打開 PD-1 跟 PD-L1 的結合，重新啟動免疫細胞的功能。

醫學研究發現引致T細胞不能消滅癌細胞的原因，是因為在T細胞表面一種叫PD-1(Programmed cell death protein 1) 的蛋白質被一種存在於癌細胞表面叫PD-L1(Programmed death-ligand 1) 的蛋白質所抑制。PD-1和 PD-L1有結合的特性，兩者一旦結合就會抑制T細胞對癌細胞攻擊的能力。因此只要把兩者中的其中一個拑制住，不讓 PD-1和 PD-L1結合，這樣免疫系統就可繼續發揮作用，阻斷癌細胞生長。PD-1中文名稱譯成細胞程式死亡受體-1；PD-L1中文名稱譯成細胞程式死亡配體-1。

癌細胞藉由偽裝達到免疫逃脫（Immune Escape）來躲避免疫系統的攻擊，而免疫逃脫其中的機制之一，便是藉由癌細胞發展出的PD-L1與免疫細胞表面的PD-1接合，開啟免疫細胞的煞車系統，讓癌細胞躲過免疫細胞的辨識與追擊。「免疫檢查點抑制劑」（Immune Checkpoint Inhibitors；ICPi）則是藉由打開PD-1跟PD-L1的結合[圖1]，重新啟動免疫細胞的功能。近年來，免疫檢查點抑制劑陸續突破了黑色素細胞癌、肺腺癌、腎細胞癌等癌別的治療困境後，在三陰性乳癌的治療成效早已備受關注與期待。目前，已上市的PD-1抑制劑有nivolumab和pembrolizumab；PD-L1抑制劑則有atezolizumab、avelumab和durvalumab。

在三陰性乳癌的免疫治療前，須使用SP142單株抗體檢測PD-L1表現於腫瘤浸潤免疫細胞（Tumor-infiltrating Immune Cells；TIICs）佔腫瘤面積的比例，若PD-L1表現≧1%，則稱為PD-L1陽性族群，這群病患得以使用atezolizumab進行免疫治療。

免疫檢查點抑制劑
Immune Checkpoint Inhibitors；ICPi

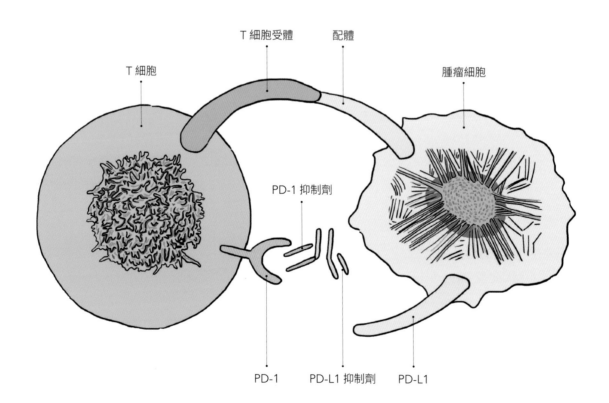

圖1

Q 三陰性乳癌免疫治療，現階段有何臨床試驗成果？

A 三陰性乳癌免疫治療有四大臨床試驗，為三陰性乳癌的治療帶來許多突破性的發展。
分述如下：

1 **IMpassion130**

IMpassion130 是一個多中心、國際性的大型臨床試驗，研究設計是採 1：1 隨機分配的方式，比較轉移性（或無法手術局部晚期）三陰性乳癌病患給予化學治療藥物（Nab Paclitaxel）合併免疫治療藥物 Atezolizumab，或化學治療藥物（Nab Paclitaxel）合併安慰劑的治療成效。結果顯示，化學治療藥物合併 Atezolizumab 組，在 PD-L1 陽性族群中，可以顯著降低 38% 的復發風險，而且整體存活期可以從 18 個月提高至 25 個月，達到超過 2 年的里程碑，為轉移性三陰性乳癌的治療帶來突破性的發展。

2 **IMpassion 131**

IMpassion131 是一個多中心、國際性的大型 III 期臨床試驗，研究設計是採 2：1 隨機分配的方式，比較轉移性（或無法手術局部晚期）三陰性乳癌病患給予化學治療藥物 Paclitaxel（Taxol）合併免疫治療藥物 Atezolizumab，或化學治療藥物 Paclitaxel（Taxol）合併安慰劑的治療成效。主要評估兩組疾病無惡化存活期（PFS），次要評估整體存活期（OS）。結果顯示，化學治療藥物合併 Atezolizumab 使用，在 PD-L1 陽性族群中並不能改善疾病無惡化存活期（PFS）（6 個月 vs 5.7 個月），也無法改善整體存活期（OS）（22.1 個月 vs 28.3 個月）。

也因上述兩大臨床試驗（IMpassion130 及 IMpassion131）無法一致支持 Atezolizumab 在轉移性（或無法手術局部晚期）三陰性乳癌病患的治療效益，致使羅氏藥廠與美國 FDA 充分溝通討論後，於 2021 年 8 月底主動撤回該藥在轉移性三陰性乳癌的藥證。目前學界仍然無法詳細解釋上述兩大臨床試驗結果不一致的真正原因，未來對免疫藥物最好的化學治療搭配藥物為何，尚待更多的臨床試驗來釐清。

3 **KEYNOTE-355**

KEYNOTE-355是一項多中心、雙盲、隨機、安慰劑對照試驗，針對局部復發性不可切除或轉移性 TNBC 患者，這些患者以前未在轉移性時接受過化學治療。患者隨機（2：1）接受每 3 週第 1 天的 200 mg Pembrolizumab 或安慰劑，合併不同的化學治療（Nab- 紫杉醇或紫杉醇或健澤＋卡鉑）。2020 年 11 月 13 日，美國食品藥品管理局（FDA）批准 Pembrolizumab（KEYTRUDA）合併化學治療用於治療局部復發性不可切除或轉移性三陰性乳癌（TNBC）。適用對象為患者的腫瘤表達PD-L1（CPS ≥10）。PD-L1表現程度經由FDA 批准的檢驗IHC 22C3。

評估的主要療效結果是疾病無惡化存活期（PFS），在 CPS ≥10 的患者組中進行測試。Pembrolizumab 合併化學治療組的中位 PFS 為 9.7 個月，安慰劑組為 5.6 個月（HR 0.65；p 值 =0.0012）。經 44 個月追蹤，中位數整體存活期（OS）於 Pembrolizumab+ 化學治療組比對於安慰劑組為 23 vs16.1 個月（p 值 0.0113）。

4　KEYNOTE-522

KEYNOTE-522 是一個國際性的大型 III 期臨床試驗，研究設計是採 2：1 隨機分配的方式，比較早期三陰性乳癌病患（1~2 公分有淋巴腺轉移或 >2 公分）在術前給予化學治療藥物合併免疫治療藥物 Pembrolizumab（Keytruda），或化學治療藥物合併安慰劑，並且術後輔助予免疫治療藥物 Pembrolizumab 或安慰劑的兩組治療成效。結果顯示，化學治療藥物合併 Pembrolizumab 使用，可以顯著增加病理完全反映 pCR（64.8% vs 51.2%），降低 37% 的復發風險。為早期三陰性乳癌的治療帶來突破性的發展。

由於是免疫治療藥物首先應用於三陰性乳癌在手術前後的突破研究，基於上述結果，2021 年 7 月 27 日美國 FDA 批准 Pembrolizumab 結合化學治療作為高危險早期三陰性乳癌患者於術前輔助治療，並且術後繼續單用 Pembrolizumab 作為輔助療法。此研究中 Pembrolizumab（Keytruda）在手術前後使用共為期 1 年，而且不管 PD-L1 陽性（CPS≥1）或陰性（CPS<1），均呈現比化學治療組有更高的 pCR。

J26

Ⓠ **免疫治療的常見副作用？**
Ⓐ **類似自體免疫反應。**

免疫檢查點抑制劑會提升人體本身的免疫力，可能引起類似自體免疫反應。主要會產生疲倦、腹瀉、皮膚疹、甲狀腺機能低下或亢進、肝機能障礙等，其他如腎上腺機能不足、肺炎、淋巴腺病變等 [圖1] 也可能發生。當治療過程有相關副作用呈現，必須告知醫療人員，及早處理嚴重副作用。

癌症免疫治療常見副作用

癌自禦 Atezolizumab 併用 nab-paclitaxel

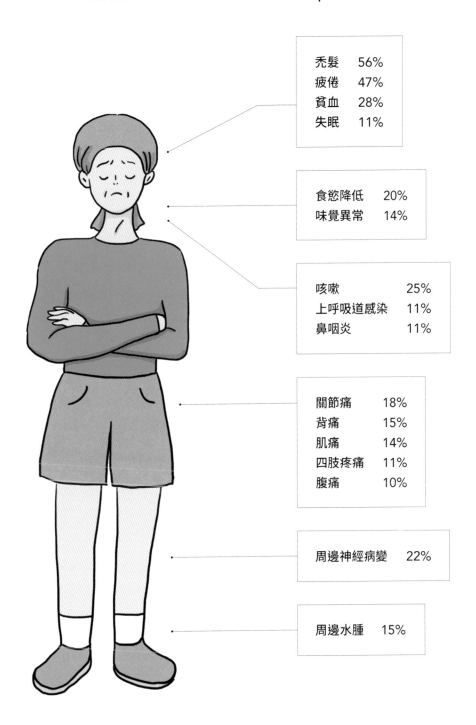

禿髮	56%
疲倦	47%
貧血	28%
失眠	11%

食慾降低	20%
味覺異常	14%

咳嗽	25%
上呼吸道感染	11%
鼻咽炎	11%

關節痛	18%
背痛	15%
肌痛	14%
四肢疼痛	11%
腹痛	10%

周邊神經病變	22%

周邊水腫	15%

圖 1

Postoperative Radiation Therapy to Reduce Local Recurrence
術後降低局部復發的放射線治療

對零期乳癌（如乳管原位癌）病灶腫瘤切除後，輔以放射線治療可減少局部復發率。對侵襲性乳癌，在術後輔以放射線治療可減少乳房局部復發及增加存活率。

27

Q 什麼是乳癌的放射線治療？哪些人需要做？

A 乳癌放射線治療，是利用X射線、伽瑪射線、粒子射線等殺死癌細胞的療法。
一般乳癌手術後，在下列情況下，需輔以放射線治療：

1 腫瘤大於5公分。

2 淋巴腺有4顆或以上的轉移。1~3 顆轉移，具較高復發風險時也建議考慮，
（如在pT1-2N1之乳癌病人，40歲以下、ER陰性、明顯淋巴血管浸潤、T2以上及高惡性度）。

3 手術切緣太接近癌腫瘤病灶。

4 侵襲性乳癌接受「乳房保留手術」後。

5 某些乳管原位癌僅接受腫瘤切除（如面皰型乳管原位癌）。

6 緩解轉移病灶引起的疼痛。

28

Q 乳癌放射線治療療程大約須多久時間？效果如何？

A 一般為6~8週時間完成。
對侵襲性乳癌，在術後輔以放射線治療可減少乳房局部復發及增加存活率。

由於大部分局部復發位置都在原先腫瘤附近，理論上直接將放射劑量集中在原先腫瘤位置應能達到良好局部控制，並且減少正常組織毒性。部分性乳房加速放射線治療的應用如體外放射治療、術中放射治療（Intraoperative radiotherapy；IORT）就是由此而生，目前只建議使用在早期且無淋巴腺轉移的病人身上。但是術中放射治療（IORT）目前沒有長期追蹤之結果發表，長期局部控制效果仍有疑慮。

根據CALGB 9343臨床試驗顯示，乳房保留手術在70歲以上、cT1N0、ER陽性可省略術後放射治療，其10年存活率與遠端轉移率與放射治療組並無差異。因此在低風險、體能狀態不佳之病人，在與病人討論過後，可考慮省略術後放射治療，但需要配合使用Tamoxifen。

J29 Ｑ 低分次放射治療（Hypofractionated Radiotherapy）效益為何？
Ａ 術後低分次全乳放射治療及傳統分次全乳放射治療在同側乳房復發率、
存活率並無顯著差異。

低分次全乳放射治療劑量建議為40格雷/15次或42.5格雷/16次，達成與傳統分次（50格雷/25次）治療類似之有效生物劑量，因療程縮短可使病人更便利，減少醫療花費。多個大型臨床試驗已證明在接受乳房保留手術之早期乳癌病人，術後低分次全乳放射治療及傳統分次全乳放射治療在同側乳房復發率、存活率並無顯著差異。

J30 Ｑ 什麼是質子治療？什麼人適合進行該項精準的放射治療？
Ａ 質子治療是利用加速的質子束，造成癌細胞的傷害。當質子射束抵達設定的治療目標範圍後，會一次性地完全釋放所有放射能量攻擊癌細胞，因此不會有殘餘的放射能量造成後方正常細胞的傷亡。

質子治療是利用經過加速的質子束去造成癌細胞的傷害。神奇的是，質子射束進入人體時只會釋出低放射能量，而當質子射束抵達了設定的治療目標範圍後，會一次性地完全釋放所有放射能量攻擊癌細胞，不會再有殘餘的放射能量造成後方正常細胞的傷亡，因此副作用的風險也比一般光子放射治療少。

目前普遍使用的光子放射治療，已經能大幅度降低非治療目標的放射線傷害，但因光子放射線本身的物理特性，仍有機會引發不同程度的副作用。乳癌的放射治療，雖然接受到的劑量不高，附近的心臟、肺臟和對側的正常乳房，在經年累月的治療下，仍有可能罹患其他慢性病而增加病變的風險。

而最新的質子治療，則大大的降低了過去放射治療的風險。由於質子射束先天優異的物理特性，質子治療對於照射目標以外的正常器官，包括心臟、肺臟以及對側乳房等都能有效降低其接受到的放射劑量，從而進一步降低長期副作用發生的風險。

近期的證據顯示，較有機會因質子治療獲益的乳癌病友包括：

❶ 年紀較輕、左側乳癌的患者。
❷ 有家族遺傳性癌症風險的患者。
❸ 已有心臟、肺臟疾病風險或明顯功能缺損的患者。
❹ 乳房或胸腔過去已有照過放射線，須再次放射治療的患者。
❺ 一般光子放射治療技術無法有效抑低周遭正常組織劑量的困難情境，如須內乳淋巴區照射、雙側乳癌照射或胸腔內凹的患者。

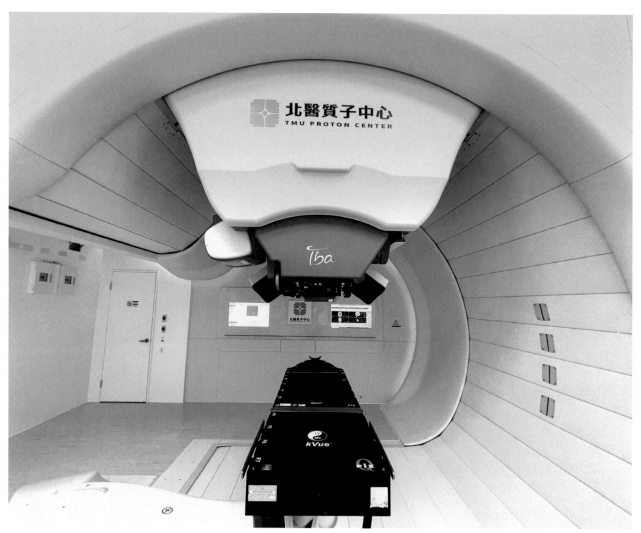

質子治療是最先進、精準的放射治療方式，北醫體系在 2022 年成立大台北第一家質子高端設備治療中心。｜北醫質子中心提供

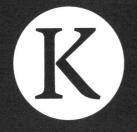

BREAST CANCER SURGERY

乳癌的外科手術

許多女性都存在的錯誤迷思，認為「得了乳癌就等於失掉一邊乳房」，因此常常對乳房腫瘤處理採取觀望，甚至逃避心態，果真不幸罹患乳癌也可能因錯誤觀念延宕就醫，而錯失乳房保留的機會。

乳癌外科手術，術式主要分有保住乳房外形的「乳房保留手術」，或者犧牲乳房的「乳房全切除式」。全切除手術，只要術後配合整形重建，就可以恢復漂亮的乳房外形。

敏感內容提醒

本醫學紀錄照含有敏感內容
可能令讀者感到不適或不悅

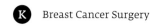

BCS
Breast Conserving Surgery
乳房保留手術

近 30 幾年來，歐美先進國家對於早期乳癌（含 0 期、第 I 期及第 II 期）的外科治療方式，漸漸由傳統犧牲性乳房的單純性全乳房切除或改良型根除術而傾向為「乳房保留手術」。所謂乳房保留手術就是在進行乳癌手術治療時保住乳房外型的手術方法。美國自 1985 年更因 NSABP 及醫學中心陸續發表早期乳癌病人接受乳房保留手術後，其長期存活率與接受乳房切除術並無差別，因而大大提升了應用此術式來治療早期乳療；通常局部晚期乳癌手術都是進行乳房全切除術，但是藥物的進步，使得局部晚期乳癌經歷術前輔助性化學（或加標靶）治療也能有機會接受乳房保留手術。縱使乳房保留手術帶給女性在臨床及心理層面相當的益處，但是 2010 年文獻資料顯示，近年來以乳房切除治療乳癌或預防性對側乳房切除式比率逐漸增加，其中有高比率是年輕女性，此手術治療乳癌行為的改變與整形重建風氣盛行、遺傳性基因檢驗增加應有所關連。

Q 什麼是乳房保留手術？
A 以癌腫瘤為中心，做局部廣範圍腫瘤切除，保住乳房外形。

施行「乳房保留手術」時先於乳房病灶處上方皮膚劃一傷口，以癌腫瘤為中心，做局部廣範圍腫瘤切除（即只切除部分乳房組織），同時在腋下進行前哨淋巴腺切片術或傳統腋下淋巴腺清除術，保留了乳頭、胸前皮膚及乳房外形，因此對女性身體形象及心理衝擊層面較小。外觀上術後會有兩處傷口，除非腫瘤位置長在乳房外上方且接近腋下時，才採取一處傷口延伸至腋下。

切除的乳腺上緣、下緣、內緣、外緣、前緣、後緣均須經病理科給予不同顏色染色標記[圖1]，以了解癌腫瘤的各個方向手術切緣是否乾淨（不含癌細胞），病理報告各個手術切緣不得含有癌細胞而且存有安全距離才安全，但是文獻證明，更寬廣的手術切緣並不能有效降低局部復發率或增加存活率；目前安全距離的標準「對於侵襲性乳癌只要檢體各切面染色邊緣不含癌細胞（no ink on tumor）」即可，對於乳管原位癌檢體邊緣通常需留有 2mm 的安全距離。

「no ink on tumor」雖然適用於大多數病患，然而某些例外如含有廣泛性乳管內癌（Extensive Intraductal Carcinoma；EIC）的乳癌、接受術前輔助性化學治療者、純粹乳管原位癌（pure DCIS）等；若以「no ink on tumor」為邊緣評估標準，會使病人處於更高復發風險之慮。另外在術中將切除檢體以乳房 X 光攝影照相也會對手術切緣評估提供幫助。[圖2]

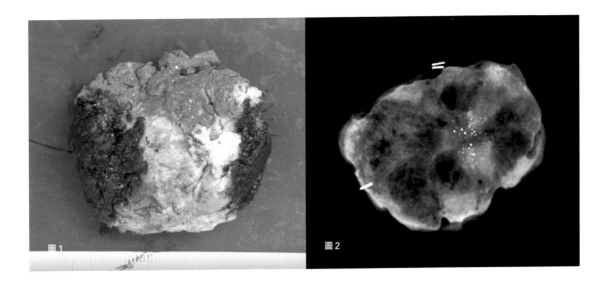

圖1　　　　　　　　　　　　　　　　　　圖2

K2

Q 早期乳癌患者是不是都能施行乳房保留手術？

A 約 2/3 早期乳癌患者可以施行乳房保留手術，但是也有部分人不能施行。

並非每一位早期乳癌患者皆適合施行乳房保留手術，若：① 在顯微鏡下發現所切下多處組織邊緣存有癌細胞 ② 多發處癌性病灶或乳房 X 光攝影顯現廣泛多處惡性鈣化點 ③ 手術後無法接受放射線治療者（例如孕婦）④ 廣泛病灶無法經單一傷口局部切除得到乾淨切緣，同時獲得滿意外型都絕對不適合採用此法。另外如：① 胸部曾接受過放射線治療 ② 癌腫瘤太大（如大於 5 公分腫瘤）③ 家族遺傳性基因變異型乳癌 ④ 侵犯至皮膚的結締組織疾病（如硬皮症、紅斑性狼瘡）⑤ 病理報告切緣存有癌細胞等，是為相對不適應情形，也不宜接受乳房保留手術。至於乳頭出血、腫瘤正好長在乳頭或乳暈下者、太接近乳頭的侵襲性乳癌、廣泛性乳管內癌（EIC）等情形會有較高復發機會，也須因個人條件，審慎評估其適應性；譬如 EIC 雖然不是保留手術的不適應症（contraindication），可是病理呈現 EIC 者比較會有殘留組織，不僅比較不易得到乾淨切緣，在往後追蹤也會有較高局部復發情形，但是如果能有手術安全切緣的獲得，當然也有機會讓 EIC 患者進行保留手術。

K3

Q 乳房保留手術前，該做什麼影像評估？

A 乳房超音波、乳房攝影為主，核磁共振檢查（MRI）也可提供更詳細資訊。

為了解乳癌病灶的位置與範圍廣泛程度，術前影像評估常使用乳房超音波、乳房攝影以決定手術切除範圍，以期降低局部復發率、增加長期存活率。核磁共振檢查（MRI）在施行保留手術前的使用，雖然可以更詳細了解癌症病灶影響程度與範圍，是否有多發病灶或分佈於不同象限，甚至對對側乳癌的早期偵測，但是它並不能降低局部復發率或增加長期存活率，也不能提升手術安全邊緣或降低再次手術的比率，由於其高敏感度會增加假陽性，以致增加切片比率甚至乳房切除比率。不過臨床上偵測乳小葉癌、定位乳房攝影顯示的微小癌腫瘤病灶、術前輔助性化學治療後進行保留手術可行性的評估等，若進一步應用核磁共振檢查會提供更詳細資訊。

K4

Q 乳房保留手術，術後注意事項為何？

A 乳房保留手術後都須輔以放射線治療以降低局部復發率或增加長期存活率。

部分乳房切除常用於治療單一病灶的早期侵襲性乳癌，也用於治療腫瘤小而非面皰型(non-comedo type)的乳管原位癌。若腫瘤較大且高惡性核級數的面皰型乳管原位癌採用此部分乳房切除，一般宜輔助加上放射線治療。乳房保留手術後(除非低復發風險的乳管原位癌)都須輔以5~6週(或至少3週短期低分次照射)放射線治療，以降低局部復發率或增加長期存活率；適用於第Ⅰ、Ⅱ期及部分Ⅲ期的乳癌患者。

然而保留乳房來治療乳癌的方法並非完美無缺，例如與傳統改良型乳房根除術比較，保留術者有稍多的局部復發率，多數醫師同意保留手術10年局部復發率約5%~10%(<1%/每年)；會影響增加局部復發的因素包括：① 年輕族群 ② 手術切緣不乾淨 ③ 含有廣泛性乳管內癌(EIC) ④ 缺乏術後輔助性化學、荷爾蒙治療 ⑤ 未接受放射線治療。放射線治療雖然可以降低復發率、增加存活期，然而卻有部分患者因接受放射線治療而發生暫時性乳房水腫，也有極少數(約1~2%)產生嚴重乳房纖維化，臂神經叢病變或放射性肺炎，左側乳癌接受保留術式後進行放射線治療時，更要小心保護心臟以免受輻射線傷害。在國外新的研究報告約有53%~66%的早期乳癌病例適合乳房保留手術，對於重視乳房美觀而又畏懼因放置人工矽膠義乳而產生副作用的乳癌罹患者，實不失為值得採用之法。

Total Mastectomy
乳房全切除手術

乳房全切除手術，又分四大類。分別是：改良型乳房根除術、單純性全乳房切除術、乳頭乳暈保留乳房全切除手術、皮膚保留乳房切除手術。

Q 什麼是改良型乳房根除手術（Modified Radical Mastectomy；MRM）？該如何進行？

A MRM 是外科治療侵襲性乳癌常使用之術式，可適用於任何沒有胸大肌侵犯或非第四期轉移性乳癌者。手術範圍包括切除乳頭、全部乳腺、大部分胸前皮膚、併施行腋下淋巴腺廓清術。

當然在施行淋巴腺清除也含纖維結締組織、脂肪組織的清除。改良型乳房根除術通常只例行進行第 I 區及第 II 區淋巴腺清除，除非胸小肌內側處淋巴腺有懷疑轉移或轉移才施行第 III 區淋巴腺清除；進行第 III 區淋巴腺清除常常需要切斷胸小肌才有助於手術的施行，否則容易傷及內側胸肌、外側胸肌神經或血管，需格外小心，介於胸大肌與胸小肌間的淋巴腺（Rotter's lymph nodes）如無轉移懷疑也不建議例行清除。第 I 區（Level I）即是介於胸小肌與闊背肌間淋巴腺、第 II 區（Level II）即是胸小肌下方處淋巴腺及第 III 區（Level III）即是胸小肌內側處淋巴腺。

手術乳腺組織切除範圍外緣為闊背肌前緣、內緣為胸骨、上緣至鎖骨、下緣至乳房皺摺下 3~4公分、後緣至胸大肌筋膜[圖1]；胸大肌需保留而胸小肌切除與否皆可，胸大肌筋膜的保留有助於擴張器或義乳植入的放置。手術中需保留長胸神經、胸背神經[圖2]，傷及前者會導致前踞肌萎縮，而造成翼狀肩[圖3]（Winged scapula）；同時盡可能保留肋間臂神經分枝，術後病人較不會患側上臂麻木感或異樣知覺，除非影響到淋巴腺的清除才犧牲肋間臂神經分枝。手術併發症主要有傷口出血、感染、皮瓣壞死、手術側上肢淋巴水腫等併發症。

傷口劃線、皮膚犧牲大小與皮瓣厚度的保留須依腫瘤位置而考量，目的以完全移除腫瘤並且在無太大張力下直接縫合，因此在劃刀前必須先審慎評估縫合後傷口張力。盡量移除所有乳腺組織但皮瓣厚度保留以不超過 0.5公分為原則，唯須小心若是皮瓣保留太單薄容易造成皮瓣壞死（通常為傷口附近局部皮瓣壞死）。傷口感染常因為引流管放置太久或術前診斷過程接受過有傷口的切片手術；感染菌種以金黃色葡萄球菌、鏈球菌為常見，若有即時整型重建需給予預防性抗生素的使用。

改良型乳房根除術手術範圍
Modified Radical Mastectomy

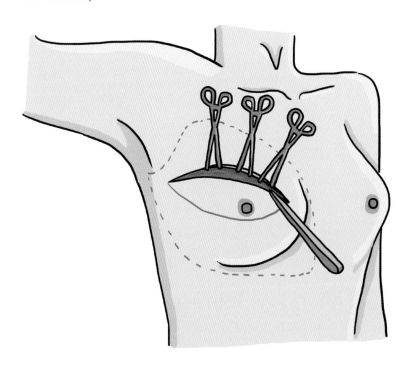

圖1

改良型乳房根除術
Modified Radical Mastectomy

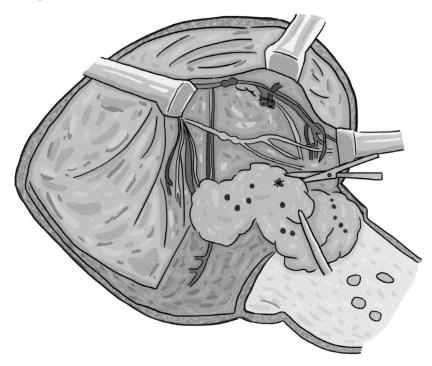

圖2

翼狀肩
Winged scapula

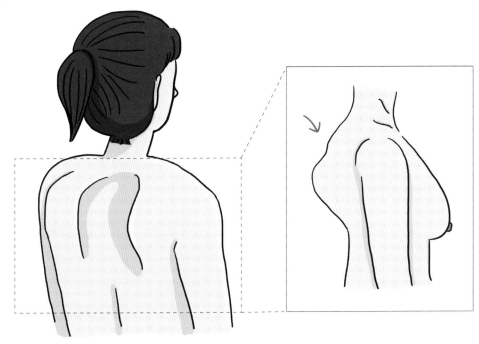

圖3

K6

Ⓠ 改良型乳房根除手術副作用為何？

Ⓐ 施行改良型乳房根除術或乳房保留手術，手術時若接受傳統腋下淋巴腺廓清術，術後患側可能產生上肢淋巴水腫，肩關節活動受限等情形，尤其術後輔助以放射線照射者更會增加上肢淋巴水腫機會。

改良型乳房根除術後長期追蹤約有 15~20% 病患呈現患側上肢淋巴水腫[圖1]，患肢會有輕微腫脹或疼痛不適感，導因於淋巴清除術後淋巴循環受影響、反覆感染或局部腋下淋巴腺復發，偶爾是導因於上肢靜脈血栓；上肢淋巴水腫一旦發生後不容易恢復，但復健治療或彈性繃帶的使用會有助益。發生上肢淋巴水腫的危險因素有：① 腋淋巴腺完全廓清 ② 腋淋巴腺廓清合併放射線治療 ③ 術後傷口感染、癒合不良 ④ 患肢上臂發生蜂窩組織炎 ⑤ 身材肥胖 ⑥ 局部腫瘤復發。預防淋巴水腫再惡化應注意患肢避免過度負重，避免受傷；抽血時避免從患側肢體抽取。

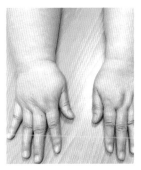

圖1 ｜ 上肢淋巴水腫

Q 哪些情形不適合執行改良型乳房根除手術(MRM)？

A 發炎性乳癌、皮膚呈現癌結節病灶、橘皮樣皮膚變化、腫瘤侵犯到胸壁皮膚或腫瘤侵犯到胸壁肌肉、腋下發現有黏結在一起塊狀般的轉移淋巴腺等都不適合。

某些情形下病人不適合即時進行乳房切除手術如：發炎性乳癌、皮膚呈現癌結節病灶、橘皮樣皮膚變化、腫瘤侵犯到胸壁皮膚或腫瘤侵犯到胸壁肌肉、腋下發現有黏結在一起塊狀般的轉移淋巴腺。上述情形治療時宜先接受術前輔助性化學治療（neoadjuvant chemotherapy）或合併標靶治療（若 HER2 陽性者），如上所述局部嚴重晚期乳癌患者經由術前先施行術前輔助性化學治療有可能從：① 原先太嚴重無法手術切除變成可以手術切除 ② 傷口原本需施行植皮覆蓋變成無需植皮而得以直接縫合 ③ 原本必須乳房全切除變成有機會施行乳房保留手術 ④ 藉由術前化學藥物的反應而得知術後輔助化學治療用藥的評估與選擇 ⑤ 觀察腫瘤手術前後生物標記的改變、協助臨床試驗與藥物研發。

改良型乳房根除術不論對身體外形上或心理上都有極大衝擊影響，改善方法在於進行手術切除乳房同時或術後擇期施行乳房整形重建手術，以恢復失去的乳房外形及自尊心的提升。與乳房保留手術比較時，此種改良型乳房根除術其局部復發率比較低，而且術後需接受輔助性放射線治療可能性比乳房保留手術來得低，不過就長期存活期而言兩者間相似。

Q 什麼是單純性全乳房切除術(Simple Mastectomy)？手術如何進行？

A 切除範圍包括乳頭、整個乳房及胸前皮膚但不包含腋下淋巴腺清除術。

適用於範圍廣泛原位乳癌的手術或者惡性葉狀肉瘤的手術治療，現今不適合保留乳房的侵襲性乳癌常施行單純性全乳房切除術加上前哨淋巴腺切片術。前哨淋巴腺切片術的應用則可以避免不必要的腋淋巴腺清除而導致患側上肢淋巴水腫的後遺症。某些一再反覆復發甚至短期內快速復發的良性葉狀肉瘤也可進行單純性全乳房切除術。

Q 何謂乳頭乳暈保留乳房全切除手術(Nipple Sparing Mastectomy；NSM)？如何進行？

A 乳頭乳暈保留乳房全切除手術，顧名思義就是將乳腺組織幾乎完全切除，但保留了乳頭乳暈和乳房原來的皮膚而得以配合整形重建。

安潔莉娜裘莉因帶有家族遺傳基因病變而施行預防性乳房全切除，然而術後依然擁有美麗的乳房外形，免除了將來罹患乳癌陰影，主要歸功於乳頭乳暈保留乳房全切除手術。

乳頭乳暈保留乳房全切除手術，顧名思義就是將乳腺組織幾乎完全切除，但保留了乳頭乳暈和乳房原來的皮膚而得以配合整形重建。術中須保留乳暈下少許乳腺組織以避免乳頭缺血壞死，與傳統的乳房全切除（切除乳頭、整個乳房及大部分胸前皮膚），比起來有更美麗的乳房外觀效果。

Q 乳頭乳暈保留乳房全切除手術安全性與傳統乳房全切除手術差異何在？

A 局部復發率、無疾病存活期和整體存活期沒有統計學上意義。

早在 1962 年，Freeman 發表了全球第一例皮下乳房切除術後，在 1990 年代，有些醫師嘗試將這種技術應用在預防性乳房切除的病人身上，且被證實能大幅降低乳癌高危險族群（有家族史或是攜帶 BRCA 基因突變患者）的乳癌發生率。後來有些研究指出，對於早期乳癌也是一種安全的選擇，在過去的 20 年到現在，一些關於乳頭乳暈保留乳房全切除回顧性的研究證明了該方法在腫瘤學上的安全性，從這些文獻上得知，對於整體疾病的局部復發率和乳頭乳暈的局部復發率通常都低 5%，而且乳頭乳暈的局部復發率大部分研究都是低於 10%。另外 De La Cruz L 在 2015 年發表了一篇系統性文獻回顧，探討乳頭乳暈保留乳房全切除跟傳統的乳房全切除手術的預後差別，一共分析了 20 篇文章 5594 位病人，其病人的局部復發率、無疾病存活期和整體存活期沒有統計學上意義。

Q 哪些人不適合施行乳頭乳暈保留乳房全切除手術？

A 到二十一世紀，醫學界開始將乳頭乳暈保留乳房全切除應用在以前被認為不適合接受乳頭乳暈保留手術且條件較不理想的病人身上，這些病人如下所列兩大類：

1 被認為會增加術後乳頭或皮瓣壞死的機率：
❶ 乳房下垂（grade II or III）
❷ 病人 BMI 過高（BMI>30）
❸ 罩杯的尺寸較大（C cup 以上）
❹ 有抽菸的患者

2 被認為會增加乳頭癌細胞侵犯的機率：
❶ 腫瘤距離乳頭太近（小於 2cm）
❷ 腫瘤體積過大（大於 2cm）
❸ 影像學或臨床上有淋巴腺轉移的跡象（非早期乳癌）
❹ 術前接受過放療化療（非早期癌）
❺ 術前病理型態表現廣泛性乳管原位癌或是高惡性度腫瘤
❻ 多發癌症灶

以上所列並非是施行乳頭乳暈保留乳房全切除的絕對禁忌症，這 20 年來，有許多腫瘤過大或病灶離乳頭周圍（小於 2cm）的病人接受了乳頭乳暈保留乳房全切除手術，尤其是近年來，有些局部晚期乳癌的患者接受過放射線治療與術前輔助性化學治療（甚至加上標靶藥物之後），也開始接受此手術。

以下為接受乳頭乳暈保留乳房全切除手術的絕對禁忌症：
❶ 臨床上或影像學檢查有明顯的乳暈乳頭侵犯或皮膚侵犯
❷ 發炎性乳癌
❸ 柏杰氏乳癌（Paget's Disease）

跟傳統的乳房切除手術方式比起來，傳統手術除了移除乳腺組織之外，也會一併移除 30~50% 乳房皮膚並且留下 20cm 左右的傷口，而乳頭乳暈保留乳房全切除會保留大部分的乳房皮膚和乳暈乳頭。

K12

Q 乳頭乳暈保留乳房全切除手術外形美觀及安全的考量為何？

A 術中的乳頭乳暈下的組織冷凍切片極為關鍵，當切片呈現癌細胞侵犯到乳頭乳暈下的組織時，則無法保留，以避免日後復發。

目前為止對於手術切口的最完美設計尚無定論。常見的切口為：① 乳暈周圍[圖1] ② 側放射狀 ③ 乳房下緣[圖2]。當乳腺組織完全與胸大肌、皮瓣分離後，可以利用留下來的空間來做重建，選擇人工果凍矽膠植入或自體皮瓣移植，不用分成兩階段就可以立即完成乳房重建，組織擴張器成為非必要選擇。

術中的乳頭乳暈下的組織冷凍切片極為關鍵，當切片呈現癌細胞侵犯到乳頭乳暈下的組織時，則無法保留乳頭而需犧牲乳頭乳暈，以避免日後復發，畢竟治療疾病為第一優先，美觀次之。如果真的面臨無法保住乳暈乳頭時，也可於日後再進行整形重建乳暈乳頭。

常見的併發症，如出血、感染、血腫等是一般手術後常見問題，而乳頭乳暈保留乳房切除術，還須特別注意乳頭乳暈複合體或皮瓣缺血而導致的併發症。在術後不滿意度方面，經過文獻回顧分析，發現主要是乳頭感覺異常。儘管如此，大部分的病人對於手術的成果感到滿意，表示乳頭乳暈保留乳房全切除手術是一項能讓女性高度接受的選擇，對於性功能和身體形象有長期的益處。

手術可經由內視鏡手術、達文西機器手臂手術或整形式乳房切除術，將乳腺組織幾乎完全切除，術中同時施行乳暈下乳腺組織冰凍化驗檢查，以確保無癌細胞殘留於乳暈下乳腺組織，也同時施行乳房重建手術。適用於治療：① 原位乳癌 ② 早期侵襲性乳癌 ③ 高危險族群預防性乳房切除，不失為兼顧安全與美學的乳癌手術方式。

乳暈旁切口
Periareolar incision

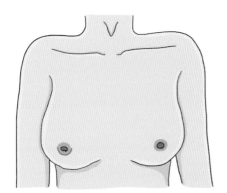

圖1

乳房皺褶下切口
Inframammary Fold Incision

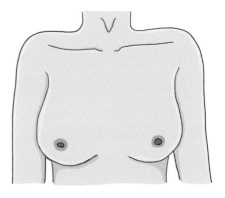

圖2

Q 何謂皮膚保留乳房切除手術(Skin Sparing Mastectomy;SSM)?
A 保留乳房大部分的皮膚,並利用乳腺組織移除後所留下的空間進行乳房重建。

皮膚保留乳房切除手術(SSM)跟乳頭乳暈保留乳房全切除手術(NSM)同樣是保留了乳房大部分的皮膚,接著利用乳腺組織移除後所留下的空間進行乳房重建,唯一不同處是有切除乳頭乳暈複合體。常用於早期乳癌病灶位於乳暈或乳頭下而無法保留乳頭手術時的選擇方式。在SSM的做法上跟傳統乳房全切除一樣,是盡可能移除全部乳腺組織,並且完成腋下淋巴腺的取樣或廓清,不同處是保留大部分的乳房皮膚,但必須切除乳頭乳暈複合體,術者必須根據病人的腫瘤和先前切片傷口的位置去選擇切口方式,由於不同醫院的醫師做法各異,也會隨著病人的審美觀及乳房外觀而改變,目前沒有標準的切口做法。

Q 皮膚保留乳房切除手術,適合哪些人施行?
A 適用於治療:❶原位乳癌 ❷早期侵襲性乳癌 ❸高危險族群預防性乳房切除。

皮膚保留乳房切除手術時只犧牲乳頭乳暈及乳頭乳暈附近皮膚,不僅將乳腺組織完全切除同時保留了絕大部分乳房原來皮膚而得以進行整形重建手術。以深下腹動脈穿通枝皮瓣(Deep Inferior Epigastric Perforator Flap;DIEP Flap)為例,在術中須同時施行乳房重建手術,除了可以恢復美麗乳房外形外,又不會增加局部復發率。但若癌腫瘤直接侵犯乳房皮膚則不適合使用此術式;吸煙、糖尿病患者或曾經接受放射線治療的乳房,因考慮容易發生乳房皮瓣壞死,也都不適合使用此術式。適用於治療:① 原位乳癌 ② 早期侵襲性乳癌 ③ 高危險族群預防性乳房切除。

根據多數研究得知接受SSM跟傳統的乳房切除的復發率,並無顯著差異。SSM的復發率極低,且在期數0~III以下復發率跟傳統做法沒有差別。直到目前為止文獻分析,期數 0~III 患者都可以接受SSM,而乳房下垂、BMI 過高、乳房過大及抽菸,雖然術後併發症會較高,但並非SSM的禁忌症,絕對的禁忌症只有:① 發炎性乳癌 ② 皮膚受腫瘤侵犯 ③ 局部嚴重晚期乳癌。

常見的併發症,除了出血、感染、血腫和傷口癒合不良等一般手術後常見問題外,皮瓣壞死是SSM術後最常見的併發症。

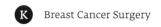
Sentinel Lymph Node Biopsy
乳癌腋下前哨淋巴腺切片術

醫療科技的進步，著實嘉惠了乳癌病患。「在最小的手術後遺症下，獲得最佳的手術療效」一直是外科醫生對每一位病人的期許。前哨淋巴腺切片術的引用，確實可為乳癌病患帶來一線曙光。

K15

Ⓠ 何謂前哨淋巴腺？為何需要切片？
Ⓐ 前哨淋巴腺即乳癌腫塊經由淋巴腺轉移的第一個受到轉移的淋巴腺，切片可得知淋巴腺受轉移的程度，進而提供正確期數判別及術後後續治療的指標。

腋下淋巴腺清除是傳統手術治療乳癌的重要步驟，因為淋巴腺的清除可得知淋巴腺受轉移的程度，進而提供正確期數判別及術後後續治療的指標。然而無可避免的是因為淋巴腺的徹底清除，所導致的後遺症包括肩關節僵硬、疼痛、患側上肢淋巴水腫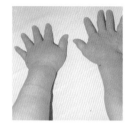圖1及術後淋巴液在皮下的滯留等。所以現在醫學界希望篩選出哪些族群需要施行腋下淋巴腺清除；若屬不必要清除的族群，則避免腋下淋巴清除術，當可減少手術併發症的產生。

圖 1｜上肢淋巴水腫

前哨淋巴腺即乳癌腫塊經由淋巴腺轉移的第一個受到轉移的淋巴腺，如果利用檢查方法察覺出腋下前哨淋巴腺有轉移，則接著施行腋下淋巴腺全清除術，否則不必施行腋下淋巴腺廓清術。早期乳癌患者（含零期，I期II期）由於不一定會有淋巴腺轉移，所以極適合先施行前哨淋巴腺切片術以決定是否繼續進一步徹底清除腋下淋巴腺，理論上前哨淋巴腺沒有轉移，則深層淋巴腺也就不用去清除了。但是對於非早期乳癌患者（如III期乳癌），由於淋巴腺轉移機會極高，因而還是適合全腋下淋巴腺清除術（一般徹底清除 Level I 與 Level II 淋巴腺），除非病人於術前先接受輔助性化學治療甚至合併標靶治療，則得以有機會如早期乳癌患者般經由前哨淋巴腺切片術來決定腋下淋巴腺廓清程度。由於前哨淋巴腺取樣數目僅僅少數幾顆，因此大大減少了術後上肢淋巴水腫併發症的機會。

K16

Ⓠ 如何偵測前哨淋巴腺是否轉移？該如何選擇病理檢驗方法？
Ⓐ 採用注射藍色染料法或放射性同位素偵測是否轉移。
　病理化驗，可採冰凍化驗（Frozen section）或石蠟固定檢驗。

偵測前哨淋巴腺是否轉移之方法為術前在癌腫瘤周圍注射藍色染料圖2（Patent blue）或含有放射性同位素的物質（Tc99m Sulfur Colloid），採用注射藍色染料法在注入藍色染劑約5分鐘後，先在腋下處做一小傷口，以肉眼察覺帶有藍色的淋巴腺（Sentinel node），將此前哨淋巴腺送病理化驗，若證實有受乳癌細胞轉移，則進一步施行腋下淋巴腺清除；另一種方法利用可偵測珈瑪放射線同位素的特殊探頭，計量釋出異

癌腫瘤周圍注射藍色染料
Patent Blue Injection

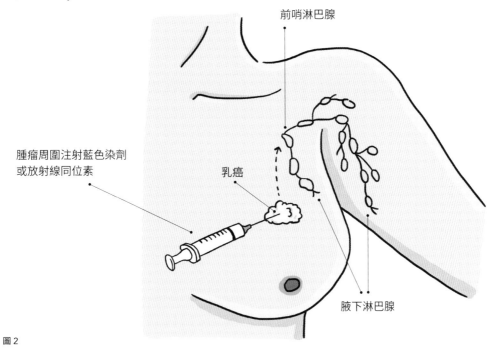

前哨淋巴腺

腫瘤周圍注射藍色染劑
或放射線同位素

乳癌

腋下淋巴腺

圖2

量放射線同位素的淋巴腺處所，此法是於術前18~20小時（亦可於當日手術前6~8小時）於腫瘤四周注射含0.5-2mCi的放射線同位素（Tc99m Sulfur Colloid），接著在進入手術房前2小時先接受淋巴核子醫學閃爍掃瞄攝影（Lymphoscintigraphy），來初步了解異常吸收放射線同位素的前哨淋巴腺所在處，進而配合能計量放射線同位素的探頭於異常釋出同位素的皮膚處作一小切口，取出前哨淋巴腺，再將前哨淋巴腺送病理化驗。

不管單一藍色染劑檢查法或單一同位素偵測法，其準確度都不如兩種方法同時結合使用，結合上述二法的使用，對乳癌腋下轉移判別的準確度約90~95%。

取出的前哨淋巴腺需送病理化驗，檢查可採冰凍化驗（Frozen section）或石蠟固定的普通檢驗；唯須注意冰凍化驗有時會有偽陰性的報告（即實際淋巴腺受轉移，但冰凍化驗結果無異樣）。冰凍化驗若能證實前哨淋巴腺轉移，則術中馬上施行傳統的腋下淋巴腺清除術；若冰凍化驗結果為陰性則縫合傷口，之後將取得的前哨淋巴腺再送一般H&E染色的病理檢驗併可加檢cytokeratin（一種免疫組織化學染色）來驗證淋巴腺中是否有受到癌細胞轉移，爾後病理報告有發現陽性前哨淋巴腺再擇期施行傳統腋下全淋巴腺清除術。冰凍化驗好處為術中即可得知初步結果，避免爾後需擇期再次進行腋下淋巴腺廓清的二次手術，缺點為會有較高偽陰性（常發生於微小淋巴腺轉移或乳小葉侵襲癌）。石蠟固定的檢驗好處為準確性高、偽陰性機會極少，缺點為正式報告術後幾天後才會出來，到時才會得知腋下淋巴腺轉移狀態，有可能需要再次進行二次手術以施行傳統腋下全淋巴腺清除術。

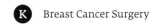
Endoscopic Mastectomy Minimally Invasive Surgery

隱藏疤痕不是夢
內視鏡乳癌微創手術：亞洲女性的最愛

內視鏡手術在外科領域的運用，早已趨向成熟，接受內視鏡乳癌手術的病患，由於傷口較小，能夠達到術後減少疼痛、快速恢復以及疤痕美觀的優點。現今世界上許多地方，特別是亞洲國家如日本、台灣、中國大陸、香港及韓國，乳癌微創內視鏡手術已成為乳癌手術治療的選項之一。

Q 內視鏡乳癌微創術與傳統乳房切除手術有何差別？

A 內視鏡乳癌微創手術，是利用內視鏡輔助器械協助完成乳癌切除的手術動作，避免傳統乳房切除手術對外形、心理所造成的創傷。

內視鏡乳癌微創手術時 [圖1]，會經由腋下、乳暈旁傷口導入內視鏡輔具，於乳房內視鏡輔具提起拉撐所建立的組織空間，藉由內視鏡視覺輔助系統將乳腺組織從胸大肌、乳房皮瓣與之剝離，同時可經由腋下傷口進行前哨淋巴腺切片或腋下淋巴腺廓清手術。最常使用於乳頭乳暈保留的乳房全切除手術，偶爾也用於乳癌的乳房保留手術，或切除乳頭乳暈保留皮膚的內視鏡輔助皮膚保留乳房切除手術。良性乳房腫瘤切除使用內視鏡乳房微創手術機會極少，也不值得；用以切除乳房良性腫瘤，真空輔助乳房微創手術比內視鏡乳房微創手術更能發揮其優勢與特色，免除了內視鏡乳房微創手術必須進行的全身麻醉與組織切除後的乳房塌陷、變形。

傳統乳房切除手術範圍包括切除乳頭、全部乳腺、大部分胸前皮膚、併施行腋下淋巴腺切片或廓清術，會在胸前留下 15~20 公分長傷口，不論對身體外形上或心理上都有極大衝擊影響。縱使在施行傳統乳房保留手術時也須於乳房皮膚劃一約 3~5公分傷口，對腫瘤做局部廣範圍切除，同時在腋下另有一約 3~5公分傷口，來進行前哨淋巴腺切片或腋下淋巴腺廓清術。內視鏡乳癌微創手術只於腋下劃一約 5 公分傷口，另外乳暈處則約有半個乳暈大小的傷口，使手術傷口隱藏於較不明顯的位置，得以讓身體外觀改變的衝擊減至最低。

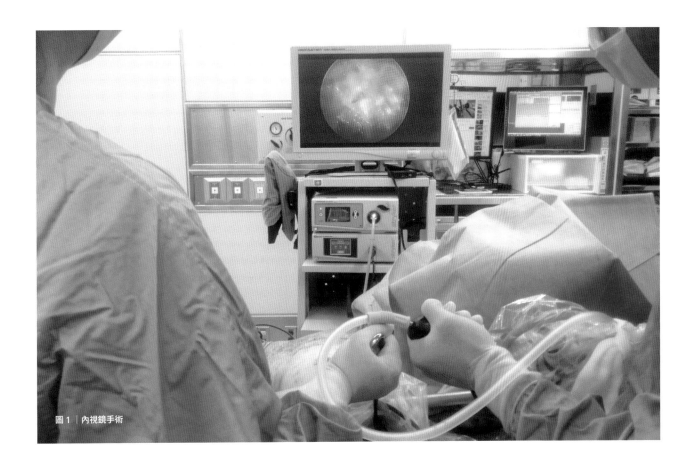

圖1｜內視鏡手術

K18

Q 內視鏡乳癌微創手術如何執行？是否也要全身麻醉？哪些患者適合？

A 內視鏡乳癌微創手術需要全身麻醉，有四類患者適合進行，也有四類患者不適合。

內視鏡乳癌微創手術在全身麻醉下，先利用超音波來定位腫瘤位置，並於皮膚進行標示。陸續於腋下及乳暈旁各劃一傷口，以置入內視鏡輔具。從腋下傷口導入內視鏡輔助器械（主要為光源內視鏡、帶光源肌勾），藉由內視鏡視覺輔助系統進行乳腺組織與胸大肌間的剝離，手術進行過程會把胸大肌進到乳腺組織的血管穿透枝利用電燒進行燒灼。在完成胸大肌及乳腺剝離後，接著利用內視鏡輔具藉由腋下的傷口或合併乳暈周圍的半圓形傷口，進行乳腺與乳房皮瓣的剝離 ^{圖2}。待乳腺組織與乳房皮瓣、胸大肌及周圍的組織完全剝離後，再從乳暈旁或腋下的傷口將乳腺組織取出。

針對乳頭乳暈保留乳房全切除手術的患者，術中須採樣乳頭乳暈下的組織進行病理冷凍切片，以檢查乳頭是否有遭癌細胞侵犯。若冰凍化驗或術後病理報告顯示乳頭下組織有癌細胞侵犯，則須將乳頭乳暈進行切除。

從內視鏡輔助乳房手術的相關文獻及根據乳癌治療準則考量，目前建議適合內視鏡乳癌微創手術的病人主要為：① 原位乳癌 ② 第一期及第二期的早期乳癌 ③ 術前沒有明顯廣泛性淋巴腺轉移 ④ 高危險族群預防性乳房切除的患者。至於不適合內視鏡乳房手術的情形則為：① 發炎性乳癌 ② 侵犯到皮膚及胸壁的局部晚期乳癌 ③ 廣泛性淋巴腺轉移 ④ 有嚴重的合併症，如：心臟、肺臟、肝功能不全，或身體過於虛弱者。

內視鏡微創手術

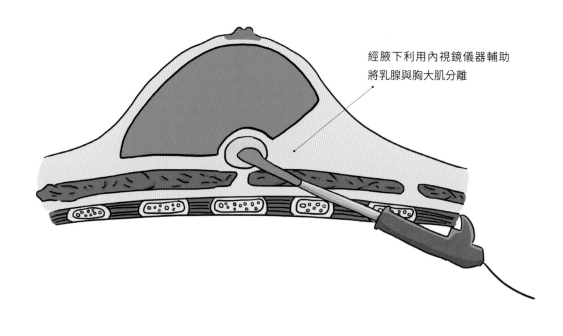

經腋下利用內視鏡儀器輔助
將乳腺與胸大肌分離

圖 1

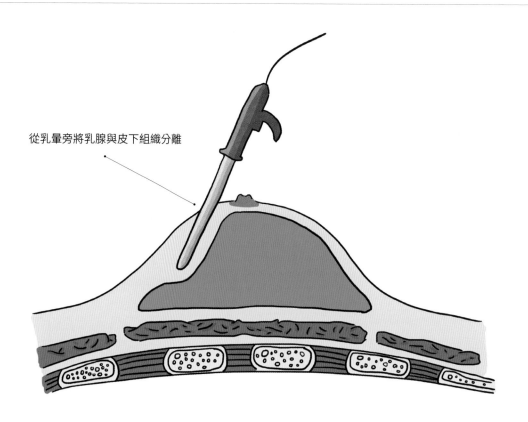

從乳暈旁將乳腺與皮下組織分離

圖 2

Q 內視鏡乳癌微創手術有哪些缺點與副作用？

A 跟傳統手術相比，內視鏡手術時間較冗長，而且保留了全部的皮膚，可能會影響到皮膚的血液供應，造成皮膚的皮瓣壞死。

內視鏡手術的準備動作比較多，跟傳統手術相比可能就會多出 15 至 30 分鐘的準備時間，也由於手術的技術困難度較高，所以總耗費手術時間會比傳統手術冗長。不管傳統乳癌全切除手術或內視鏡乳癌微創手術，副作用主要有傷口出血、感染、皮瓣壞死、手術側上肢淋巴水腫等併發症。另外，相較於傳統手術切除了乳頭、乳腺組織和大部分胸前皮膚，內視鏡手術卻保留了全部的皮膚，加上乳暈周圍的傷口切割及切除了乳頭後方的乳腺組織，可能會影響到皮膚的血液供應，造成皮膚的皮瓣壞死，尤其是把乳頭保留下來，可能會造成乳頭的壞死。

傳統乳癌全切除手術的病患，因患側胸前乳房大部分的皮膚皆已切除，若要進行乳房重建時，因為留下正常皮瓣組織較少，常需兩階段：先植入組織擴張器擴張胸部皮瓣，爾後再擇期取出組織擴張器置入果凍矽膠，或採用腹部皮瓣移植來進行乳房重建手術。而採用內視鏡乳房全切除的患者，可保留胸前完整的皮膚，得以馬上從腋下同一個傷口植入果凍矽膠或組織擴張器，進行乳房重建或是自體組織乳房重建，使得乳房的外觀得到最佳的整形效果。

內視鏡乳癌微創手術的特點在於其從腋下及乳暈切開進行皮下乳腺切除[圖1]，將減小到最小的傷口隱藏於腋下及乳暈處，使術後疤痕不明顯。對於可保留乳頭及乳暈的乳房全切除患者，配合整形重建可以使乳房外觀達到極美的境界，但是並非每位乳癌患者都適合採用內視鏡乳癌微創手術，不可諱言「內視鏡乳癌微創手術其手術成果、安全性與傳統手術相比，各有其利弊得失」，隨病情條件與病人意願選擇最有利的手術方式才是治療乳癌的最佳上策。

內視鏡微創手術

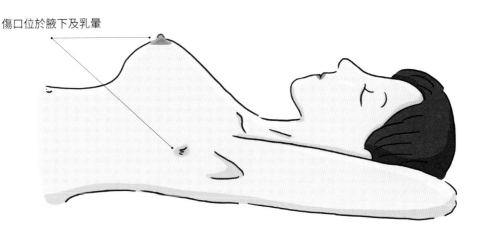

傷口位於腋下及乳暈

圖1

Breast Reconstruction
乳房切除後的重建

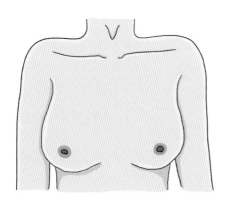

乳房全切除後施行乳房重建可幫助恢復女性身體形象及自尊、自信心;重建可於施行切除後馬上重建或擇期再重建亦可。

 K20

Ⓠ 乳房切除後該如何重建?各有何優缺點?

Ⓐ 乳房切除後的重建方法分兩大類,分別是「義乳或組織擴張器植入」及「自體組織移植」,優缺點詳述如下:

1 **義乳或組織擴張器植入**

優點 手術簡單,手術時間短。

缺點 ❶ 不適合接受電療。❷ 較不自然。

不需取身體其他組織及恢復快速是這個方法的優點。當切除的皮膚量很少時,可以直接將義乳植入胸大肌下即完成重建。如果皮膚不夠時,則先植入組織擴張器,定期在組織擴張器內充水,當皮膚擴張到一定程度時,再次手術取出擴張器並將義乳植入,前後通常需要三到六個月的時間。假如手術後已經先放置組織擴張器,而術後須接受放射線治療情形時,則建議等完成放射線治療再置換為義乳植入。

2 **自體組織移植**

優點 ❶ 可接受電療。❷ 重建後之乳房較自然。

缺點 手術時間較長。

目前最常使用的組織皮瓣為腹直肌皮瓣(Transverse Rectus Abdominis Myocutaneous Flap;TRAM Flap)或最新改良之新穎腹部皮瓣(Deep Inferior Epigastric Perforator Flap;DIEP Flap),用其重建之乳房較自然且較無合併症;若切除的乳房體積不大,在切除後可採用闊背肌皮瓣重建。

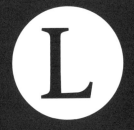

PRECISION MEDICINE

個人化精準醫療

隨著醫療技術的日新月異，乳癌治療除了要求達到治療效果外，現在更朝向個人化的精準醫療，透過腫瘤切片或是血液，找出病因背後的基因異常或變異，再精準分類，給予個人化治療。

敏感內容提醒

本醫學紀錄照含有敏感內容
可能令讀者感到不適或不悅

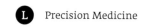
Breast Cancer Gene Test

乳癌分期 2.0 基因檢測新紀元

基因檢測與乳癌分期新紀元來臨，基因檢測結果關係著治療決策，透過基因檢測，可以更準確的掌乳癌的現況，也讓醫界對乳癌的治療跨出了僅限於考量TNM的時代。

臨床上根據腫瘤大小(T)、淋巴腺轉移狀態(N)、遠端轉移與否(M)的TNM分期源於1959年，長久以來一直是乳癌分期(包括臨床、病理分期)的主流，也得以預測病人預後及作為治療的根據。然而，由於臨床、實驗科學、轉譯醫學的進步，讓我們對乳癌的面向有更清楚的認知與了解，如生物標記雌激素受體(Estrogen Receptor；ER)、黃體素受體(Progesterone Receptor；PR)、人類上皮因子接受體第2蛋白(Human Epidermal Growth Factor Receptor 2；HER2)，不僅扮演著預後角色，同時也扮演著選擇有效藥物治療的角色；正是這些生物標記的長足進步，所以讓乳房醫學界對乳癌的治療，得以跨出僅限於考量TNM的時代。

Q 美國癌症聯合委員會(AJCC)第八版主要有哪些資料的更新？

A AJCC第八版中，將腫瘤惡性度、ER、PR、HER2及基因檢驗結果結合了TNM分期法，將乳癌分期劃分為三大項，而第八版的更新中則有六大重點，分述如下：

美國癌症聯合委員會(American Joint Committee on Cancer；AJCC)於AJCC第八版中，將腫瘤惡性度、ER、PR、HER2及基因檢驗結果結合了TNM分期法，將乳癌分期劃分為：①解剖分期(Anatomic Stage)：主要基於TNM的臨床解剖影響範圍為分期。②臨床預後分期(Clinical Prognostic Stage)：基於理學檢查、影像檢查、切片結果而劃分，由TNM、腫瘤惡性級數、ER、PR、HER2數據加以分期。③病理預後分期(Pathological Prognostic Stage)：適用於以手術為第一時間治療方式的對象，分期根據有臨床資訊、生物標記資料、手術切除檢體的發現。此分期法比較適合使用於美國國度及高醫療水準國家，因為它含括有基因檢測結果的要項。

美國癌症聯合委員會(AJCC)第八版主要有六大更新的資料如下：

1 乳小葉原位癌(Lobular Carcinoma in Situ；LCIS)不再歸類於原位乳癌(pTis)，將LCIS視為良性疾病本質而不再歸分於TNM分期。

2 皮膚上的衛星腫瘤結節(Satellite tumor nodules)，如無皮膚潰瘍存在，則不視為T4b而以實際腫瘤大小為登錄。

3　pM0不是具信效度的登錄，若有轉移處病理組織的確認才能登錄為pM1，否則就記錄為cM0（臨床無轉移）或cM1（臨床有轉移）。

4　病理完全反應(pCR)定義為無發現殘留侵襲病灶於乳腺、淋巴腺或淋巴血管中。

5　基因檢測[圖1]並非必要登錄項目，雖然它可提供治療、預後資訊。

6　安可待基因檢測(Oncotype Dx)復發分數<11者無論其腫瘤大小(T期數)歸類為T1a-T1bN0M0。Oncotype Dx檢測對象為腫瘤<5公分、荷爾蒙受體陽性、淋巴腺未轉移、HER2陰性。

目前市面上常見基因檢測平台如：① Breast Cancer Index ② Endopredict ③ Mammaprint ④ PAM-50(Prosigna) 等，只要結果是低復發風險者也歸類為 T1a-T1bN0M0；而其多基因檢測對象也如上述 Oncotype Dx 般，如果腫瘤 <5 公分、荷爾蒙受體陽性、淋巴腺未轉移、HER2 陰性，只要低復發風險分數者也歸類於 T1a-T1b N0M0 的分期。結論為多基因檢測結果不管腫瘤大小，只要低復發風險分數者，因為其預後極佳，給予歸類於 T1a-T1b N0M0 的分期。唯上述多種基因檢測法中只有安可待基因檢測 (Oncotype Dx) 被第八版 AJCC 認定為第一級證據（Level 1 evidence）。

基因檢測
Gene Test

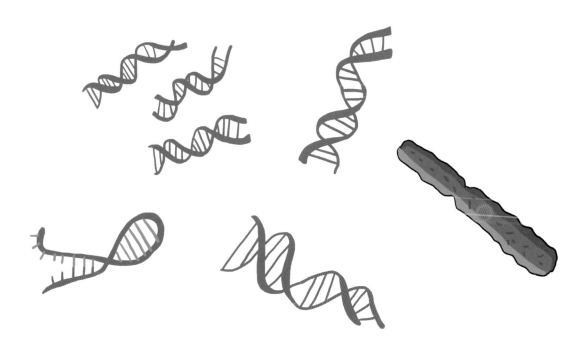

圖1

L2

Ⓠ **多基因檢測平台目前的臨床發展近況？**

Ⓐ **微陣列(Microarray)晶片分析乳癌基因表現，目前依照特定基因轉錄體表現的型態，將乳癌區分為4種分子亞型。**

雖然TNM分類法仍然是提供臨床預後的主流，但是現今醫師必須將生物標記(ER、PR、HER2、Ki-67、Grade)及可能的話也把基因檢測結果共列為治療決策。目前世界上仍然不乏存在許多國家無法將生物標記進一步檢測，更遑論基因檢測平台，因此TNM的基本分期依然普遍適用於中低收入國家。

傳統以病理為基礎的預後因子無法完全解釋乳癌長期存活與臨床預後的差異，因此多基因預後標記的發展可以補強病理報告之不足，乳癌基因檢測可作為乳癌預測預後及治療用途，部分檢測平台已經商品化而且已列入重要國際學會的臨床指引，作為乳癌治療方針的參考指南。

過去10年藉由微陣列(Microarray)晶片分析乳癌基因表現的進展，目前依照特定基因轉錄體表現的型態，將乳癌區分為管腔A型、管腔B型、類基底型與HER2擴增型4種分子亞型，各種亞型有其治療建議及預後意義。

L3

Ⓠ **多基因檢測平台目前的應用情況為何？**

Ⓐ **目前醫界有很多基因檢測方法，安可待(Oncotype DX)、Mammaprint、EndoPredict是常用的方法，簡述如下：**

1　**安可待｜Oncotype DX**

　　透過使用21個基因，並以 PCR 的方式來計算石蠟包埋檢體中的基因表現量，分別於2015、2018 年發表於新英格蘭醫學雜誌的 TAILORx 研究收案 10273 名乳癌病人為 HR 陽性、HER2 陰性、淋巴腺無轉移者，次分組分析顯示，復發評分值(Recurrence Score)0~10分屬低復發風險者，若僅接受抗荷爾蒙治療而沒使用化學治療經 5 年追蹤的結果，沒有發生遠端轉移超過99%，整體存活率98%（第一級證據），顯示低復發評分者可以避免化學治療，僅使用荷爾蒙治療就有極佳的 5 年存活率。

　　Recurrence Score 11~25 分者（中復發風險）被隨機分派化學治療 + 荷爾蒙治療及僅有荷爾蒙治療組，結果僅用荷爾蒙治療組並不會比化學治療 + 荷爾蒙治療組差。然而必須指出，對於 50 歲以下的年輕女性 Recurrence Score 在 16~25 之間者，化學治療可能會有所幫助，值得慎思。Recurrence Score> 26 分者（高復發風險）須接受化學治療。

　　綜合 TAILORx 研究結果指出，HR 陽性、HER2 陰性、淋巴腺無轉移，可以避免化學治療約佔70% 的病人。

A 不必接受化學治療的條件如下：

❶ 年齡大於 50 歲且復發評分值為 11~25

❷ 不管年齡，復發評分值為 0~10

❸ 年齡小於 50 歲，復發評分值為 11~15

B 在HR陽性、HER2陰性、淋巴腺無轉移病人中，仍有 30% 病人需要接受化學治療，條件如下：

❶ 任何年齡復發評分值為 26~100 分

❷ 50 歲或以下，復發評分值為 16~25 分

最新 2021 年 12 月 1 日發表在新英格蘭雜誌的國際 III 期 RxPONDER 試驗的結果，更發現 HR 陽性、HER2 陰性、1~3 個淋巴腺轉移乳癌，如果安可待 (Oncotype DX) 21 復發基因評分 Recurrence Score≤25 的停經後婦女，在內分泌療法中加入化學治療並沒有進一步獲益，因此可以安全地避免輔助性化學治療。

另一方面，如果 1 到 3 個淋巴腺轉移且 Recurrence Score ≤ 25 的停經前患者則應考慮輔助性化學治療。該組化療的無侵襲性疾病生存率提高了 5%。

2 Mammaprint

以微陣列技術 (microarray) 分析 70 個基因的表現，針對 5 年內的復發做風險評估，並區分為高低風險兩組。乳癌腫瘤屬於高風險，需要接受手術後的輔助化學治療；若是低風險，可避免不必要的化療。

Mammaprint 有一個大型隨機試驗 MINDACT，對象為淋巴腺 1~3 顆轉移的病人。受試者同時以 Adjuvant Online 評估其臨床風險 C 與 70-gene 的基因表現檢測風險 G。當 C/G 皆為低風險時就不需化學治療，當 C/G 皆為高風險時就要化學治療。但是當 C 與 G 分組不一致時 (C 高 G 低或 C 低 G 高) 則隨機分派是否化學治療，若受試者為荷爾蒙受體陽性，則接受荷爾蒙輔助治療。主要目的是看臨床風險高但基因檢測風險低的族群，共有 644 人沒有接受化療，5 年後的無遠端轉移存活是 94.7%。也因此在 2017 年美國臨床腫瘤醫學會 (ASCO) 發表 Mammaprint 的臨床應用指南更新：① MammaPrint 試驗的結果可以被認為是對荷爾蒙受體陽性，HER2 陰性，淋巴腺陰性乳癌患者的輔助全身化學治療的決定。② Mammaprint 也可用於荷爾蒙受體陽性，HER2 陰性乳癌，但淋巴腺有 1~3 顆轉移的病人 (具有高度復發臨床風險的女性) 做為決定是否需要輔助化學治療的決策工具。

3 EndoPredict

利用即時基因表現偵測技術 (Real-Time PCR)，發展自 ABCSG6/8 臨床試驗，針對荷爾蒙受體陽性，HER2 陰性且淋巴腺轉移 1~3 顆的族群，作為預測術後 5~10 年是否會遠端轉移的多基因表現檢測。EP Score 大於 5分或 EPClin Score (考慮腫瘤大小與淋巴轉移數目) 大於 3.3分就算高風險，否則就是低風險族群。

EndoPredict 的好處為報告結果只有高復發及低復發風險，並沒有中復發風險的分類，故可作為後續輔助性治療的決策。另外可以在國內進行檢測試驗，報告能於 7 天內取得，有其便利性。不像前述幾種多基因標記都需要送出國外檢驗（Oncotype Dx 送美國，Mammaprint 送荷蘭），對於掌握術後開始化學治療的黃金效期有其優勢。目前乳癌的多基因標記是可以加強分析危險分級及治療建議參考，但並不能取代傳統的 ER、PR 與 HER2 標記。

Q 偵測基因突變後，該如何臨床應用？
A 不同的情況有不同的藥物選擇，分述如下。

賀儷安（Nenatinib）是針對 HER2 基因發生變異的轉移性乳癌首選藥物，長期使用芳香環酶抑制劑（Aromatase Inhibitor；AI）如復乳納、安美達或諾曼癌素，容易發生 ESR1 基因突變（約高達 30~40%），發生轉移時建議改使用法洛德（Fulvestrant）或合併使用 CDK4/6 抑制劑；晚期或轉移性荷爾蒙受體陽性且 HER2 陰性癌腫瘤發生 PIK3CA 突變時，則建議使用愛克利（Alpelisib）+法洛德（Fulvestrant），可顯著延長無惡化存活期。BRCA1/2 生殖細胞基因變異，可使用令癌莎（Olaparib）、達勝癌（Talazoparib）等 PARP 抑制劑，以延長無惡化存活期或降低死亡風險。

Hereditary Breast Cancer

遺傳性乳癌
安潔莉娜裘莉基因旋風

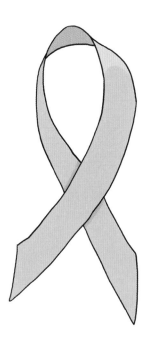

粉紅色代表女性特有的溫柔，粉紅絲帶則是對乳癌患者及防治乳癌關懷。

隨著基因醫學的進步，知名影星安潔莉娜裘莉因 BRCA1 基因變異施行雙側乳房切除手術，造成舉世驚嘆，掀起一陣預防性乳房切除討論之旋風。BRCA1 在 1994 年首先被發現，接著 BRCA2 在 1995 年也被解密，揭開了神祕面紗。從裘莉事件中，大家不但認識了 BRCA1、BRCA2，也體會到預防勝於治療的重要性。

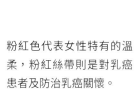

Q 什麼是 BRCA1、BRCA2？
A BRCA1、BRCA2 是能抑制癌細胞成長的基因，
若產生基因突變，則得乳癌、卵巢癌機會大大提高。

此兩種基因突變與家族遺傳性乳癌有極密切關連。BRCA1、BRCA2 是人類體中能抑制癌細胞成長的基因，但若產生基因突變，則得乳癌、卵巢癌機會大大提高。BRCA1 與 BRCA2 兩個基因是屬於抑癌基因，負責細胞內 DNA 損壞的修復，其所產生的蛋白質可以修復 DNA 的斷裂，抑制乳腺細胞的不正常生長。當兩者中任一基因產生變異，則無法正確修復受損的 DNA，會導致細胞的生長不受控制而致癌，增加乳癌及卵巢癌的發生機會。

帶有 BRCA 突變者，其乳癌等的發生年紀較一般較早（20~30 歲即開始有乳癌風險），至 70 歲估計終其一生發生乳癌的機率約高達 40~87%，卵巢癌的機率約高達 16~60%。這兩個基因中，BRCA1 又比 BRCA2 對乳癌有較重要的影響，BRCA1 突變相關的乳癌，以三陰性乳癌為主，即 Estrogen Receptor；ER(–)、Progesterone Receptor；PR(–)，Her2(–)。而 BRCA2 突變的乳癌以荷爾蒙接受體陽性為主，尤其 BRCA2 突變容易致男性乳癌、前列腺癌及腸胃道癌。然而與遺傳性乳癌相關的基因變異除 BRCA1、BRCA2 外，如 TP53、PTEN、PALB2、CDH1、CHEK2、BRIP1 也是相關致乳癌基因。

L6

Q 如何檢驗是否帶有異常BRCA1、BRCA2基因？如何手術治療？

A 可利用全長基因定序或是突變熱點定序兩種方式檢驗。
手術方式常採用保住乳頭的預防性乳房切除。

BRCA1 或 BRCA2 基因的突變皆為「自體顯性遺傳」，罹癌的機率亦隨著年紀上升而增加。一般人 BRCA1 或 BRCA2 突變的可能性約 1/800，而猶太裔族群約 1/50，顯然此種基因變異情形也有種族相關性。檢驗是否帶有異常 BRCA1、BRCA2 基因，利用抽血 10cc 加以全長基因定序，約需 4~6 週會有檢驗結果；不過檢驗所費不貲，若僅採取基因突變熱點定序，則造價較便宜。

通常進行預防性乳房切除，所謂預防性乳房切除手術，即在未罹患乳癌之前將健康乳房切除，如裘莉施行雙側乳房切除；若因單側已得乳癌而對側乳房在未發現乳癌時將乳房切除，也屬預防性乳房切除。手術方式常採用乳頭保留乳房切除術即是將乳暈、乳房皮膚保留而僅切除乳腺組織（如裘莉般），或全乳房切除術即是將乳暈、乳房皮膚及乳腺全部切除，再加以整形重建。

L7

Q 哪些人須接受乳癌基因檢測？

A 並非每位女性均需要接受乳癌基因檢測，臨床上有強烈懷疑乳癌家族遺傳情形者，
才建議接受檢測，分述如下：

1	早發性乳癌(<35歲)或是雙側乳癌的患者	4	近親在罹患乳癌同時罹患卵巢癌
2	家人中帶有BRCA1/2基因變異	5	<60歲的三陰性乳癌
3	一、二等親有兩人罹患乳癌	6	男性乳癌

L8

Q 如何因應BRCA1/2基因變異？

A 並非一定要進行預防性雙側乳房切除，也可利用藥物來預防乳癌發生。

至於目前對像裘莉帶有 BRCA1 基因變異者治療上並無一致共識，也就是並非得進行預防性雙側乳房切除不可；因為縱使積極主動切除雙乳，好處為未來得乳癌機會從 85% 降低至 5%，但無法保證從此不會再罹患乳癌；因為乳腺分佈廣泛，手術僅能切除大部分乳腺而少數殘留乳腺還是有機會發展形成乳癌。其實裘莉也可選擇定期規律性乳房檢查、乳房攝影或乳房核磁共振檢查以期早期發現。

採定期追蹤者在滿 25 歲以後，應該每六個月進行乳房檢查，每年接受乳房攝影甚至核磁共振掃描，30 歲以後每六個月檢測血清卵巢癌腫瘤指標 CA125 以及陰道超音波檢查。

採行藥物預防乳癌發生，如泰莫西芬 (Tamoxifen)、雷洛西芬 (Raloxifene)；唯後者用於停經後乳癌之預防。常用的乳癌抗荷爾蒙藥物 Tamoxifen 能減低 62% BRCA2 基因突變乳癌的發生案例，不過，Tamoxifen 的使用對 BRCA1 基因突變的女性並無明顯預防作用。

Q BRCA基因突變乳癌的藥物治療方式？

A 基因突變發生乳癌後，早期、晚期分別有不同的藥物治療。PARP（多聚ADP-核糖聚合酶，poly ADP-ribose polymerase）抑制劑，可阻斷參與修復受損DNA的酶。通過阻斷這種酶，具有受損BRCA基因的癌細胞內的DNA無法被修復，導致細胞死亡並且可能緩慢或停止腫瘤生長。目前治療乳癌PARP抑制劑市面上常用藥物有令癌莎Olaparib（Lynparza）、達勝癌Talazoparib（Talzenna）兩種，治療方式如下：

1 BRCA基因突變晚期乳癌的治療

目前令癌莎Olaparib（Lynparza）及達勝癌Talazoparib（Talzenna）這兩種藥物都可使用。

OlympiAD三期臨床試驗，收入302位BRCA突變、HER2陰性、曾接受過兩種以下化學治療的轉移性乳癌受試者，以2：1的方式，隨機分派至每天口服Olaparib 300mg BID或化學治療組（capecitabine、eribulin或vinorelbine單線治療，每三週為一個療程），試驗終點目標為無惡化存活期。其中三陰性乳癌約佔所有受試者的50%左右。

令癌莎（Olaparib）的無惡化存活期中位數為7.0個月，化學治療組的無惡化存活期中位數為4.2個月，Olaparib組相較於化學治療組，可以減少42%疾病惡化或死亡的風險（hazard ratio=0.58，P<0.001）。

達勝癌（Talazoparib）於2018年10月獲美國FDA批准，是poly ADP-ribose polymerase（PARP）抑制劑。台灣FDA也於2020年2月核准Talazoparib，用於治療曾接受前導性、術後輔助性或轉移性化療，或無法接受化療，且具生殖細胞BRCA 1/2突變併HER2 陰性之局部晚期或轉移性乳癌成年病人。

第三期臨床試驗EMBRACA，收入431位BRCA突變、HER2陰性、曾接受過三種以下化學治療的局部晚期或轉移性乳癌受試者，以2：1的方式隨機分派至每天口服Talazoparib 1mg QD或化學治療組（capecitabine、eribulin、gemcitabine或vinorelbine單線治療，每三週為一個療程），試驗終點目標為無惡化存活期。其中三陰性乳癌的受試者在Talazoparib組佔45.3%，在化學治療組佔41.7%。

Talazoparib組，中位無惡化存活期為8.6個月；化學治療組，中位無惡化存活期為5.6個月，Talazoparib組相較於化學治療組，可以減少46%疾病惡化或死亡的風險（hazard ratio=0.54，P<0.001）。

在安全性方面，Talazoparib組最常見的不良反應為疲勞、噁心、貧血、嗜中性白血減少、血小板減少、頭痛、嘔吐、掉髮、腹瀉、食慾下降等。血液學相關主要是貧血，發生率在Talazoparib組為55%，化學治療組則為38%。

2 BRCA基因突變早期乳癌的藥物治療

目前令癌莎（Olaparib）這種藥物可使用。

OlympiA三期臨床試驗結果顯示，在早期乳癌HER2 陰性BRCA 突變（gBRCAm）高危患者，在輔助或新輔助化療後使用Olaparib輔助治療 1 年可改善侵襲性和遠端無疾病存活期，將侵襲性乳癌復發或死亡的風險降低了42%。3年時，接受Olaparib治療的患者中有85.9%仍然存活並且沒有侵襲性乳癌和第二癌，而安慰劑組為77.1%。

CTC
Circulating Tumor Cell
循環腫瘤細胞的檢測
迎向癌症精準醫療

血中癌細胞現今可經科技檢驗而無所遁形！您知道癌症在影像學還沒產生變化之前，循環腫瘤細胞（Circulating Tumor Cell；CTC）已能預知此變化之來臨？精準醫療時代來臨之際，文中為您揭開循環腫瘤細胞的神祕面紗。

許多對乳癌患者進行周邊血液中 CTC 評估的新技術正在開發中，以便更全面地了解全身性微轉移癌症。CTC 已經成為早期和轉移性乳癌中強有力的預後指標，可能有助於治療策略的優化。此外探討 CTC 的生物特性可了解癌症轉移的機制，研究 CTC 的分子特徵能進一步得知腫瘤組織的基因組變化，預知可能的抗藥性以規劃治療方案。如何以 CTC 檢測輔助治療規劃，有效避免癌症轉移並降低死亡率，仍是臨床上重要的課題。總體而言，CTC 是乳癌轉譯研究中一個令人興奮的領域，可以作為新穎的生物標誌，幫助了解癌症轉移，預測治療反應及進行新藥開發。

L10

Q 什麼是循環腫瘤細胞（CTC）？

A 循環腫瘤細胞是一群脫離腫瘤組織進入周邊血液中的腫瘤細胞，偵測其數量可協助評估癌症預後、治療成效及後續病程發展，臨床醫師藉此擬定更精確的治療方案，又被稱為液態切片（Liquid biopsy）。

循環腫瘤細胞是一群脫離腫瘤組織進入周邊血液中的腫瘤細胞，該細胞被認為是導致腫瘤遠端轉移發生的必要前提，其數量可能因為腫瘤本身的變化或治療的反應而改變，因此偵測其數量可協助評估癌症預後、治療成效及後續病程發展，臨床醫師藉此擬定更精確的治療方案，又被稱為液態切片（Liquid biopsy）。是低侵入性採檢，可以替代腫瘤切片作為癌症預後指標，測定 7.5 毫升血液中循環腫瘤細胞的數量，並於 2 週給予報告。除了乳癌之外，循環腫瘤細胞也可臨床應用於轉移性大腸直腸癌、肺癌及攝護腺癌等預後評估。

迄今為止，腫瘤的手術切除以及全身輔助性治療是早期乳癌的標準治療。儘管成功的初次治療能有效降低乳癌相關的死亡率，但是早期乳癌經長期追蹤仍約有 30% 會產生轉移。這些腫瘤的復發，通常是

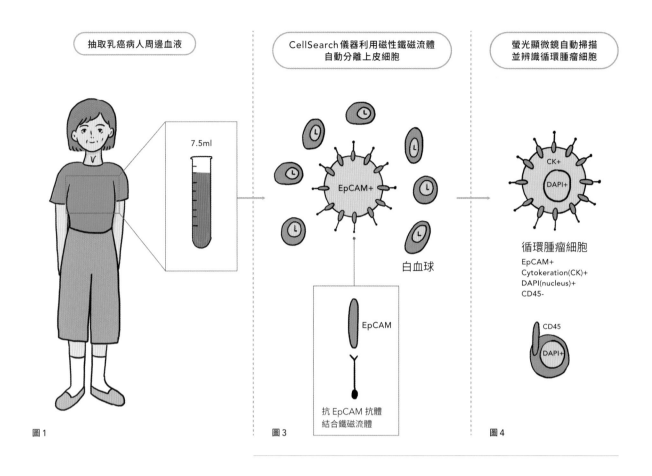

抽取乳癌病人周邊血液

CellSearch儀器利用磁性鐵磁流體
自動分離上皮細胞

螢光顯微鏡自動掃描
並辨識循環腫瘤細胞

7.5ml

EpCAM+

白血球

EpCAM

抗 EpCAM 抗體
結合鐵磁流體

CK+

DAPI+

循環腫瘤細胞

EpCAM+
Cytokeration(CK)+
DAPI(nucleus)+
CD45-

CD45

DAPI+

圖1

圖3

圖4

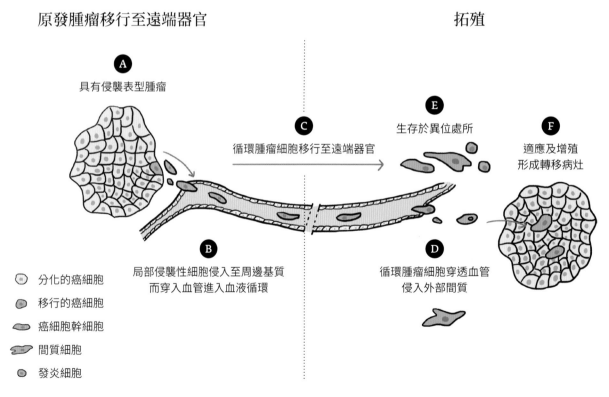

原發腫瘤移行至遠端器官

拓殖

A 具有侵襲表型腫瘤

E 生存於異位處所

F 適應及增殖
形成轉移病灶

C 循環腫瘤細胞移行至遠端器官

B 局部侵襲性細胞侵入至周邊基質
而穿入血管進入血液循環

D 循環腫瘤細胞穿透血管
侵入外部間質

分化的癌細胞

移行的癌細胞

癌細胞幹細胞

間質細胞

發炎細胞

圖2

由於未被藥物或放射線所根治的微小癌細胞轉移擴散，其中許多發生在輔助治療完後數年。未檢測到的微小轉移可能導致乳癌的初次治療失敗，單個癌細胞可能在疾病過程中早期由原發性腫瘤脫落，在體內分散到全身[圖2]，並作為未來轉移性生長的前兆。不幸的是，通過標準影像方法無法檢測腫瘤細胞從原發腫瘤擴散到遠端部位；因此，找到可以有效檢測系統性微小轉移的新生物標誌物是很重要的議題。為此檢測骨髓中的播散性腫瘤細胞（Disseminated Tumor Cell；DTC）和周邊血液中的循環腫瘤細胞（Circulating Tumor Cell；CTC）已成為乳癌轉譯研究的重點。骨髓取樣的缺點是屬於侵入性的手術，也因此醫界的研究著重在周邊血液中較易於取得的 CTC。CTC 可以被認為是微小轉移的替代標誌物，並且可以提供重要的預後和預測信息。

L11

(Q) 循環腫瘤細胞的檢測方法為何？

(A) 利用乳癌患者周邊血中檢測 CTC 的能力愈來愈成熟，方法有二種，可使用蛋白質技術，或使用核酸技術。

近年來，隨著許多技術的發展，利用乳癌患者周邊血液中檢測 CTC 的能力愈來愈成熟。然而 CTC 在血液中數量非常少，通常每 10^6 到 10^8 個單核細胞中只有 1 個，因此它們的分離方法在技術上是一個很大的挑戰。簡單來說，CTC 在周邊血液中處於休眠狀態，只有一小部分會遠端轉移。CTC 的鑑定和表徵需要高度敏感和特異性。其判定的方法包括濃縮（分離）和檢測（鑑定）程序的基本組合。收集後，大量白血球仍殘留在 CTC 的混和液中，可以通過細胞計數策略或利用於核酸的技術，將它們與正常血液細胞區分開來，再使用免疫細胞化學和分子測定方式區分是否為循環腫瘤細胞。通常使用下列檢測方法：

1　**利用蛋白質技術的方法**

在細胞計數技術中，免疫細胞化學檢測使用單株抗體，其與在循環的腫瘤細胞上表達但在周圍正常細胞不表現的標誌物結合。CellSearch 系統它使用上皮黏附蛋白（EpCAM）陽性細胞[圖3]的半自動收集和通過 CK8、18 和 19 的免疫螢光染色及 CD45 的陰性來對 CTC 進行特徵化檢驗。CellSearch 系統和許多其他 CTC 分析使用相同的鑑定方法；CK（陽性標記物），CD45（陰性標記物）和核染料（4％ 6- 二氨基 -2- 羥基吲哚，或 DAPI）進行螢光染色。通過螢光顯微鏡的多色圖像分析，CTC 被定義為 CK+/CD45-/DAPI+ 細胞[圖4]。

2　**使用核酸技術的方法**

利用反轉錄 - 聚合酶鏈反應法 PCR（RT-PCR）測定活 CTC 所產生的特定 mRNA，已成為免疫細胞化學測定最廣泛使用的替代方法。為了檢測乳腺癌中的大多數 CTC，多標記方法使用幾種癌症相關基因或上皮標誌物，CK19 是試驗中最常用的 RNA 標誌物之一，核酸的方法為 CTC 檢測提供了最高的靈敏度。

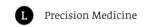

Q 循環腫瘤細胞在臨床上如何應用？

A 可運用於「轉移性乳癌」及「早期乳癌」，兩種應用方式分別如下：

1 CTC 於轉移性乳癌的應用

轉移性乳癌比早期乳癌更有機會偵測出 CTC，CellSearch 系統敏感度約 10%~25%，陽性發現定義為 7.5~22.5 毫升血液中有 1 顆以上 CTC，另一反轉錄核酸技術方法對 CTC 發現敏感度約 41%。利用 CellSearch 系統在轉移性乳癌中發現有 5 顆以上 CTC 的機會約有 50%。但是須注意特異性方面，某些上皮細胞標記可能暫時表現於正常或未分化的血液、骨髓細胞成分，例如：MUC1 也會表現於骨髓造血細胞的前驅物。縱使非常小心的利用檢驗方法分辨出上皮細胞或血液細胞，但是約 1% 正常人利用 CellSearch 檢驗也會發現 CTC。血液中呈現 CTC 往往意味容易復發、轉移及不良預後，但也不是化驗出有 CTC 將來就一定會步上復發、疾病惡化甚至威脅生命結果；學者分析發現血液中呈現 CTC 者有部分的人在經過 7~15 年追蹤並無疾病復發。此信息顯示目前檢驗方法偵測出的 CTC，其中部分細胞在長期後並無使病情惡化的能力。

過去為了解微小轉移腫瘤細胞常藉由分析骨髓中散播的腫瘤細胞，然而骨髓的取樣無法如抽血般那麼方便取樣及可行；現今對於 CTC 的偵測方法（包括分離、計數及特殊項目查驗）常使用 CellSearch 系統或 RT-PCR 方法來測驗。CTC 可以在 40~80% 的轉移性乳腺癌患者周邊血液中檢測到。大部分有關 CTC 於轉移性乳癌的臨床結果，資料都是來自利用 CellSearch 系統檢驗平台，臨床試驗中證實每 7.5 毫升血液中若測得 5 顆以上的 CTC，則在轉移性乳癌中具有較差的預後。CellSearch 檢驗平台後續對乳癌患者的系列研究，也使得美國藥物食品管理局（FDA）在 2004 年批准以 CellSearch 檢驗平台作為評估轉移性乳癌的預後及監測治療效果。雖然上述結果非常引人注目，但是卻無充分證據告知我們對上述血中不同 CTC 數目者該如何修正治療方法。

後來 Liu 與海斯等人對兩大轉移性乳癌病人試驗，同樣證實了在治療前和治療後追蹤期間評估的 CTC 的確可有效預測病患預後。CTC 對於 HER2 亞型或三陰性乳癌依然有其預測準確性。此外血中 CTC 上升者較會有機會在短期內疾病惡化，對於影像上無法或難以偵測評估的轉移病灶，可利用血中 CTC 作為客觀評量方法。CTC 數量變化與正子電腦影像顯示病情變化結果吻合度約 78%，結合正子電腦影像及 CTC 計量數可視為非常具潛在能力於評估治療反應，尤其適用於一般傳統影像學對病情難以評估的狀況。與其需執行系列 X 光、骨骼掃描，不如妥善應用病情、病史、理學檢查、肝機能測試、CEA、CA153 及 CTC 數目變化作為病情變化評量方法。如果後項無輻射檢測方法結果皆正常那麼在短期幾個月內會從影像上發現病情惡化的機會不高，那就可免除不方便又造價高昂的影像檢查。有大於 50% 的病人縱使已發生轉移但卻無法對轉移病灶作客觀影像評量。截至目前美國臨床腫瘤醫學會（ASCO）對轉移性乳癌治療準則尚未將 CTC 計量作為臨床應用準則，然而從 CTC 所累積的臨床研究資料支持我們應用 CTC 計數檢驗值，來互補腫瘤標記 CEA、CA153 在給予特定治療時參考值，同時提供協助是否需改變治療劑量抑或終止治療甚至應該重新進行影像評估，以了解病情進展或惡化。

2 CTC 於早期乳癌的應用

手術和輔助治療後，腫瘤細胞的微小轉移擴散可能持續進展，治療後持續對 CTC 進行監測可以評估個體的治療功效，以及識別可能受益於其他治療和/或需要更密切監視的患者。研究報告指出，在患有早期乳癌的患者中約 20% 至 30% 的人，可於周邊血液中檢測到 CTC。

2012 年進行的一項對大約 3000 名早期乳癌患者 CTC 預後價值的分析顯示，CTC 的存在與較短的生存率顯著相關。近期來大型對 I~III 期乳癌患者的研究，其中 20% 的患者被檢測到 CTC，與未偵測到 CTC 的患者相比，其呈現腫瘤較大，具較高的組織學分級且有較多的淋巴腺受到侵犯。CTC 的存在是無疾病存活期和整體存活期的獨立預後因素。在德國 SUCCESS 臨床試驗中，證明 CTC 可以作為輔助化療前後存活期的預後評估標誌。其他研究也報導了早期乳癌患者的 CTC 檢測與生存率之間的關聯性。

EpCAM 方法或 RT-PCR 方法可對早期乳癌提供臨床預後資訊。於 2006 年就有文獻發表利用 RT-PCR 化驗 167 位無淋巴腺轉移的早期乳癌病人，經過化學、荷爾蒙治療併予臨床追蹤結果顯示具 CK-19 mRNA 陽性患者有較高的復發率及較差的存活率。此外很多研究發現 CellSearch 系統檢驗法對於 I~III 期乳癌患者若是 7.5 毫升血中含有 1 顆或 1 顆以上 CTC 者，就容易早期復發及較差的整體存活期。不管用何種檢驗方法，有多篇研究發現血中持續存在有 CTC 者預後較差。至於在術前輔助性族群裡，治療反應達到病理完全緩解 (pCR) 與較佳的長期臨床結果相關。術前輔助性化療後 CTC 的存在可能是治療反應和生存率的替代指標。

綜合結果指出，對於早期乳癌，CTC 能提供預後資訊具臨床確效性 (Clinical Validity)，但是如何作為有效的臨床應用 (Clinical Utility) 目前並不清楚。截至目前為止，對於早期乳癌 (非轉移性乳癌)，不管美國臨床腫瘤醫學會 (ASCO) 或美國國家癌症中心網站 (NCCN) 治療準則，並不建議利用計數循環腫瘤細胞來作為疾病期數判別或輔助改變治療決策。

L13

Ⓠ CTC 在轉移性乳癌中，如何扮演「液態切片」的角色？

Ⓐ 在轉移性乳癌中，CTC 扮演「液態切片」的重要角色，因為轉移的腫瘤細胞可能隨時間的變化改變基因特徵，CTC 正可作為一種低侵入性，且即時的「液體活組織檢查」。

腫瘤細胞特徵表現可能在原發性進展到復發性乳癌的過程中發生變化。已經有報告顯示腫瘤細胞的基因型及表現型在原發、次發及轉移位置的型態皆有可能不同。轉移的腫瘤細胞可能隨時間的變化改變基因特徵，特別是 CTC 及轉移腫瘤細胞的雌激素受體 (ER) 和 HER2 的表現與原發腫瘤不一致。這些不一致性應該要在轉移處的腫瘤組織被確定，以作為復發、轉移後的用藥選擇，但是轉移處進行組織切片生檢具有侵入性且可能存在技術上的困難，例如骨轉移的組織生檢，而 CTC 可作為一種低侵入性且即時的「液體活組織檢查」。

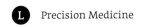

ctDNA
Circulating Tumor DNA
癌症治療新契機
循環腫瘤DNA的應用

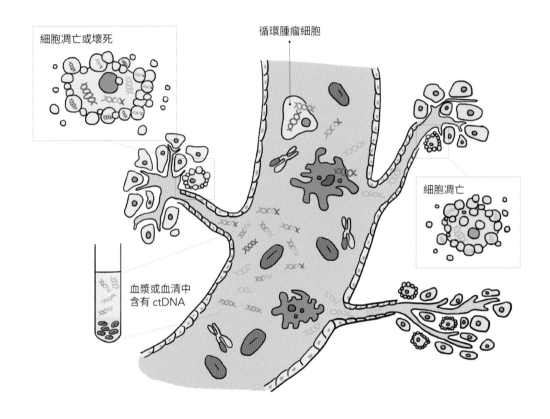

細胞凋亡或壞死

循環腫瘤細胞

細胞凋亡

血漿或血清中含有 ctDNA

健康細胞　　吞噬細胞　　腫瘤細胞　　XOOX 突變　　紅血球　　內皮細胞　　染色體

ctDNA是游離DNA（cell-free DNA，cfDNA）中的一類，主要來自於壞死或凋亡的腫瘤細胞、腫瘤細胞分泌的外排體。

許多遺傳和表觀遺傳改變在癌症發生和腫瘤進展中非常重要，其中一些也可以在循環腫瘤DNA（ctDNA）血漿和血清中檢測到。ctDNA對腫瘤體細胞重組具敏感性與特異性，可作為乳癌患者的「液態生檢」，所以可以更精準的運用在疾病的早期診斷、預後、監測等。目前單獨ctDNA分析，缺乏組織生檢仍不足以進行癌症診斷，未來ctDNA在診斷領域的應用仍有很大的研究空間。

Q 什麼是循環腫瘤DNA（ctDNA）？
A 循環腫瘤DNA是游離DNA（cell-free DNA，cfDNA）中的一類，主要來自於壞死或凋亡的腫瘤細胞、腫瘤細胞分泌的外排體。

1948年，Mandel與Métais首次在人體循環血液中發現含有經細胞代謝產生的游離DNA（Cell Free DNA；cfDNA）。隨後在1977年，Leon等人首先用放射免疫分析顯示癌症病人血中含有濃度較高的cfDNA，研究雖被提出，但相關應用卻是在非侵入性產前檢測領域才有較多重大突破。

直到有效分離游離DNA技術的出現，和特殊螢光染色與PCR技術相結合的檢測技術的應用，使這一領域的研究在最近二十多年得到了較迅速發展；在1994年，癌症病人的cfDNA被檢測出含有原發性腫瘤相關基因的突變型，這些在腫瘤中檢測出的腫瘤特異性遺傳改變，也可以在癌症患者的血漿cfDNA中找到相同突變型DNA，被稱為循環腫瘤DNA（circulating tumor DNA；ctDNA）。

Q 循環腫瘤DNA有何臨床意義？如何應用在癌症治療上？
A 循環腫瘤DNA的信息，可以提供疾病早期診斷、預後、監測，對於病情分析與療效觀察十分重要。

血中游離DNA在疾病的早期診斷、預後、監測等方面具有重要潛在價值。其具體醫學應用大致包括以下方面：① 產前診斷 ② 免疫性疾病等非腫瘤類疾病的病情分析與療效觀察 ③ 腫瘤相關分析。在這三類應用中，尤以在腫瘤分析中的價值最為重要。隨後的研究發現，與健康人相比，游離DNA在炎症性如轉移性癌症、創傷、心肌梗塞、自身免疫性疾病和敗血症患者中的濃度較高。

在轉移性乳癌患者血中有>90%機會可偵測到ctDNA，但是其大小通常為160~180鹼基對（bp），所佔比例較低（0.1%~1%之間），因此檢測上難度較高。癌症患者的血漿含有攜帶腫瘤突變和腫瘤負荷信息的ctDNA，已經證實ctDNA與乳癌的腫瘤大小、腫瘤分期和淋巴腺轉移程度顯著相關，並且可以作為癌症的生物標誌物，從診斷到預後及用於監測腫瘤的演變和治療反應。

乳癌可表現出獨特的體細胞突變和基因表現變化，基因表現變化導致疾病復發和抗藥性是造成死亡的主要因素，因此預測、持續監測對治療和疾病進展是極重要的。現在醫界正在對循環腫瘤DNA做廣泛研究，特點為它是一種非侵入性「即時」（real time）生物標誌物，可以在治療前和治療期間提供診斷和預後信息。這些信息包括DNA突變、表觀遺傳改變和其他形式的腫瘤特異性異常。

現今癌症診斷和轉移監測主要經由組織採樣，影像成像或再次對懷疑轉移病灶進行組織生檢。活體組織生檢是一種有傷害性的手術，僅限於某些部位才能執行，在臨床實務中並非任何處所都可進行。為了真正掌握疾病變化和避免危險又痛苦的組織生檢過程，液態切片檢查（liquid biopsy）可能代表一種新的且具價值性的檢驗方法；檢驗血液的循環生物標誌物，包括循環腫瘤細胞（CTC）、循環腫瘤DNA（ctDNA）、循環RNA和miRNA以克服侵入性組織生檢的缺點。

Q 如何檢測循環腫瘤DNA？

A 通常分兩種：基於數字PCR（dPCR）的方法，
以及基於次世代定序（next generation sequence；NGS）的方法。

為了檢測cfDNA中的變體體細胞突變，已經開發了許多方法。通常它們可以分為兩種方法：基於數字PCR（dPCR）的方法，例如BEAMing（珠子、乳劑、擴增和磁性）和微滴式數字PCR（ddPCR），以及基於次世代定序（Next Generation Sequence；NGS）的方法。這兩種方法都有優點和局限性，並且每種方法都可能在未來的臨床醫學中找到自己的角色。

1 **基於數字PCR（dPCR）的方法**

可以檢測點突變、拷貝數變異、雜合性缺失和非整倍性。BEAMing：第一代dPCR技術將乳液PCR與磁珠和流式細胞儀結合起來，以鑑定和定量在較大的正常或野生型DNA分子群體中發現的稀有遺傳分子。微滴式數字PCR（ddPCR）：基於乳液及dPCR技術的變體，對突變檢測敏感且特異。ddPCR極其敏感，然而它僅能夠在單測定中評估有限數量的鹼基對改變，因此ddPCR目前只能用於熱點突變檢測，不能應用於突變發現。

2 **基於NGS的方法**

NGS是大規模並平行地連續鑑定小片段DNA的基礎，明確知悉腫瘤突變資訊可以預測臨床預後並引導腫瘤演變的標靶治療方向。然而傳統的NGS方法對於檢測ctDNA突變不夠敏感。隨著技術的發展，二代測序（NGS）技術的成熟，已大大提高NGS靈敏度，並提高了ctDNA檢測的靈敏度和準確度，加速推進ctDNA檢測應用於臨床。

除了上面提到的所有方法之外，還有其他技術用於特異性檢測，例如DNA甲基化和微衛星改變。總之與非腫瘤cfDNA相比，DNA分析技術的快速發展使得檢測相對低濃度的ctDNA成為可能。

Q 循環腫瘤DNA在乳癌的臨床應用為何？

A 循環腫瘤檢測對臨床實務應用十分廣泛，它有助於監測疾病進展並確定合適的治療方法。
在乳癌臨床應用如下：

1 **診斷和篩檢**

文獻已經證實，實體腫瘤患者的中位數循環血漿DNA濃度，比健康志願者高3倍。因此癌症患者血漿中的游離DNA被引入作為癌症檢測和監測的工具，許多研究都集中在其篩選價值上。通過血液中的螢光測定可以容易地檢測cfDNA，儘管在cfDNA的平均值上，癌症患者和健康人之間存在差異，但是顯著的重疊使得難以充當診斷工具，將早期乳癌與健康患者區分開來的能力較低，使得這種方法不太可能在臨床上有用。

2 **監測疾病負荷和預測預後**

在 2013 年由 Sarah - Jane Dawson 博士等人對 ctDNA 進行了深入研究，ctDNA 被證明是監測正在接受全身治療的轉移性乳癌患者腫瘤變化的可靠工具。分析 ctDNA 攜帶腫瘤特異性改變的應用價值，並將其與乳癌中的其他循環生物標誌物進行比較。他們發現相較於 CA 15-3 與 CTC，ctDNA 與腫瘤的變化有較大的動態範圍和更大的相關性。

3 **預測對治療的反應**

突變經常在接觸治療後變得明顯，乳癌常見的是雌激素受體 -α 基因（ESR1）。譬如在乳癌中 ESR1 突變可以發生於先前使用芳香酶抑製劑乳癌患者，而影響內分泌治療的療效。醫學博士 Debu Tripathy 論點，ESR1 突變使雌激素受體具有組成型活性，因此對內分泌治療療效不顯著，但可能對雌激素受體下調因子如法洛德（Faslodex）產生反應。臨床試驗顯示法洛德（Faslodex）能有效於治療 ESR1 突變患者，比芳香酶抑製劑的無進展生存期增加一倍。在生存分析中，增加 cfDNA 中 ESR1 突變可預測較差的內分泌治療療效，監測 ctDNA 中的復發性 ESR1 突變能對患者治療或預後提供相關預測信息有用的方法。

4 **追蹤克隆進化和抗藥性預測**

乳癌治療中的難題出現在對治療的抗藥性，特別是對於轉移性乳癌。在化學治療、內分泌治療和標靶等治療下，癌細胞可以隨著治療時間發生基因改變。重複組織生檢以研究克隆進化作為治療的結果是困難的，侵入性的檢查也可能由於腫瘤內異質性而困擾。此外一些轉移部位無法進行組織生檢，例如腦轉移和身體深處的一些內臟轉移。相反 ctDNA 的分析可以幫助我們通過簡單地定期抽血來追蹤克隆進化並預測抗藥性的存在。

CASE STORY
FOR BREAST CANCER

5

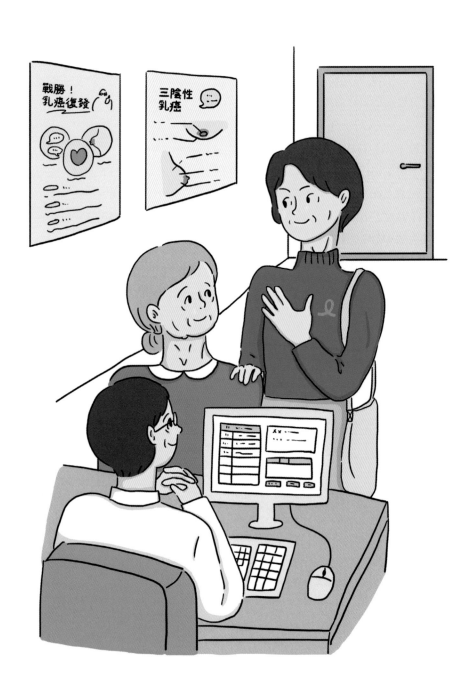

癌友故事 5──積極治療的美君

癌末不是絕症
乳癌復發也可以活下來

47歲的美君，因淋巴腺轉移確診為二期末乳癌前來求診。

47 歲左右屬於停經之前年齡層，當時美君身上癌細胞分佈廣泛，因擴散範圍大，沒辦法做乳房保留手術，所以進行全切手術，並在術後至少接受標準半年化療，完成治療後，接受好幾年荷爾蒙療法，術後第 5 年左右門診追蹤過程中發現，癌腫瘤指標上升！美君當時也表示，右邊肩膀經常疼痛，這個消息猶如警鈴大響，讓我高度懷疑美君有復發跡象。

因為有懷疑，美君回診追蹤時，就立即為她安排了骨掃描與肺部斷層，果然證實癌症已經轉移到骨頭，有肺部積水現象，在臨床上判定為四期乳癌。而美君在整體症狀上，還搭配咳嗽與胸悶感覺，儘管面對復發難免有沮喪，但是美君在過程中還是積極配合治療。而我對癌症四期的治療原則，就是不要為了只想治療病人而讓病人忍受無盡的痛苦副作用，藥效與副作用要拿捏好，療程才能持續推進。而美君也非常配合，在接受治療後，肺積水消失，咳嗽跟骨頭痛都緩解，透過正規治療既能減少痛苦，也延長了壽命。

我的醫療生涯裡，有許多人聽到四期就會覺得自己癌症末期了，有濃厚的絕望感。其實醫生也知道這時候要病人繼續勇於面對真的不容易，但是美君用自己的毅力跟行動，證明自己就是四期乳癌的例外！就醫學數據上來說，四期乳癌 5 年存活率平均 27%，而美君迄今活了 8 年，沒有其他不良症狀，目前生活品質都很好。我覺得美君的案例，就是要用來鼓勵更多病友，「四期不是絕症，不會短期內奪走生命，只要針對病情給予個人化精準治療，就有機會與病共處。」

美君在復發治療後持續積極回診，在癌症病人的回診上，現行健保制度，還有病情評估方面，病人通常 3 個月回診拿藥，在醫療上 3 個月到半年會進行一次療效評估，藉以協助病人積極追蹤，像是在回診時做抽血檢測腫瘤指標變化，並觀察藥物有沒有影響肝機能，有沒有新發骨頭疼痛？半年左右會做肺部電腦斷層，檢查看看有沒有再復發，至於骨頭則會定期作骨頭掃描，看看病灶是否有惡化情形？

而以癌症復發來說，荷爾蒙受體陽性的癌症復發部位容易出現在骨頭、肺部、腦部，其中有三分之二的比例出現在骨頭轉移，骨頭轉移後就常到肺部、肝臟轉移，接著有一成比例腦部轉移，相對於三陰性乳癌的轉移，荷爾蒙受體陽性的癌症比較溫和。

而三陰性乳癌復發轉移到腦部的機會有兩成之多，多數都在腦跟肺部，轉移到腦的話平均壽命 1 年左右，通常三陰性 7 到 8 年沒復發，就跟荷爾蒙陽性一樣有差不多的存活率，三陰性若在確診 2 年內復發，通常平均壽命中位數是 18 個月，目前市面上新治療方法有自費的免疫治療，一年要百萬花費，而且還不是每個病人都可以用，得要腫塊內有 PD-L1 陽性指數大於 1%。

簡而言之，三陰性復發使用化療治療約能存活 18 個月，加上免疫療法能活到 25 個月，在最後的日子保有生活品質跟尊嚴，所以我建議在選擇治療方案時，能將免疫療法或是針對 BRCA 基因突變的 PARP 抑制劑納入考

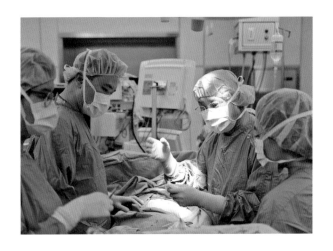
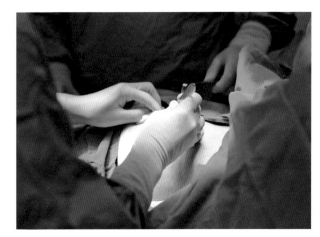

量,除了現行的化學治療、標靶治療、手術、放射治療外、免疫療法或針對 BRCA 基因突變藥物也應加入療程討論中。

面臨癌症轉移的美君,經過治療迄今活了 8 年。最近美君的母親也確診三陰性乳癌來我診間,面對癌症的來勢洶洶,有了美君勇敢抗癌的經歷跟鼓勵,讓 78 歲的美君媽媽也能勇敢面對治療,經過檢查後,其左側乳房已是晚期乳癌,外表呈現橘皮貌,乳頭凹陷,腫塊 6 公分,經由粗針檢測出來是三陰性乳癌。

就外觀來說,這絕對不是一兩天能造成的狀態,原來是美君媽媽本來忍著不想要讓兒女知道,不想干擾年輕人生活,所以拖著就愈來愈嚴重。我發現有很多長輩都有這樣的心態,直到已經撐不下去,到了胸部變形也開始疼痛才願意求助,美君了解狀況後,用自己的故事鼓勵媽媽,才讓她願意到醫院來看病。

我為美君媽媽規劃了療程方案,先用化療縮小腫瘤再進行手術,一般來說,如果是三陰性乳癌,腫瘤 2 公分以上或有淋巴腺轉移,建議先化療再進行手術治療。因為三陰性在手術前先化療很像是「算命」,化療後才知道有沒有效果,術前先接受標準療程後,若術後切下的乳腺組織中沒有癌細胞,預後效果就會大大改善。而萬一術前輔助性化療,術後還有殘留癌組織,不管在乳腺或是淋巴腺裡面,表示化療成效不佳,有相當比例會在 3 年內威脅到健康。

我看診一整天,新舊病人無數,每天都像超人一樣的過生活,很多老病人來看報告,也有新病患到訪,像美君這樣陪著媽媽來看病的人很多,也曾有女兒陪媽媽一早 5 點來掛號,遇過媽媽在現場直接問,「這是一般惡性?還是非常兇惡的乳癌?如果拒絕醫療可以再活幾年?」

其實,只要醫生好好說明,甚至加以勸說,就有機會可以讓一個病患願意投入治療,不要當一個冷冰冰的醫師。因為每當看見病患願意為了健康,為了自己,從放棄的谷底爬上來,看見病患有治療意願了,我也有把握給她們最好的治療。此時心裡就會出現戰勝的微笑,因為我又救人一命了!最近我曾和一位年輕上班族乳癌病患進行 5 次晤談,費盡心思總算讓她願意治療(原本她想放棄治療,還問我如不治療,她還有多久時間?)。半年後的今天,她好慶幸當時相信我的建議,才能重拾健康的人生,重新回職場工作。只要病人不放棄,還願意出現在診間,我認為就有機會溝通,也就有機會幫助她脆弱意志建立治療信心,而這就是身為醫師最滿意的成就:救人一命,甚至救了一個家庭!

美君挺過一次又一次治療,現在她是癌友也是癌友家屬,正在陪伴母親治療。從美君的案例中,不僅看到患者自己治療有成,也看到病患透過自己去影響周遭的人。看見一個人面對疾病時的勇者無懼,挺過疾病還能繼續生活,這些真實的見證,會讓更多人不害怕求診,就算是面對復發末期,就算是難纏的三陰性乳癌,只要病人不放棄,醫生也會為您堅持到最後。

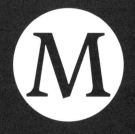

DOCTOR TU'S ADVICE

杜醫師的叮嚀

雖說乳癌的治療過程，相較一般疾病的治療流程複雜，但隨著各種不同新藥研發問世，只要對症治療，都能適當控制住病情，預後情況良好。但有些患者，還是會因為不了解而擔心，甚至耽誤了治療的時機，有人擔心生育力無法保留，有些年長者則是不好意思啟口。其實只要早期治療，很多問題都可以找到最適當的解決方法。

敏感內容提醒

本醫學紀錄照含有敏感內容
可能令讀者感到不適或不悅

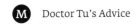
Fertility Preservation
乳癌患者不能保留生育能力？
其實是可行的

生殖年齡女性得了乳癌最令人頭痛，不僅擔心未來生育問題，同時也會擔心乳癌的化學治療、荷爾蒙療法會不會導致不孕、畸胎等問題。根據台灣國民健康署民國111年最新公布的108年癌症登記報告資料顯示，乳癌發生率高峰落在45~69歲婦女，但是年輕乳癌並非罕見，文獻發表顯示全球平均年齡於年輕乳癌發生率最高的國家是台灣，其次是韓國、香港。關心自己健康的朋友們，相當值得重視也進一步了解這問題。

Q 哪些因素會造成化學治療後導致卵巢功能衰竭？

A 接受愈多次累積藥物總量愈高者愈容易導致化療後無月經。
當然接受化學治療時年齡也須併入卵巢危害等級評估要項。

影響月經週期恢復與否因素主要取決於：①年齡 ②化學治療的藥物組合 ③累積的化學治療藥物總量。一般而言，化學治療後恢復月經週期機會在35歲之前為80%，35~40歲為50%，而若超過40歲才接受化學治療，未來恢復月經週期機會只有30%；尤其在處於停經年齡患者於化學治療後常導致經期不再來。藥物成分烷化物（如Cyclophosphamide）對卵巢傷害可能性最高，其次如鉑類藥物（如Cisplatin）、紫杉醇類（如太平洋紫杉醇Taxol、歐洲洋紫杉醇Taxotere）、小紅莓（Doxorubicin、Epirubicin）對卵巢傷害性居中，最低傷害性則為5-FU、Methotrexate；接受愈多次累積藥物總量愈高者愈容易導致化療後無月經。當然接受化學治療時年齡也須併入卵巢危害等級評估要項。譬如常用6次CAF療程的化學治療在30歲以下者對卵巢毒性是低危害風險等級，但使用於40歲以上年齡其對生育能力危害則是高風險等級。

最新醫學研究報告顯示，於進行乳癌術後化學治療同時使用促性腺激素釋放激素GnRHa（Gonadotropin releasing hormone agonist）關閉卵巢機能讓卵巢休息，減少卵巢濾泡受化學藥物毒性副作用，會減低化療後卵巢功能衰竭比率及增加懷孕機會。很多隨機試驗大多呈現有保護卵巢功能、增加懷孕機會的結果，但是過去也有呈現不一致結果報告。目前醫界對卵巢功能抑制法（GnRH agonist）對於生殖能力改善效益仍未下定論。對於荷爾蒙受體陽性乳癌患者於化學治療後輔助GnRH agonist與泰莫西芬（Tamoxifen）能降低復發及延長整體存活率，此效益顯著存在於40歲以前年齡層，甚至最新臨床試驗（TEXT & SOFT）也發現尤其在35歲前降低復發療效更顯著。

任何關心生育問題者，在確定乳癌診斷後或接受化學治療第一療程開始之前，就需轉介並諮詢生殖中心專門醫師討論採用何種方法保留生育能力。

Q 乳癌患者保留生育能力的方法有哪些？

A 年輕女性乳癌患者的生育能力考量是重要話題，最為推薦的方法是冷凍卵子及冷凍胚胎。

乳癌患者想保留生育能力，可使用方法包括：① 冷凍卵子 ② 冷凍胚胎 ③ 卵巢組織移位或冷凍再植 ④ 未成熟卵子冷凍貯存。其中冷凍卵子、冷凍胚胎是最常使用也是最被推薦的使用方法。而後述兩種方法則處於實驗研究階段，不適於普通使用。

冷凍卵子在取卵前須先接受刺激卵子成長藥物使用，如 FSH、LH 等促性腺激素，待卵子成熟後先進行麻醉，然後在超音波引導下經陰道取卵 [圖1] 而後冷凍保存 [圖2]，等到完成輔助性化學或荷爾蒙治療後，有結婚對象（或有精子來源），再將冷凍卵子解凍進行人工受精成胚胎，3~5 天後胚胎植入子宮受孕 [圖3]。

假如是已婚年輕女性，則於成功取卵後與精子進行試管受孕成胚胎，再將胚胎冰凍貯存，爾後再解凍植入子宮受孕。卵子或胚胎在冰凍好幾年後解凍仍有極高存活機會，而活產成功率比較上凍胚胎優於凍卵。取卵年齡也是臨床上非常重要的考量，35 歲以前接受輔助生殖技術（如：冷凍卵子、冷凍胚胎）成功率較高，相反超過 35 歲後隨年齡增長而遞減。文獻顯示，乳癌女性因藥物治療需要經冷凍卵子、冷凍胚胎後成功活產機會約 35~38%；唯不同生殖中心會有不同成功率差異性存在，更有文獻報告，冷凍胚胎後成功生產機會高達 50~60%。

針刺取卵
Egg Retrieval

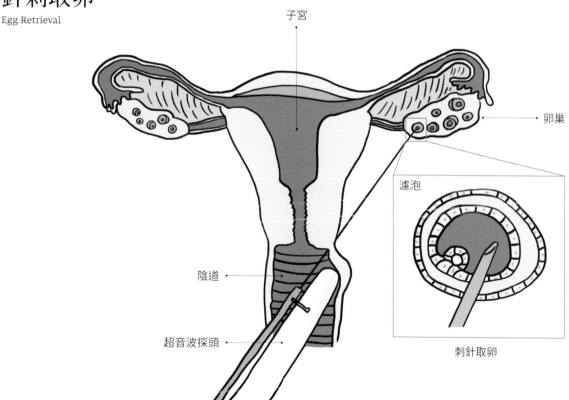

子宮

卵巢

濾泡

陰道

超音波探頭

刺針取卵

圖1

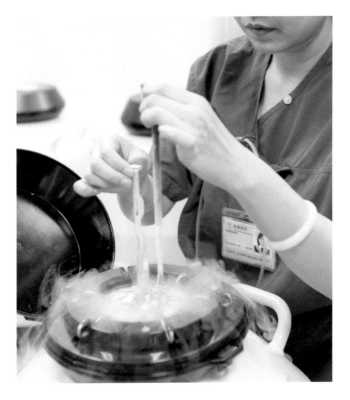

圖 2 ｜ 乳癌患者想保留生育能力，冷凍卵子、冷凍胚胎是最常使用也是最被推薦的使用方法。

試管嬰兒胚胎植入
In Vitro Fertilization

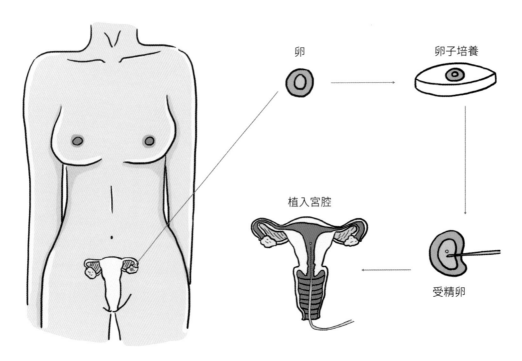

圖 3

Q 化學治療後，須間隔多久時間才可考慮懷孕？

A 化學治療會導致卵子中去氧核醣核酸(DNA)雙鍊斷裂，影響到胎兒健康，使用部分荷爾蒙療法時也不宜受孕，在接受相關治療後，建議等待6個月再考慮懷孕。

化學治療會導致卵子中去氧核醣核酸(DNA)雙鍊斷裂，建議等待受影響的卵子DNA受傷修復後再行懷孕，等待期約為6個月。如果在使用泰莫西芬(Tamoxifen)、芳香環轉化酶抑制劑(如：安美達Arimidex、復乳納Femara、諾曼癌素Aromasin)等荷爾蒙療法也不宜受孕，會影響到胎兒健康。

在刺激卵子成熟過程所使用促性腺激素，會導致高於常人10倍的女性荷爾蒙(Estradiol，E2)；過高的女性荷爾蒙對乳癌患者是不利的，有可能促使病情惡化，因而在刺激排卵過程中會合併使用芳香環轉化酶抑制劑的藥物復乳納(Femara)，來降低女性荷爾蒙的量，文獻上也證實此種方法是適合使用於乳癌患者身上，並不會增加乳癌的復發比例。

年輕女性乳癌患者生育能力的考量是一很重要的話題，最為推薦的方法是冷凍卵子及冷凍胚胎。GnRHa合併於化學治療同時使用對生育能力的保護療效，醫界仍持保留態度，有待更多實證醫學才能給予下定論。身為乳癌治療團隊的醫護人員都應告知年輕病患相關生育能力影響的可能，並在化學治療前轉介諮詢生殖醫學專家。

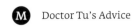
LABC

Locally Advanced Breast Cancer

不要諱疾忌醫！
局部嚴重晚期乳癌也能治療

診間不乏看到乳癌病人就診時，面帶靦腆地告知醫師：「我胸前乳房有一大腫塊，已發現一段期間，但是最近越來越大，來聽聽醫師建議該如何處置？」在今工商忙碌社會中，母親一方面因心存鴕鳥心態，一方面不想增加兒女陪病就醫的不便，以致從早期乳癌（含零、I、II 期）而擱置就醫到演變成局部嚴重晚期乳癌（Locally Advanced Breast Cancer；LABC）。當然讓乳房腫瘤擺至如此嚴重才尋求治療有時也會見於年輕女病人身上，推究其原因不外乎：① 不想讓同事知道自己有乳房問題；② 害怕一旦被診斷為乳癌會需要切除乳房；③ 不只畏懼行手術，甚至還得接受術後「掉髮、噁心、嘔吐、外形改變」的化學治療；殊不知這樣錯誤的認知，最後代價往往是「失掉寶貴生命」。

> **M4**
> Ⓠ 局部嚴重晚期乳癌有哪些臨床症狀？
> Ⓐ 臨床上常可看到乳癌腫塊大於 5 公分、淋巴腺轉移或腫瘤侵犯到胸壁皮膚，
> 　 或產生橘皮變化、皮膚潰瘍、皮膚呈現癌結節病灶等。

局部嚴重晚期乳癌，臨床上常可看到乳癌腫塊大於 5 公分且淋巴腺轉移或腫瘤侵犯到胸壁皮膚 [圖1] 或產生橘皮變化 [圖2]、皮膚潰瘍 [圖3]、皮膚呈現癌結節病灶，或腫瘤侵犯到胸壁肌肉；腋下發現有黏結在一起塊狀 [圖4] 般的轉移淋巴腺，唯臨床上尚未發生遠端轉移。局部嚴重晚期乳癌包含 III A、III B 乳癌及屬於 III B 或 IIIC 的發炎性乳癌，治療時宜先施行化學治療或合併標靶治療（若 HER2 陽性者）6~8 療程，使原先大腫瘤因藥物反應縮小，同時也可能看到腋下淋巴腺縮小後再施行手術治療，術後再輔以化學治療、標靶治療或放射線治療。

現今醫藥的進步有機會讓上述嚴重的乳癌，在經由合適藥物使用後，病理報告呈現乳房或腋下淋巴腺已完全看不到乳癌病灶，即所謂「病理完全反應（pathological Complete Response；pCR）」；如果能見到 pCR 的患者經長期追蹤，往往會有較好的無疾病存活期（disease free survival）和疾病整體存活期（disease overall survival）。值得注意的是，(A)三陰性乳癌（雌激素受體陰性、黃體素受體陰性、HER2 陰性）、(B)高惡性度乳癌、(C)HER2 陽性乳癌接受術前輔助性治療，這三者比較有機會看到病理完全反應；其中 ER(+)、HER2 陽性者病理完全反應（pCR）率較低，ER(−)、HER2 陽性者病理完全反應（pCR）率較高。

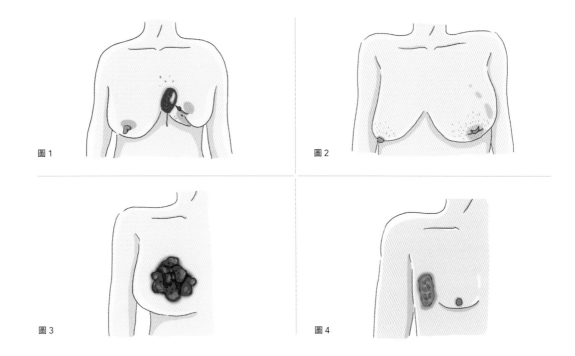

圖 1

圖 2

圖 3

圖 4

M5

Q 局部嚴重晚期乳癌該如何治療？

A 使用化學治療或合併標靶藥物作為術前輔助性治療，或是選擇荷爾蒙療法，
待腫瘤縮小再擇期手術治療切除。

最新臨床試驗研究報告顯示，使用化學治療合併標靶藥物作為術前輔助性治療，有 40%~80% 患者可達到「病理完全反應(pCR)」；其中 ER(+)、HER2(+) 病理完全反應率較低，ER(−)、HER2(+) 者病理完全反應率較高。

假使化學治療 2~3 個療程沒見到腫瘤縮小，則應考慮更改化學藥物或改成術前先接受放射線治療，使腫瘤縮小再擇期手術治療。局部嚴重晚期乳癌患者，經由上述模式治療才是標準治療方式。局部嚴重晚期乳癌患者經由術前先施行化學治療(Neoadjuvant chemotherapy)或合併標靶藥物有可能從：

❶ 原先太嚴重無法手術切除變成可以手術切除。

❷ 傷口原本需施行植皮覆蓋變成無需植皮而得以直接縫合傷口。

❸ 乳房原本必須全切除變成有機會施行乳房保留手術。

❹ 藉由術前化學藥物或合併標靶藥物的反應而得知術後輔助化學或標靶治療用藥的評估與選擇。

如果病人年齡層屬於停經後荷爾蒙受體陽性的乳癌，在術前輔助性治療也可選擇荷爾蒙療法，唯荷爾蒙療法效果緩慢，而且雌激素受體強陽性者療效較佳；藥物首選為芳香環酶抑制劑，尤其身體狀況不適合接受術前輔助性化學治療者較合宜選用荷爾蒙療法。

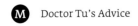
Calcium, Exercise, Sunlight
補鈣、運動、曬太陽
乳癌病友「存骨本」

乳癌患者因為化學藥物導致卵巢功能衰竭，或使用促性腺激素釋放激素、芳香環酶抑制劑（AI）以致缺乏女性荷爾蒙（服用 AI 5 年之中「骨密度」可流失 6% 到 7%），容易併發骨質疏鬆症進而導致骨折。芳香環酶抑制劑將體內雌激素降到最低，減少乳癌細胞受到雌激素刺激，但同時也造成骨質流失速度增加，少數病患可能會產生骨質疏鬆現象，應加強攝取鈣質、維他命 D，避免骨質流失。芳香環酶抑制劑除了造成骨質流失外，還有關節疼痛、僵硬、骨質疏鬆、增加膽固醇、三酸甘油酯等副作用。

Q 什麼是骨質疏鬆？哪些人容易罹患骨質疏鬆症？

A 骨質疏鬆分「原發性」與「續發性」；原發性骨質疏鬆常因年齡老化或停經因素造成。而續發性骨質疏鬆常因疾病、藥物治療、姿勢不良，或嗜食菸酒、咖啡、茶等。乳癌患者因為使用化學藥物以致缺乏女性荷爾蒙，也會引發骨質疏鬆。

世界衛生組織（WHO）定義：骨質疏鬆是一種因骨骼質量減少或骨密度降低而使骨骼微細結構發生破壞的疾病。因骨密度降低導致骨骼脆弱，使脆弱性骨折的機率上升，嚴重骨質疏鬆會影響行動自由及生活品質，甚至因為骨折而縮短生命。

骨質疏鬆症的類型，分「原發性」與「續發性」：原發性骨質疏鬆常因年齡老化（隨著老化，50 歲後骨質流失逐年增加）或停經（因停經後女性荷爾蒙減少，無法抑制破骨細胞活化）；續發性骨質疏鬆常因疾病、藥物治療、姿勢不良，或嗜食菸酒、咖啡、茶等。

骨質每天都會流失與新生，正常人骨質流失與新生會保持平衡狀態，破骨細胞的活性會使骨質流失，成骨細胞功能會使骨質新生，當流失速度大於新生速度就會使骨質流失而進一步導致骨質疏鬆。

容易患病的族群：女性（>65 歲）比男性（>70 歲）容易骨鬆；年長者比年輕者容易骨鬆；有骨質疏鬆症家族史、體重較輕者也較容易骨鬆；此外生活習慣也會影響骨質密度，比如不運動或少運動者、鈣質攝取量不足、抽菸飲酒；疾病也可能造成骨鬆，比如乳癌或攝護腺癌患者，正接受荷爾蒙抑制劑、類風溼性關節炎、罹患糖尿病或甲狀腺等或服用類固醇者，都較易流失骨質。人體的骨骼會隨著我們的發育而變得愈來愈強韌，通常在 18 歲到 20 多歲時，骨質強度會達到最高峰，但是之後骨骼就會開始隨著歲月的增加，而漸漸變得單薄、脆弱（老年性骨質疏鬆症）。女性罹患此症的可能性比男性高 6~8 倍。

M7

Q 怎麼知道我有沒有骨質疏鬆？

A 可利用定量超音波骨密儀(QUS)或雙能量X光吸收儀(DXA)測試。

超音波骨密儀(QUS)[圖1]優點是能早期偵測、無痛、方便，但是缺點是不夠準確，僅供初步篩檢。

雙能量X光吸收儀優點(DXA)[圖2]則是無痛、能確立診斷、檢查過程僅需10分鐘，但缺點為檢查費用高於定量超音波骨密儀。

將DXA檢查結果與30歲健康成年人的最佳或顛峰骨質密度進行比較，從而計算出一個比較值。這個比較值稱為T Score[圖3]，常測試腰椎及髖關節或橈骨。

骨密度所計算出T值的使用時機，為停經後婦女或50歲以上男性的骨密度報告，數字所代表的骨密度如下：

1   T值大於或等於-1.0 時為正常骨量
2   T值介於 -1.0 及 -2.5 之間為骨質缺乏(osteopenia)
3   T值等於或小於-2.5 時則診斷為骨質疏鬆症(osteoporosis)

將DXA檢查結果與同年齡平均骨質密度進行比較。從而計算出一個比較值。這個比較值則稱為Z score，骨密度所計算出Z值的使用時機為停經前婦女或50歲以下男性之骨密度報告，當Z值等於或小於-2.0時稱之為低於同齡的預期值，當Z值大於-2.0 時稱之為介於同齡的預期值。

網路上也有骨折風險評估工具FRAX®，用來計算未來10年內發生骨折的機率，輸入年齡、性別、體重、身高、骨折病史、家族史、骨密度等12項危險因子；若是骨折總風險 >20%、髖骨骨折風險 >3% 則需治療。

QUS 超音波骨密儀
Quantitative Ultrasound

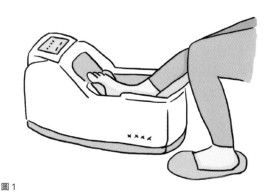

圖1

DXA 雙能量 X 光吸收儀
Dual Energy X-ray Absorptiometry

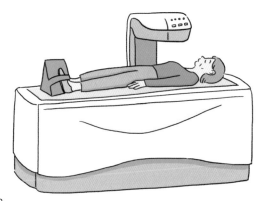

圖2

DAX 法測定停經婦女的骨質舒密度

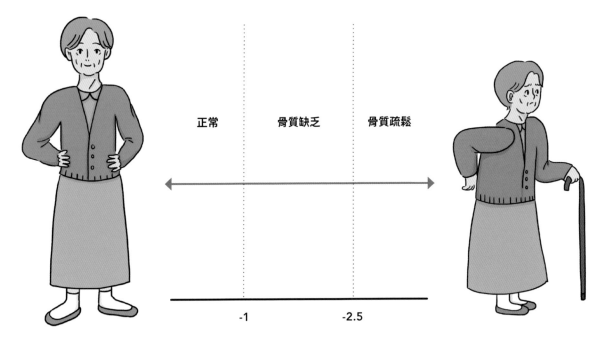

正常　　骨質缺乏　　骨質疏鬆

-1　　　　　-2.5

圖 3 │ 檢查結果 T 值的意義

Q 骨質疏鬆症有辦法預防嗎？

A 均衡飲食、適當運動、適量補充鈣質與維生素D、每天曬太陽15分鐘。

預防質疏鬆症有很多方法，可以多方進行。均衡飲食、適當運動、適量補充鈣質與維生素D、每天曬曬太陽15分鐘等。人體會自己產生維生素D，曬太陽可以幫助製造更多維生素D，在陽光下曬15分鐘，可以獲取12,000國際單位(IU)的維他命D，是服用一顆維他命D丸的12倍。健走慢跑、爬樓等適當運動也很重要，運動可以增加骨質密度和強健肌肉，降低跌倒和骨折的風險。在日常生活中，不菸不酒、少喝咖啡、少喝茶也能避免骨質疏鬆。

至於鈣和維生素D3的建議使用量，根據美國骨質疏鬆症基金會(NOF)和國際骨質疏鬆症基金會(IOF)建議，50歲以上成人每日至少需攝取飲食鈣量1200 毫克(包括鈣片補充劑量)和維生素D3劑量800 至1000 國際單位。特別提醒每日攝食鈣量超過1200 到1500 毫克，對身體並無更大益處，反會增加腎結石或心血管疾病風險。葡萄糖胺、維X力或軟骨素之類的保健食品主要是照顧關節退化或磨損，與骨質疏鬆症並無關連。增加鈣質的攝取，建議：

❶ 多喝牛奶：除一般牛奶外，亦可選擇脫脂牛、低乳糖牛奶及發酵乳等。

❷ 攝食其他含鈣量高的食物：如小魚乾、豆類食品及深色蔬菜等。

❸ 服用鈣片：視需要而補充。

Q 要怎麼治療骨質疏鬆症？骨質疏鬆症治療藥物有哪些？

A 骨質疏鬆症是慢性病的一種，需要適當飲食、生活習慣與藥物的協助。
高危險族群若長期持續用藥，最高可降低 50% 骨折機率。常用藥物如下：

骨質疏鬆症治療藥物能夠有效減緩骨質流失，常見的骨鬆治療藥物有兩類：

一類為刺激造骨細胞作用，達到骨質增生（如：副甲狀腺素類針劑，骨穩 Forteo）。

另一類為抑制破骨細胞活性，減少骨流失，包括：

1　選擇性雌激素受體調節劑

口服鈣穩 Evista、芬安 Viviant

2　雙磷酸鹽類

福善美 Fosamax、瑞骨卓 Reosteo → 口服

卓骨祂 Zometa、骨力強 Aclasta、骨維壯 Bonviva → 針劑

3　RANKL 單株抗體生物製劑

保骼麗 Prolia → 針劑 1 次／半年

癌骨瓦 Xgeva → 針劑 1 次／月

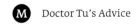
Breast Cancer Treatment for Elderly People

阿嬤別害羞！
銀髮族乳癌治療更單純

78 歲陳姓阿嬤赴診時，旁邊陪著兒子和孫女，面帶靦腆的阿嬤說：「我其實在兩年前就已經摸到乳房有一個腫塊，但想到兒孫們都那麼忙碌，怕造成他們的困擾，所以就想說，應該沒事，看看再說。」但阿嬤沒想到這個腫瘤，在兩年間，從原先稍微摸得到，變為明顯且堅硬的 3 公分腫塊。阿嬤見病況嚴重，才心生懷疑，告知兒女們乳房的異狀。

此種銀髮族的乳癌，在現今工商忙碌的社會，其實並不罕見。許多銀髮族因為顧及兒女忙碌，而選擇忽視病況。但他們不知道，「現在小麻煩不處理，以後大麻煩更難處理。」事實上，銀髮族的乳癌，預後情形比年輕型乳癌來得好，因為銀髮族的乳癌惡性度相對較低。目前乳癌的病理報告中，約略七成呈現荷爾蒙受體陽性，而患者只要是呈現荷爾蒙受體陽性的銀髮族，就可以在術後接受口服荷爾蒙療法，較少論及需要化學治療，相對於年輕乳癌，治療也較單純。

以一位最近回診的 91 歲阿嬤為例，此位阿嬤於 6 年前，在女兒陪同下至乳房門診就醫。當時女兒說：「醫師，怎麼樣的治療對媽媽最好，也不會造成我們兒女日後照顧不便，一切拜託醫師全權處理。」當時為阿嬤進行單側乳房全切除手術，因為此高齡阿嬤罹患的是三陰性乳癌（雌激素受體陰性、黃體素受體陰性、HER2 陰性），術後並未給予任何荷爾蒙治療、化學治療、標靶治療。術後 3 年，阿嬤 88 歲時，於另一側乳房又發現堅硬乳房腫塊。此腫塊靠近乳頭，經病理化驗，同樣呈現三陰性乳癌。因為有了先前的治療經驗，阿嬤和女兒便欣然接受再次的手術治療。阿嬤在最近的回診中告訴我，她現在回想起來，很感謝當時醫師的照顧，因為她現在每天還是非常健康的在田園裡種花種菜，並且掛著滿意的笑容說：「我還在照顧曾孫兒呢！」

 M10

Ⓠ **銀髮族的乳癌罕見嗎？該如何治療？有何臨床上症狀？**

Ⓐ **年齡大的銀髮族，如果呈現乳頭出血同時摸到乳房硬塊，有近六、七成的機會是乳癌的可能，所以並不罕見。臨床上的症狀，包括異樣鈣化點、異樣分泌物等，也會有無痛硬塊或腫瘤產生，甚至出現乳房變形。**

我們希望乳癌都能在早期就發現，尤其是零期乳癌，10 年存活率高達 98%，幾近於痊癒。零期乳癌的臨床表現，將近九成是以異樣鈣化點為表現，常常經由病患接受乳房攝影或超音波檢查發現，再經組織取樣確診；有時也可能以乳頭的異樣分泌物為症狀，此異樣分泌物通常是發生於單側乳房，從單一乳

孔流出不尋常顏色如：血色、咖啡色、黃色（如血漿般）或膠水狀的黏液分泌物。某些零期乳癌會因乳頭皮膚呈現長期濕疹、落屑或結痂的柏杰氏病（因乳癌細胞侵犯到乳頭皮膚所致）為表現。除上述異樣鈣化點及異樣分泌物外，乳癌臨床上症狀也可能以無痛硬塊、腫瘤或乳房變形的情況。

1　乳房發現任何無痛硬塊或腫瘤
　　（當然少數乳癌會以疼痛為表現）
2　乳房變形
　　❶ 突然性兩邊乳房大小不一樣
　　❷ 兩邊乳頭高低不一樣
　　❸ 突發性的乳頭下陷
　　❹ 乳房上有凹陷現象

3　乳房上有不收口的傷口
4　腋下有無痛硬塊或腫瘤
5　乳房皮膚有潰瘍或橘皮狀變化

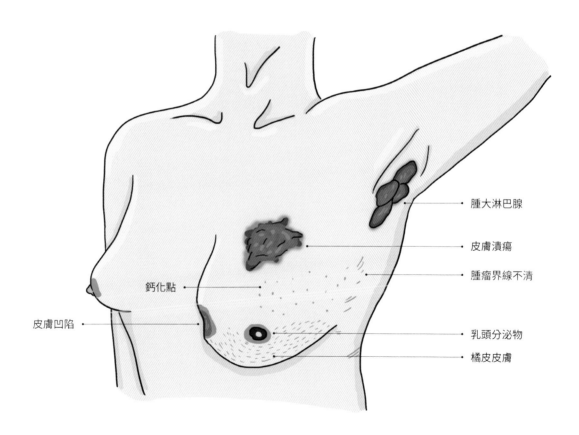

腫大淋巴腺
皮膚潰瘍
腫瘤界線不清
鈣化點
乳頭分泌物
橘皮皮膚
皮膚凹陷

M11

Ｑ 銀髮族的乳癌要如何發現？

Ａ 到醫院進行例行乳房檢查，是最佳的方式。年齡大的銀髮族發現有問題，如呈現乳頭出血同時摸到乳房硬塊，一定要及早告知兒女或親人，不要輕忽此顯而易見的臨床徵兆。

當女性到醫院進行乳房檢查時，醫師除了進行觸診外，也會幫您留意乳頭是否有異樣表現，同時也會檢查腋下淋巴腺是否有腫大；但有部分的乳癌是理學檢查無法觸診察覺出來的（尤其是早期乳癌），所以需要安排乳房超音波或是乳房攝影檢查。

乳癌由於現今醫藥進步及手術方法的改進，已經不是以往「得乳癌就等同失掉乳房」的夢魘了。只要發現得早，有近七成的乳癌患者可以接受乳房保留手術。縱使患者不幸須接受乳房全切除的術式，也可以利用先進的整形重建手法，恢復八、九成相似的乳房外形，甚至可以重建乳頭，乳暈也可以利用染劑顏色重現，不至於成為患者乳房切除後的陰影。

乳癌目前已是台灣女性癌症的首位，國健署最新公布民國 108 年新生的乳癌個案已超越 1 萬 7 千例，人們不乏發現周遭同事、親友因罹患乳癌而接受手術，繼而接受後續輔助性的化學、荷爾蒙、標靶或放射線治療。現今乳癌的 5 年整體存活率在台灣已高達 88%，是預後極好的癌症，尤其零期發現的乳癌，更不需接受令病患聞之怯步的化學治療和所費不貲的標靶治療。患者千萬不要存著鴕鳥心態，或因選擇另類療法而耽誤就醫，使原先不需化學治療的疾病拖延至必須接受化學治療，甚至讓原先可以保留的乳房落得切除的下場。總之，年齡大的銀髮族，如果呈現乳頭出血同時摸到乳房硬塊，有近六、七成的機會是乳癌的可能，因此請您不要輕忽此顯而易見的臨床徵兆，讓「小麻煩」釀成日後的「大不幸」。

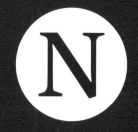

BREAST CANCER RECURRENCE

乳癌復發

根據衛福部國民健康署111年最新資料，乳癌已連續數年蟬連台灣女性罹癌的第一名。針對乳癌，民眾普遍已具備「早期發現、早期治療」的觀念。但是針對復發、轉移性的晚期乳癌，民眾和患者卻相對理解較少。乳癌是一種全身系統性疾病，並非只要把病灶切除就沒事！乳癌復發一半發生在前5年，另一半復發在5年之後的長期追蹤期。其中兩個復發高峰期，第一次高峰在術後2~3年，此時復發對象往往為高復發危險族群。腫瘤發現的期數愈晚、愈嚴重，復發率就愈高。

敏感內容提醒

本醫學紀錄照含有敏感內容
可能令讀者感到不適或不悅

Breast Cancer Recurrence
乳癌復發怎麼辦？

「我在五年前已接受手術切除乳癌病灶，術後也接受化學治療，怎麼現在還會乳癌復發呢？」陳小姐滿臉疑惑不解，「乳癌怎麼又找上門了」？殊不知乳癌其實是一種全身系統性疾病，並非如想像中簡單只要把病灶切除就沒事！往往術後還需根據腫瘤病理條件、生物標記等資料，進一步給予術後輔助性治療，以降低局部復發甚至遠端轉移的機會。

N1 Ⓠ 乳癌常見復發時間點為何？
Ⓐ 乳癌復發案例，約一半發生在前 5 年，另一半復發在 5 年之後的長期追蹤期。

乳癌復發約一半發生在前 5 年，另一半復發在 5 年之後的長期追蹤期。

在其中有兩個復發高峰期，第一次高峰在術後 2~3 年，此時復發對象往往為高復發危險族群（如淋巴腺轉移尤其多顆轉移、腫瘤較大、高惡性度腫瘤、人類上皮因子接受體第 2 蛋白 HER2 基因陽性 圖1、荷爾蒙受體陰性即雌激素受體陰性 ER（−）及黃體素受體陰性 PR（−）或曾接受化學治療者）。第二波高峰在術後 7~8 年，此時復發對象往往為中、低復發危險族群（如淋巴腺未轉移或 1~3 顆轉移、荷爾蒙受體陽性即雌激素受體陽性 ER（+）或黃體素受體陽性 PR（+）。

乳癌復發可能為局部復發（復發於乳房、乳房皮膚、腋窩或附近組織）或遠端復發轉移（即 IV 期乳癌），遠端轉移常發生於骨骼、肺部、肝臟、腦部 圖2；其中骨骼是最常受癌症轉移侵襲的器官 圖3，對於乳癌在最後威脅健康時，骨轉移的發生幾乎是無法避免的，乳癌因骨骼轉移而導致病理性骨折時會增加對生命的威脅，此外肺部相對上也是常見轉移處所。

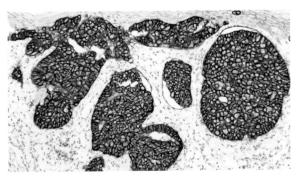

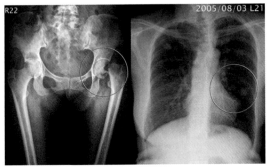

圖1｜HER2 陽性

圖3｜骨骼轉移　左股骨頸骨折／肋骨及肺部轉移

多處淋巴腺與遠端轉移

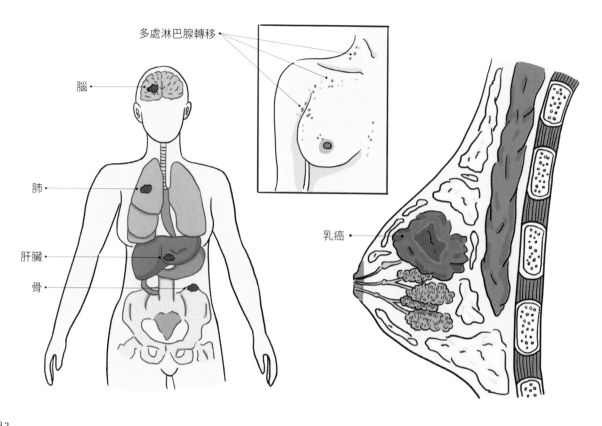

圖 2

N2

Ⓠ 乳癌復發該如何治療？

Ⓐ 一但局部復發，原則上盡量切除復發病灶，但不宜冒太高手術風險及高併發症風險。
手術切除後可考慮給予荷爾蒙治療、化學治療、標靶治療，甚至輔以放射線治療。

一但局部復發，原則上盡量切除復發病灶，但不宜冒太高手術風險及高併發症風險。若第一次手術為乳房保留手術但未曾接受放射線治療者，乳房發生局部復發宜施行病灶切除繼之給以輔助性治療；若第一次手術為乳房保留手術加上放射線治療者，發生局部復發宜施行全乳房切除。上述局部復發病灶經由手術切除後，接著可考慮給予荷爾蒙治療、化學治療、標靶治療，甚至輔以放射線治療。

若復發於身體遠端，應予化學治療、荷爾蒙治療、免疫療法，甚至標靶治療等全身性療法，而少用手術切除轉移病灶（除非是經如正子掃瞄確定僅為單一轉移病灶），假如發生骨骼轉移治療，除了常使用緩解疼痛止痛藥或含有麻非成分止痛藥外，可加上卓骨祂（Zometa）或癌骨瓦（Denosumab）來改

善骨骼疼痛。至於選擇荷爾蒙治療、化學治療、免疫療法或標靶治療,則視轉移至何種器官、病程進展速度、重要臟器(如肝臟、肺、腦部)轉移與否、女性荷爾蒙受體陽性、停經與否、年齡及HER2是否陽性而決定。

原則上單純骨骼轉移,只要雌激素受體陽性ER(+)則採用荷爾蒙治療,停經前者用Tamoxifen ±類黃體激素釋放素(LHRH Agonist);停經後者用Tamoxifen或芳香環轉化酶抑制劑(Aromatase inhibitor)、法洛德(Fulvestrant)、或諾曼癌素(Aromasin)加癌伏妥(Afinitor);甚至使用芳香環轉化酶抑制劑如復乳納(Femara)加CDK4/6抑制劑如愛乳適(Palbociclib)、癌擊利(Ribociclib)、捷癌寧(Abemaciclib)或法洛德(Fulvestran)加CDK4/6抑制劑或單獨使用CDK4/6抑制劑捷癌寧(Abemaciclib)。晚期或轉移性荷爾蒙受體陽性且HER2陰性癌腫瘤發生PIK3CA突變時,則建議使用愛克利(Alpelisib)+法洛德(Fulvestrant),可顯著延長無惡化存活期。

對於乳癌發生遠端轉移時的治療除了傳統小紅莓(如Doxorubicin、Epirubicin)、紫杉醇類(如Taxol、Taxotere)外,也可輔用溫諾平(Vinorelbine)、健澤(Gemcitabine)、順鉑(Cisplatin)、賀樂維(Eribulin)或太平洋紫杉醇(Paclitaxel)加癌思停Bevacizumab(Avastin)、口服截瘤達,或使用較不具心臟毒性副作用、較不會掉髮的微脂體小紅莓(Liposomal doxorubicin)。若發生肝、肺、腦部嚴重轉移,或疾病快速惡化時,荷爾蒙治療一般效果差,此時應選擇化學治療(甚至合併血管增生抑制劑Avastin),若呈現HER2/3+或FISH陽性(FISH+)則可加上Herceptin、Tykerb、Pertuzumab、T-DM1、Enhertu等標靶藥物的使用。

轉移性乳癌治療準則

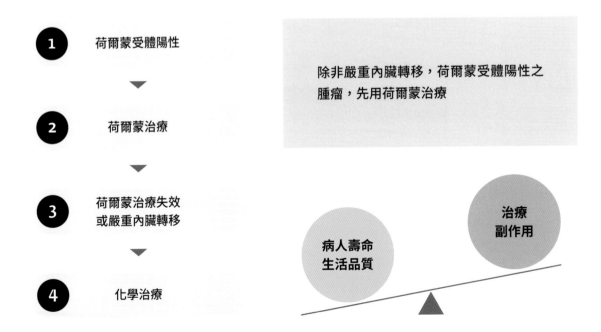

① 荷爾蒙受體陽性

② 荷爾蒙治療

除非嚴重內臟轉移,荷爾蒙受體陽性之腫瘤,先用荷爾蒙治療

③ 荷爾蒙治療失效或嚴重內臟轉移

④ 化學治療

治療副作用

病人壽命生活品質

Breast Cancer with Bone Metastasis
認識乳癌骨轉移

骨骼是最常遭受乳癌轉移侵襲的器官，乳癌最後威脅生命時，骨轉移的發生幾乎是無法避免的。癌細胞從原發腫瘤上脫落，進入血液循環及淋巴系統後，幾乎能到達體內所有的組織，乳癌因骨骼轉移而導致病理性骨折時會增加對生命的威脅。

N3

Q 骨轉移該如何診斷？

A 定點性骨骼疼痛，疼痛頻率、程度逐漸加劇皆需特別注意。放射性同位素骨骼掃描是最常用來發現骨轉移的儀器，電腦斷層（CT）、核磁共振檢查（MRI）也常使用。

骨轉移常發生於人體的中軸骨例如脊柱、骨盆、肋骨及頭骨與長骨末端（腿骨及手臂骨等部位）。病患常抱怨定點性骨骼疼痛，疼痛頻率、程度逐漸加劇、有時合併鹼性磷酸酶（AlK-P）上升則須懷疑骨骼轉移，嚴重骨骼轉移也會導致骨髓造血機能障礙而出現貧血。放射性同位素骨骼掃描是最常用來發現骨轉移的儀器，此外電腦斷層（CT）、核磁共振檢查（MRI）也常使用於骨轉移病灶的進一步評估。

1   **X光｜** X光有機會識別出骨骼被癌症侵襲的部位，並可看出骨病變的大小及形狀；然而要經由X光察覺出相當程度骨密度變化後產生的骨病變，在骨轉移早期是不容易發現。

2   **放射性同位素骨骼掃描｜** 放射性同位素骨骼掃描 圖2 是最常用來發現骨轉移的儀器，能比X光更早發現骨轉移，缺點在於放射性同位素骨骼掃描常無法顯現溶骨型（Osteolytic lesion）病變。對於成骨型骨病變（Osteoblastic lesion）比較具有診斷價值。

3   **電腦斷層（CT）掃描｜** 對於顯示溶骨型病變特別有用，在溶骨型病變時，骨骼掃描常無法發現骨轉移，在顯現脊椎 圖3 及顱骨病變上，優於 X 光和放射性同位素骨骼掃描。

4   **核磁共振（MRI）｜** 影像在評估轉移性癌症對脊椎（即骨折）及脊髓（即脊髓壓迫 圖4 ）的影響時特別有用。

5   **正子掃描攝影（PET）｜** 除了顯現骨轉移病灶處所、嚴重度外，也能進一步提供身體其他器官臟器受影響程度。

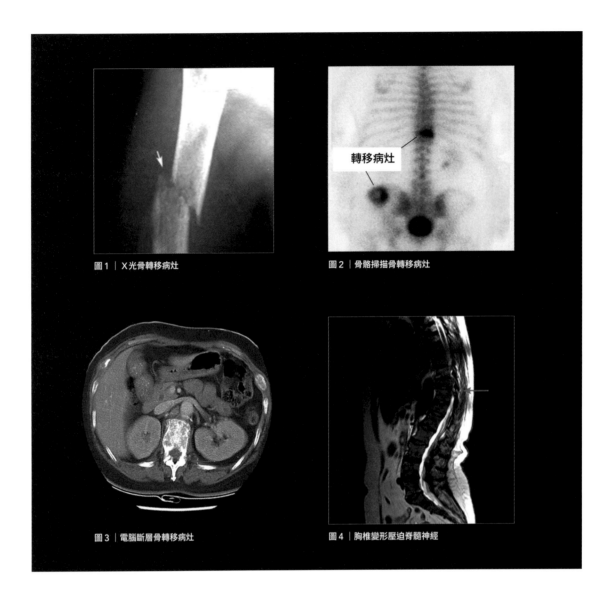

圖 1 | X光骨轉移病灶

轉移病灶

圖 2 | 骨骼掃描骨轉移病灶

圖 3 | 電腦斷層骨轉移病灶

圖 4 | 胸椎變形壓迫脊髓神經

N4

Q 骨轉移常見的症狀為何？如何治療骨轉移？

A 骨骼疼痛通常是骨轉移最先出現的症狀，也是骨轉移的典型表現。
常使用的治療方法至少有 5 種。

骨轉移常見的症狀包括：① 骨骼疼痛 ② 骨折 ③ 脊髓壓迫 ④ 高血鈣症。骨骼疼痛通常是骨轉移最先出現的症狀，也是骨轉移的標識症狀。疼痛通常並非局部性，且被形容為帶有深部和穿孔感覺的持續性疼痛或燒灼感。一開始，骨骼疼痛為偶發的，夜晚較嚴重，運動可能可以緩解疼痛。經過一段時間之後，疼痛可能會變成持續性，且運動可能會加劇疼痛。最後若發生病理性骨折則會使日常功能及活動度受損，不僅影響生活品質甚至會危及生命。

常使用治療方法包括：

1 **全身性療法**｜如化學療法或荷爾蒙、標靶療法、免疫療法。

2 **放射線療法**｜放射線治療可止痛、治療或預防病理性骨折與脊髓壓迫。

3　**手術｜**固定骨頭避免骨折或脊髓壓迫，脊髓壓迫除背痛外可能會造成脊髓損傷，導致肢體麻木甚至癱瘓。

4　**止痛劑**

5　**雙磷酸鹽類（卓骨祂 Zometa）、單株抗體生物製劑（癌骨瓦 Denosumab）**
目前在治療骨頭轉移藥物中常使用卓骨祂（Zometa）或癌骨瓦（Denosumab）能減輕骨骼疼痛、減少病理性骨折、矯正惡性腫瘤之高血鈣併發症。

卓骨祂（Zometa）是屬雙磷酸鹽類藥物。藥物經由抑制未成熟蝕骨細胞形成成熟蝕骨細胞而保護骨頭，在細胞學試驗中顯示有抗腫瘤活動，在早期乳癌輔助性治療中能改善治療結果，延長無疾病存活期。在幾個大型臨床研究中，雙磷酸鹽藥物可降低乳癌骨頭轉移復發風險及避免乳癌造成的死亡。

以骨轉移為標的物之相關治療會改變骨髓微環境，推論體內呈現「低雌激素」狀態可能是成效的先決條件，所以雙磷酸鹽類藥物可考慮是停經後婦女乳癌的標準治療。

癌骨瓦（Denosumab）是一種骨轉移新治療藥物為單株抗體的生物製劑，可謂骨轉移之「標靶治療」。在癌症骨骼破壞的過程中，RANKL 蛋白質是活化蝕骨細胞作用的一個重要媒介，癌骨瓦可抑制 RANKL 蛋白質，有效阻斷癌症骨骼破壞的惡性循環。此藥是人體衍生製造的單株抗體（100% 人體蛋白質），與人體的 RANKL 有高親和性，可先與 RANKL 結合，阻止其與蝕骨細胞發生作用。

國際第三期大型臨床研究試驗：癌骨瓦XGEVA（Denosumab 120 mg）皮下注射／每4週比對於卓骨祂Zometa（Zoledronic Acid 4 mg）靜脈注射／每4週；顯示癌骨瓦在抑制乳癌骨轉移的療效上比卓骨祂好。而癌骨瓦比對於卓骨祂能降低23% 骨骼相關事件（SRE）發生機率，延後初次發生骨骼事件的時間。

N5
Ⓠ 骨頭保護針劑有哪些常見副作用？
Ⓐ 常見副作用有 ❶顎骨壞死（Osteonecrosis of Jaw；ONJ）❷急性類流感症狀 ❸毒性 ❹低血鈣症等 4種。

使用骨轉移治療藥物（如卓骨祂Zometa 與癌骨瓦XGEVA）病患有可能發生下顎骨壞死的現象，在臨床研究中，針對下顎骨壞死的狀況（約佔 1.4~2.0%），使用雙磷酸鹽類藥物卓骨祂Zometa 與單株抗體癌骨瓦Denosumab 兩組發生比率無顯著差異，都需要下述的預防措施。

如何降低下顎骨壞死風險？

1　戒菸酒。

2　維持良好口腔衛生習慣。

3　接受骨轉移治療前先進行齒科相關檢查與治療。

4　避免進行侵入性的牙科治療（如拔牙、植牙）。

5　治療過程隨時留意口腔狀況 。

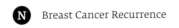
Metastatic Breast Cancer
乳癌晚期復發轉移治療新選擇
新型口服標靶 CDK4/6 抑制劑

早期乳癌仍有復發、轉移可能！據統計資料，乳癌死因九成以上與復發轉移相關，早期乳癌患者更有高達三成將面臨復發轉移問題，而遠端轉移以骨頭、肺、肝、腦部居多，若沒有得到良好的控制，更可能提高致命的風險。但是在門診中發現，大眾對於乳癌復發轉移多存在錯誤認知，普遍認為轉移性乳癌可被治癒，且若早期發現、治療，就不會轉移。事實上，乳癌晚期遠端復發轉移無法治癒，IV 期乳癌 5 年存活率在台灣為 28%，對患者們是攸關生命的威脅。

不論是何種基因型態的乳癌，晚期轉移性乳癌雖然無法治癒，但可透過各種不同的藥物組合或搭配標靶藥物的使用，除了控制疾病、延長存活期之外，更可讓患者同時維持生活品質。患者不需過於害怕，仍應積極治療，最重要的便是與醫師討論，在現有的治療組合上能達到有效控制疾病、延長存活期、維持良好生活品質。

Q 基因表現在乳癌治療上有何重要性？
A 不同的基因表現，需要配合不同的治療方式，選擇正確又適當的治療方式，才能有效控制疾病，延長存活期、維持良好生活品質。

臨床上，乳癌病理分期對預後評估極重要，國際所採用的通常是美國癌症聯合會 AJCC (American Joint Committee of Cancer) 所訂定之 TNM 分法來決定乳癌的期別，包括 0 期、Ⅰ 期、Ⅱ 期 (屬於早期乳癌)；Ⅲ 期屬於局部晚期，IV 期意指癌症發生遠端轉移。病友在收到乳癌檢驗資料時，除了分期之外，還會看到許多 ER、PR、HER2 等描述，很多病友會覺得很疑惑，不知道這些數字和自己有甚麼關係。ER 是指動情素受體、PR 是指黃體素受體、HER2 則是指第二型類表皮生長因子，從 ER、PR 的陽性與否可了解患者對於荷爾蒙治療的效果影響，若 ER/PR 呈現陽性，治療時則需要考慮加入荷爾蒙治療。

HER2 是表皮生長因子接受體家族中的成員之一，約有 25%~30% 左右的乳癌患者，受到體內癌細胞 HER2 基因過度表現的影響，屬於 HER2 陽性；這類型的患者的癌細胞不僅繁殖能力強，接受手術治療後癌細胞仍然有較高復發及轉移的機率。雖然 HER2 陽性乳癌的惡性度、侵襲性都較高，腫瘤易復發及轉移，但隨著標靶藥物問市，治療情況已比以前好許多。但是，針對佔多數的 HER2 陰性及荷爾蒙受體陽性的轉移性乳癌患者，癌細胞尚未轉移前，臨床上多以抗荷爾蒙藥物或化療來治療，當癌細胞復發

或轉移後，患者常因為已經使用過多種傳統口服抗荷爾蒙藥物，過去第一線的臨床治療選擇有限，面對轉移較為嚴重的患者，多以提高化療劑量來控制疾病，而伴隨而來的副作用與面對化療的恐懼時常讓患者苦不堪言，甚至寧可放棄治療。

Q ER+/HER2- 晚期乳癌治療新選擇，口服標靶 CDK4/6 抑制劑有哪些？
A 目前市面上 CDK4/6 抑制劑藥物有愛乳適（Palbociclib）、癌擊利（Ribociclib）、捷癌寧（Abemaciclib），三個不同藥物的臨床研究，包括第一線和第二線也已完成發表。三種藥物的臨床效果相當，疾病無惡化存活期幾乎是對照組的兩倍。

隨著臨床對生物細胞特性的了解愈來愈清楚，研究人員發現，細胞的生長有固定的週期，而腫瘤細胞的細胞週期容易失去控制，從而發生惡性增殖。而乳癌細胞生長特別仰賴細胞週期蛋白依賴型激酶 4 跟 6（CDK4、CDK6）兩個酵素，只要阻斷這兩個酵素便可阻斷癌細胞生長路徑，使腫瘤細胞凋亡。

新型標靶藥物「CDK4/6 抑制劑」是近 10 年來的突破，其關鍵作用正是關閉這些細胞分裂「開關」的作用，從而得以大大減慢細胞的分裂速度，並進一步控制癌細胞的惡性增殖。CDK4/6 抑制劑國內首先上市的是 Palbociclib 口服標靶，用於治療 HER2 陰性及 ER 陽性晚期復發轉移乳癌。目前市面上 CDK4/6 抑制劑藥物有愛乳適（Palbociclib）、癌擊利（Ribociclib）、捷癌寧（Abemaciclib），三個不同藥物的臨床研究，包括第一線和第二線也已完成發表。三種藥物的臨床效果相當，不論用在第一線或第二線，和單純使用荷爾蒙治療相比（對照組），合併組使用荷爾蒙治療和 CDK4/6 抑制劑者，疾病無惡化存活期幾乎是對照組的兩倍。

臺北醫學大學附設醫院醫療團隊也參與了 Palbociclib 口服標靶在台灣上市的推動，實驗證實接受荷爾蒙藥物，再加上 CDK4/6 抑制劑，效果比單純使用抗荷爾蒙藥物來得好，相較於化學治療也有更少的副作用。本人也參與此令晚期乳癌患者期盼已久的新藥（CDK4/6 抑制劑，口服標靶 Palbociclib）在台發表記者會[圖1]。

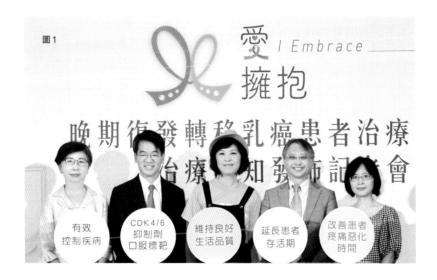

圖1

據PALOMA-2隨機對照、雙盲的第3期臨床試驗，共有666名更年期後ER陽性(ER+)及HER2陰性(HER2-)的晚期乳癌患者參與，研究隨機把病人分成兩組：一組是每日口服CDK4/6抑制劑125mg合併芳香環酶抑制劑Letrozole 2.5mg，連續服藥3週後休息1週；另一組是每日口服安慰劑合併Letrozole 2.5mg。使用CDK4/6抑制劑＋芳香環酶抑制劑Letrozole組別患者的疾病無惡化存活期(Progression-free Survival；PFS)中位數為24.8個月，而服安慰劑＋Letrozole組別患者的疾病無惡化存活期中位數為14.5個月[圖2]，針對晚期復發轉移常見的疼痛問題也能大幅延緩疼痛惡化時間，比對照組更晚5.2個月出現疼痛問題。這高達兩年疾病無惡化存活期成效已打破晚期乳癌轉移治療所有臨床試驗歷史紀錄。

除可使用於更年期乳癌患者作為一線治療外，另一個PALOMA-3試驗研究亦證明CDK4/6抑制劑合併雌激素受體抑制劑Fulvestrant，亦可使用於曾經使用抗雌激素藥物治療失效的患者作為第二線治療，試驗結果發現患者的疾病無惡化存活期由4.6個月增至11.2個月。顯示CDK4/6抑制劑合併其他荷爾蒙製劑可幫助抑制乳癌細胞。根據臨床研究，CDK4/6抑制劑的副作用主要是壓抑骨髓問題，包括中性白血球偏低、噁心、感染、嘔吐、口腔潰瘍、便秘等等，但相較於化療，副作用表現更為輕微，協助晚期乳癌患者在治療同時仍保有生活品質。

另外與PALOMA-2試驗研究雷同的MOLALLESA-2，也是CDK4/6抑制劑(Ribociclib)大型國際III期臨床試驗，對象為荷爾蒙受體陽性(HR+)、HER2陰性(HER2−)晚期乳癌患者；在實驗組者使用CDK4/6抑制劑(Ribociclib)＋芳香環酶抑制劑Letrozole比對於芳香環酶抑制劑Letrozole+安慰劑其臨床療效、副作用與PALOMA-2試驗研究極相似。

MONALEESA-2：在第二次中期分析時，其疾病無惡化存活期(PFS)於Ribociclib+Letrozole比對於Letrozole+安慰劑組，在第一線使用，前組為25.3個月，後組為16個月。經6.6年追蹤分析結果，Ribociclib+Letrozole比對於Letrozole+安慰劑組，其中位數整體存活期(Overall Survival；OS)前組為63.9個月，而單用Letrozole者為51.4個月，顯示Ribociclib+Letrozole組於整體存活期比單用Letrozole組多出12個月的益處。此外MOLALLESA-2對亞洲族群次分析腫瘤縮小超過30%比率達六成。

MONALEESA-3：也是大型國際III期臨床試驗，對象為荷爾蒙受體陽性(ER+)、HER2陰性(HER2−)，停經後晚期轉移性乳癌，實驗組為Ribociclib + Fulvestrant，對照組為Fulvestrant+安慰劑。經過70.8個月追蹤分析，顯示其中位數整體存活期(OS)於第一線治療，實驗組為67.6個月而對照組為51.8個月；而於第二線治療，實驗組為39.7個月；對照組則為33.7個月。

MONARCH 3是CDK4/6抑制劑(Abemaciclib)大型國際III期臨床試驗，併用芳香環酶抑制劑比對於單用芳香環酶抑制劑組，降低復發風險成效與其他兩種CDK4/6抑制劑相似。

MONARCH 2：使用Abemaciclib + Fulvestrant比對於Fulvestrant用於治療上述條件的晚期轉移性乳癌患者，也能得到延長疾病無惡化存活期(PFS)，其前組為16.4個月，後組為9.3個月；整體存活期(OS)的益處，其前組為46.7個月，後組為37.3個月。

PALOMA2：一線治療CDK4/6抑制劑搭配荷爾蒙治療Letrozole

延長疾病無惡化存活期達 24.8個月

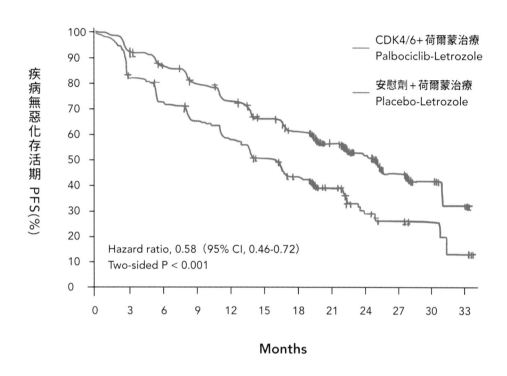

Outcome	Palbociclib+Letrozole (n=444)	Placebo+Letrozole (n=222)
平均PFS（月）	24.8	14.5

「CDK4/6+ 荷爾蒙治療」比「安慰劑 + 荷爾蒙治療」能多延長疾病無惡化存活期達 10.3 個月

圖 2

N8

Q CDK4/6抑制劑對於治療停經前轉移性乳癌的效益如何？

A CDK4/6抑制劑也能有效作為停經前HR+/HER2-轉移性乳癌的第一線治療。

停經前乳癌相較於停經後乳癌侵襲性較高，預後較差，台灣全體乳癌患者年齡比率，1/3乳癌患者為停經前女性。停經前婦女，只要給予適當的促性腺激素釋放激素GnRHa（Gonadotropin releasing hormone agonist）造成停經狀態，治療原則和停經後婦女一致。

MONALEESA-7是一項III期臨床試驗，也是首先研究CDK4/6抑制劑應用於停經前HR+/HER2-晚期乳癌效益的重要成果發表。實驗組Ribociclib+Tamoxifen/Femara、Arimidex（其中選一）+停經針goserelin，對照組為Tamoxifen/Femara、Arimidex（其中選一）+停經針goserelin。主要分析兩組的疾病無惡化存活期（PFS），次要分析整體存活期（OS）。結果有使用CDK4/6抑制劑比對於無使用CDK4/6抑制劑者，皆能有意義的延長PFS（23.8個月vs13個月）及OS（在42個月存活，70.2% vs 46.0%），代表著CDK4/6抑制劑也能有效作為停經前HR+/HER2-轉移性乳癌的第一線治療。

N9

Q CDK4/6抑制劑使用於高危險早期HR+/HER2-乳癌的臨床效益為何？

A 與標準輔助內分泌療法相比，捷癌寧Abemaciclib（Verzenio）合併內分泌療法使疾病復發風險降低。

在治療HR+/HER2–早期乳癌方面，Abemaciclib（Verzenio）來自III期MonarchE研究的數據顯示，在淋巴腺陽性、有高復發風險的HR+/HER2-早期乳癌患者中，與標準輔助內分泌療法相比，Verzenio合併內分泌療法使疾病復發風險有統計意義的降低。

對MonarchE試驗療效分析結果，Verzenio合併內分泌療法（治療期2年），對於有高危險臨床和病理特徵且Ki-67評分≥20%的患者，與標準輔助內分泌療法相比，Verzenio+內分泌療法將乳癌復發或死亡風險降低了37%（HR=0.626），3年內無侵襲性乳癌疾病生存期的絕對受益率為7.1%。整體存活期（OS）數據尚不成熟，正在進一步的資料收集試驗中。

MonarchE中高風險復發的定義：(A)超過4個淋巴腺轉移，或者(B)1~3淋巴腺轉移但合併了以下其中之一的情形：①腫瘤大於5cm②癌細胞惡性度為第3級 ③Ki-67表達≥20%。

Q 口服標靶CDK4/6抑制劑有何副作用？

A 市面上三種CDK4/6抑制劑臨床效益雷同，但副作用有些差異。

CDK4/6抑制劑作用在細胞週期其副作用和化療類似，會引起骨髓抑制，特別是中性球低下，所以此類藥物多會有白血球低下風險，Ribociclib有心臟QTc延長和肝功能異常的副作用；Abemaciclib須注意腹瀉、肝腎功能異常。

不過和化療藥物不同，雖然是第3或4等級白血球低下，恢復的時間卻很快，根據資料分析，大多數的病人在停藥一週後血球皆會回升，而且需要使用白血球增生劑機會遠比化學藥物來得少。不同人種研究中，亞洲族群發生嚴重白血球低下的機會比西方族群明顯較高，必須調降劑量比率也較多，但雖然有些人需調降劑量，治療效果卻不受影響。

MONALEESA 2、3和7臨床試驗顯示對停經前、後使用Ribociclib加內分泌治療，能有意義的得到整體存活期的獲益。唯要注意Ribociclib的副作用主要為中性白血球低下、心電圖QT延長及肝機能毒性。

綜上所述，CDK4/6抑制劑可有效用於HR(+)、HER2(−)者發生轉移時，也可與不同內分泌治療藥物合併使用，不管年齡層(停經前、後)妥善選擇用藥時機，避免各藥物常見副作用，是目前治療荷爾蒙受體陽性(ER+)、HER2陰性(HER2−)，停經後晚期轉移性乳癌的主流。

Q 乳癌晚期復發轉移治療有何另類選擇？

A 癌伏妥mTOR抑制劑

每年晚期患者人數超過2000人，復發轉移風險衝擊乳癌患者。HER2陽性乳癌復發轉移可使用抗HER2標靶藥，如賀癌平(Herceptin)、賀疾妥(Perjeta)、賀癌寧(T-DM1)、泰嘉錠(Tykerb)等。

ER+/HER2陰性乳癌復發轉移可使用Afinitor(癌伏妥)、CDK4/6抑制劑如愛汝適(Palbociclib)、癌擊利(Ribociclib)、捷癌寧(Abemaciclib)。除非是嚴重內臟轉移、荷爾蒙受體陽性之腫瘤，首先建議使用荷爾蒙治療。

N12   Ⓠ 什麼是癌伏妥（Afinitor）mTOR 抑制劑？如何避免常見副作用？

Ⓐ mTOR 抑制劑可針對 PI3k-Akt-mTOR 路徑對症下藥，達到抑制癌細胞生長擴散或促使癌細胞凋亡。常見副作用為口腔炎及紅疹，多為輕度且可處理。

在癌細胞中，PI3k-Akt-mTOR 這個訊號傳遞路徑，會促使癌細胞不斷增生，導致乳癌惡化。mTOR 抑制劑可針對 PI3k-Akt-mTOR 路徑對症下藥，達到抑制癌細胞生長擴散或促使癌細胞凋亡[圖1]，Afinitor（Everolimus）即是屬於口服 mTOR 抑制劑。

BOLERO-2 是國際大型 III 期臨床試驗：癌伏妥（Afinitor）＋諾曼癌素（Exemestane）比對單用芳香環酶抑制劑諾曼癌素（Exemestane）的患者，結果顯示，癌伏妥＋諾曼癌素組之疾病無惡化存活期比單用諾曼癌素組延長多達近 7 個月（11.0 月 vs 4.1 月），呈現整體存活期延長趨勢。此研究證實 Afinitor 能克服荷爾蒙治療產生抗藥性的困境，提供荷爾蒙接受體陽性、HER2 受體陰性（ER+/HER2-）且之前使用芳香環酶抑制劑復發或惡化之停經後晚期乳癌患者另一項新的治療選擇。

口服 Afinitor（Everolimus）常見副作用為口腔炎及紅疹，多為輕度且可處理。在 SWISH 研究發表之後，臨床醫師已經知道讓病人使用含類固醇的水溶液一天漱口 4 次（Dexamathasone 0.1mg/ml, 10ml for 2 mins），可讓口腔炎發生的機會降低，並大幅減少病人的不適副作用。其他需注意的是可能會有間質性肺炎及 B 型肝炎急性發作的風險。

何謂 mTOR？

- mTOR：mammalian Target Of Rapamycin
- 在癌細胞中，PI3k-Akt-mTOR 這個訊號傳遞路徑，會促使癌細胞不斷增生，導致乳癌惡化

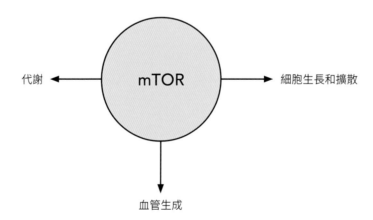

圖 1

台灣女性乳癌白皮書：100個非知不可的醫學知識，關於妳的乳房 掌上微型Google冊／杜世興著. 初版. 臺北市：時報文化出版企業股份有限公司，2022.10　　面；　公分. -- （身體文化；175）
ISBN 978-626-335-987-1 （平裝）

1.CST: 乳癌

416. 2352　　　　　　　　　　　　　　111015210

ISBN 978-626-335-987-1　PRINTED IN TAIWAN

身體文化 175

台灣女性乳癌白皮書
100個非知不可的醫學知識，關於妳的乳房 掌上微型 Google 冊

作　　者／杜世興
圖表提供／杜世興
企劃編輯／曾郡秋
文案設計／京秋事業有限公司
統籌製作／京秋事業有限公司
插　　圖／劉昱辰
責任編輯／陳萱宇
主　　編／蔡宜芳
行銷企劃／陳玟利
美術設計／楊豐銘

董事長／趙政岷
出版者／時報文化出版企業股份有限公司
　　　　108019台北市和平西路三段240號7樓
　　　　發行專線　　　02-23066842
　　　　讀者服務專線　0800231705
　　　　　　　　　　　02-23047103
　　　　讀者服務傳真　02-23046858
　　　　郵撥　　　　　19344724時報文化出版公司
　　　　信箱　　　　　10899台北華江橋郵局第99信箱

時報悅讀網／ http://www.readingtimes.com.tw
法律顧問／理律法律事務所　陳長文律師、李念祖律師
印刷／和楹彩色印刷
初版一刷／ 2022 年 10 月 7 日
初版二刷／ 2023 年 2 月 20 日
定價／新台幣 650 元
缺頁或破損的書，請寄回更換